W0269132

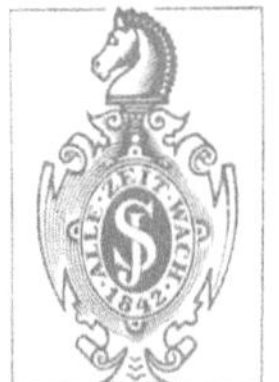

Zur Psychosomatik von Herz-Kreislauf-Erkrankungen

Herausgegeben von
Karl Köhle

Mit Beiträgen von
A. Appels   M. Fuchs   E. Gaus   B. Gromus
C. Halhuber   M. J. Halhuber   P. Heim   H. Kächele
W. Kahlke   D. Kallinke   M. Klingenburg
U. Koch   K. Köhle   B. Kulick   G. Maass   T. Schmidt
D. Schwarz   H. Thomä   Th. v. Uexküll

Mit 20 Abbildungen
und 16 Tabellen

Springer-Verlag
Berlin Heidelberg GmbH 1982

Herausgeber:
Professor Dr. med. Karl Köhle
Universität Ulm
Abteilung Psychosomatik
Hochsträß 8
7900 Ulm

Einmalige Sonderausgabe für
FORUM GALENUS MANNHEIM

Das Werk ist urheberrechtlich geschützt. Die dadurch begründeten Rechte, insbesondere die der Übersetzung, des Nachdruckes, der Entnahme von Abbildungen, der Funksendung, der Wiedergabe auf photomechanischem oder ähnlichem Wege und der Speicherung in Datenverarbeitungsanlagen bleiben, auch bei nur auszugsweiser Verwertung, vorbehalten.

Die Vergütungsansprüche des § 54, Abs. 2 UrhG werden durch die „Verwertungsgesellschaft Wort", München, wahrgenommen.

© Springer-Verlag Berlin Heidelberg 1982

Ursprünglich erschienen bei Springer-Verlag Berlin Heidelberg New York 1982
ISBN 978-3-540-11632-5   978-3-662-30459-4 (eBook)
DOI 10.1007/978-3-662-30459-4

Die Wiedergabe von Gebrauchsnamen, Handelsnamen, Warenbezeichnungen usw. in diesem Werk berechtigt auch ohne besondere Kennzeichnung nicht zu der Annahme, daß solche Namen im Sinne der Warenzeichen- und Markenschutz-Gesetzgebung als frei zu betrachten wären und daher von jedermann benutzt werden dürften.

Satz- u. Bindearbeiten: G. Appl, Wemding, Druck: aprinta, Wemding
2125/3140-543210

Vorwort

Die Beiträge dieses Buches entstanden aus Vorlesungen, die im Sommersemester 1981 an der Abteilung Psychosomatik der Universität Ulm gehalten wurden. Sie sollen dem Leser eine Einarbeitung in die Probleme der Psychosomatik von Herz-Kreislauf-Erkrankungen ermöglichen.

Will der Arzt den psychosomatischen Verständnisansatz in seinem Denken und Handeln berücksichtigen, sucht er Zugang auch zu den psychischen und sozialen Problemen seiner Kranken, so erweitert er den von ihm untersuchten Ausschnitt aus der Wirklichkeit beträchtlich. Sein Verständnis von Krankheit und Gesundheit wird dabei komplexer; gelegentlich gerät er mit dieser Erweiterung seiner Betrachtungsweise auch in Konflikte mit früheren, rein naturwissenschaftlich bestimmten Ansätzen: es zeigt sich dann, daß die Wirklichkeit durch den methodischen Zugang bisher nicht nur eingeschränkt, sondern z. T. auch verzerrt worden war.

Gemeinsames Ziel der Beiträge dieses Buchs ist es, dem Leser einen Zugang zu den Arbeitsansätzen der psychosomatischen Medizin, sowohl in der Forschung als auch in der Praxis zu eröffnen; sie sollen ihm Gelegenheit geben, diese Ansätze in Gedanken mitzuvollziehen und Einblick in ihre wissenschaftliche Überprüfung zu nehmen. Meines Erachtens schützt ein solches Vorgehen am ehesten vor den Gefahren, die sich heute oft hinter einer vordergründig akzeptierenden Einstellung gegenüber der psychosomatischen Medizin verbergen. Der allgemeine Hinweis auf die Bedeutung psychosomatischer Gesichtspunkte – wie er in kaum einer Fest- oder Kongreßansprache mehr unterbleibt und meist Alibifunktion erfüllt, ist für die Entwicklung des Fachs Psychosomatik eher schädlich. Soll Psychosomatik nicht zu wirkungsloser Modeerscheinung degenerieren oder als Ideologie verkommen, so ist es auch in diesem Wissenschaftsbereich nötig, Erfahrungen schrittweise zu systematisieren und sorgfältig zu überprüfen; ist dies ausreichend geschehen, sind aber auch entschieden die Konsequenzen für die medizinische Praxis zu ziehen.

Das Buch beginnt mit der Darstellung psychosomatischer Gesichtspunkte bei der **koronaren Herzkrankheit.**

Adrian Appels ging bei seinen Fragestellungen von der alten klinischen Erfahrung aus, daß ein Herzinfarkt selten „aus heiterem Himmel" kommt, diesem Ereignis vielmehr oft tiefgreifende Verlusterlebnisse vorausgehen, die der Betroffene nicht ausreichend psychisch verarbeiten konnte. Appels zeigt, wie die Verlusterlebnisse in der Regel zunächst zu Erschöpfungszuständen und depressiven Reaktionen führen. Er untersucht, inwieweit zwischen diesen Zuständen und der später auftretenden koronaren Herzkrankheit systematische Zusammenhänge bestehen, die für den niedergelassenen Arzt schon deshalb von großer Bedeutung sind, weil sich ihm die Möglichkeit zu frühzeitiger Intervention bieten könnte.

Thomas Schmidt gibt eine Übersicht über den heutigen Wissensstand zur Frage, inwieweit bestimmte Persönlichkeitsmerkmale in besonderem Maße für Umweltbelastungen anfällig machen und so eine Prädisposition für Koronarerkrankungen darstellen. Er berichtet über den heutigen Forschungsstand zum sog. „Typ-A-Verhalten": in verschiedenen prospektiven Studien wurde nachgewiesen, daß Personen bei denen sich dieses Verhaltensmerkmal besonders ausgeprägt findet, ein mehrfach erhöhtes Risiko haben, an einem Herzinfarkt zu erkranken. Die Amerikanische Kardiologische Gesellschaft hat 1981 dieses „Typ-A-Verhalten" als Risikofaktor anerkannt, der den bekannten somatischen Risikofaktoren in der Wertigkeit gleichrangig ist. Jetzt stellt sich dringend die Frage nach der prophylaktischen Beeinflußbarkeit dieser Persönlichkeitsmerkmale bzw. dieser gefährdenden Verhaltensweisen.

Max J. Halhuber faßt die Empfehlungen für Therapie, Rehabilitation und sekundäre Prävention bei Herzinfarktkranken zusammen, wie er sie – in der Bundesrepublik zunächst als Pionier – während seiner langjährigen Arbeit an der Klinik Höhenried der LVA Oberbayern entwickelt hat. Rehabilitation und sekundäre Prävention können während einer stationären Behandlung nicht abgeschlossen werden, sondern müssen langfristig weitergeführt werden.

Frau *Carola Halhuber* hat sich seit Jahren für die Entwicklung von unter den gegebenen Verhältnissen realisierbaren ambulanten Betreuungsmöglichkeiten eingesetzt. Besonders bewährt hat sich eine Verbindung des Prinzips der Selbsthilfegruppen mit einer unkonventionellen ärztlichen Betreuung. Frau Halhuber hat wesentlich zur Verbreitung dieser sog. „ambulanten Koronargruppen" beigetragen und die wissenschaftliche Überprüfung dieses Konzeptes gefördert. In ihrem Beitrag berichtet sie im besonderen auch über ihre Erfahrungen mit Partnerschaftsproblemen von Infarktkranken, die nicht selten die Rehabilitation behindern.

Der **Hypertonie** gelten vier Beiträge dieses Bandes. Dabei wird ausführlich auf die Möglichkeiten eingegangen, den heutigen Wissensstand in die Krankenbehandlung umzusetzen.

Thure von Uexküll hat sich seit über 20 Jahren mit der Entwicklung eines psychosomatischen Verständnisansatzes bei der essentiellen Hypertonie befaßt und zahlreiche empirische Untersuchungen durchgeführt bzw. angeregt. In seinem systemtheoretischen Ansatz geht er zusammenfassend vor allem auf die Frage ein, in welchem Ausmaß die subjektive Bedeutung von Umweltereignissen Einfluß auf das Blutdruckverhalten hat.

Günter Maass berichtet aus seiner Erfahrung als Psychosomatiker an der Deutschen Klinik für Diagnostik über die Probleme, die sich in der Arzt-Patient-Beziehung während der langfristigen Zusammenarbeit im Rahmen der Hypertoniebehandlung ergeben. Dabei geht er besonders auf ein in der Medizin noch viel zu wenig berücksichtigtes Problem ein: die Verarbeitung der aggressiven Affekte vom Patienten, die aus der Auseinandersetzung mit der Tatsache einer chronischen Erkrankung resultieren.

Dieter Kallinke, *Barbara Kulick* und *Peter Heim* geben eine Übersicht über psychotherapeutische Interventionsmöglichkeiten bei essentiellen Hypertonikern und führen den Leser in ein von Kallinke entwickeltes systematisches Therapieprogramm und seine wissenschaftliche Überprüfung ein.

Ekkehard Gaus und *Mechthild Klingenburg* stellen ein Konzept für ein integriertes internistisch-psychosomatisches Vorgehen in einer Ambulanz für Hypertoniekranke dar.

Übergewicht wird im allgemeinen zu den Risikofaktoren für atherosklerotische Herz-Kreislauf-Erkrankungen gerechnet, es ist in jedem Falle eng mit anderen Risikofaktoren, u. a. der Hypertonie und Fettstoffwechselstörungen, verbunden.

Uwe Koch, *Beatrix Gromus* und *Winfried Kahlke* haben ein interdisziplinäres Programm zur Behandlung Adipöser entwickelt und systematisch wissenschaftlich evaluiert. Ihr Behandlungsansatz beruht auf einer Zusammenarbeit von Ärzten, Psychologen und Ernährungsberatern. Ihre Erfahrungen und die wissenschaftliche Überprüfung zeigen, wie sinnvoll es für einen Arzt sein kann, bei einer derartigen Verhaltensstörung bzw. Verhaltenskrankheit mit Verhaltenswissenschaftlern zusammenzuarbeiten.

Kranke mit **funktionellen Herzbeschwerden** sind für den niedergelassenen Arzt sehr oft Problempatienten. Meist wird ein psychosomatischer Zusammenhang, insbesondere die Beziehung zu Angstzuständen, schnell deutlich, ein rein somatisches Krankheitsverständnis bietet jedoch keinen Ansatz für ein sinnvolles therapeutisches Vorgehen. So kommt es nicht selten auch heute noch zu der oft beschriebenen iatrogenen Chronifizierung dieses Krankheitsbildes.

Dieter Schwarz hat in der von ihm geleiteten Psychosomatischen Klinik Windach ein abgestuftes Behandlungsprogramm für diese Patientengruppe entwickelt, das auf lerntheoretischen Konzepten aufbaut. In dieser Darstellung wird der Leser gleichzeitig in die Prinzipien moderner Verhaltenstherapie und die Möglichkeiten ihrer Überprüfung eingeführt.

Horst Kächele und *Helmut Thomä* geben anhand einer konkreten Behandlungsgeschichte einen sehr anschaulichen Einblick in den psychoanalytischen Behandlungsansatz bei einem herzneurotischen Kranken. Die Wiedergabe von Tonbandprotokollen aus einzelnen Therapieabschnitten erlaubt dem Leser einen unmittelbaren Zugang zum therapeutischen Gespräch. Erläuterungen und Interpretationen arbeiten die bei der psychoanalytischen Behandlung zentrale Rolle der Beziehung zwischen Arzt und Patient und den Versuch ihrer systematischen Bearbeitung heraus. Es wird deutlich, wie sehr der Patient aufgrund seiner Persönlichkeit diese Beziehung gestaltet und in der Bearbeitung dieser Beziehungsprobleme Zugang zu seinen alltäglichen Beziehungsstörungen und auch seinen innerpsychischen Problemen findet.

Die Behandlung psychosomatischer Krankheiten läßt sich oft durch die Ergänzung der rein verbalen durch *körperbezogene Therapieformen* entscheidend verbessern.

Marianne Fuchs führt in ihrem Beitrag in das von ihr entwickelte Verfahren der „Funktionellen Entspannung" ein. Sie geht dabei vom Körpererleben des Patienten aus. Allmählich kommt ein therapeutischer Prozeß in Gang, in dessen Verlauf auch die sich zwischen Therapeut und Patient systematisch einstellenden Beziehungsstörungen – wie in der psychoanalytisch orientierten Psychotherapie – mitberücksichtigt werden können.

Im Januar 1982   KARL KÖHLE

Inhaltsverzeichnis

Verzeichnis der Anschriften

Professor Dr. Adrian Appels
Rijksuniversiteit Limburg
Department Medical Psychology,
Faculty of Medicine
Postbus 616
8200 MD Maastricht/Holland

Marianne Fuchs
Nachtigallenweg 6
8520 Erlangen

Dr. med. Ekkehard Gaus
Johannes-Palm-Str. 79
7900 Ulm-Wiblingen

Dr. rer. nat. Dipl.-Psych. Beatrix Gromus
Psychologisches Institut der
Albert-Ludwigs-Universität
Abt. für Klinische Psychologie
Belfortstraße 16
7800 Freiburg i. Br.

Dr. med. Carola Halhuber
An der Gontardslust 17
5920 Bad Berleburg

Professor Dr. med. Max J. Halhuber
An der Gontardslust 17
5920 Bad Berleburg

Dipl.-Psych. Peter Heim
Stiftung Rehabilitation Heidelberg
Postfach 10 14 09
6900 Heidelberg 1

Professor Dr. Horst Kächele
Abteilung für Psychotherapie
der Universität Ulm
Am Hochsträß 8
7900 Ulm

Professor Dr. med. Winfried Kahlke
Didaktik der Medizin
Universitätskrankenhaus Hamburg-Eppendorf
Martinistraße 52 2000 Hamburg 20

Dr. med. Dipl.-Psych. Dieter Kallinke
Stiftung Rehabilitation Heidelberg
Postfach 10 14 09 6900 Heidelberg 1

Dr. med. Mechthild Klingenburg
Amselweg 60 7400 Tübingen

Professor Dr. med. Dr. phil. Uwe Koch
Psychologisches Institut
Lehrstuhl für Rehabilitationspsychologie
der Albert-Ludwig-Universität
Belfortstraße 16 7800 Freiburg i. Br

Professor Dr. med. Karl Köhle
Abteilung Psychosomatik
der Universität Ulm
Am Hochsträß 8 7900 Ulm

Dr. phil. Dipl.-Psych. Barbara Kulick
Stiftung Rehabilitation Heidelberg
Postfach 10 14 09 6900 Heidelberg 1

Dr. med. Günter Maass
Deutsche Klinik für Diagnostik
Aukammallee 33 6200 Wiesbaden 1

Dr. med. Thomas Schmidt
Psychosomatische Abteilung
der Universitätskliniken
Josef-Stelzmann-Str. 9 5000 Köln 41

Dr. med. Dieter Schwarz
Psychosomatische Klinik
8911 Windach/Ammersee

Professor Dr. Helmut Thomä
Abteilung für Psychotherapie
der Universität Ulm
Am Hochsträß 8
7900 Ulm

Professor Dr. med. Thure von Uexküll
Sonnhalde 15
7800 Freiburg i. Br.

Das Jahr vor dem Herzinfarkt

Von A. Appels

Zusammenfassung

Nahezu alle Untersucher der Prodrome des Herzinfarkts und des plötzlichen Tods haben darauf hingewiesen, daß in der Periode vor dem Infarkt häufig Gefühle von Müdigkeit und allgemeinem Mißempfinden vorkommen. Diese Gefühle hat man meßbar gemacht mittels des Maastricht-Fragebogens. Es zeigt sich, daß es sich hier um ein Syndrom der vitalen Erschöpfung und Depression handelt. In diesem Aufsatz werden die ontogenetische Entwicklung und die psychologische Interpretation dieses Syndroms behandelt, wie auch die Frage warum diese Gefühle mit Infarkt und plötzlichem Tod verbunden sein können.

Die ältere Literatur spricht vom Herzinfarkt als einer akuten Krankheit. Es ist jetzt klar, daß „akuter Infarkt" kein sehr passender Ausdruck ist, da in mehr als 50% der Fälle dem Eintreten des Infarkts und dem plötzlichen Tod Symptome vorangehen, die das bevorstehende Unheil anzukündigen scheinen. Die drei folgenden Beschreibungen illustrieren diese Symptome.

Patient A.

Herr A ist 61 Jahre alt. Er ist verheiratet. Mann und Frau leben jedoch ihr eigenes Leben. Eines der Probleme, die er mit ihr hat ist, daß sie ihm nicht immer genau sagen will wohin sie geht, wenn sie das Haus verläßt.

Früher war er Vorarbeiter in einem Werk, das unter anderem Kanalisationsrohre herstellt. Er erzählt, daß er berühmt gewesen wäre wegen seiner Genauigkeit und wegen seines Verantwortungsgefühls und auch weil er ein Herz für die Firma gehabt hätte. Er ist sehr pünktlich. Jeden Morgen ging er genau um 7.14 Uhr zum Bus. Die Nachbarn wußten dann immer wie spät es war.

Als er 59 war, hatte er einen Betriebsunfall, wodurch er auf seine Arbeit verzichten mußte. Über diese Invalidität konnte er nicht hinwegkommen. „Wer nicht arbeitet, ist nicht länger achtungswürdig". Mit diesem Gefühl plagte er sich mehr als ein Jahr. Während dieser Zeit ging er noch täglich um 7.14 Uhr zum Bus. Nach einem Jahr realisierte er jedoch, daß mit dem Bus na Nirgendwo fahren nur Selbstbetrug war. Er wurde depressiv und saß manchmal still in seinem Stuhl und weinte. Es war als ob die Kraft seinen Körper verließe, „wie die Luft allmählich aus einem Fahrradreifen entweicht, nachdem er über einen Reißnagel gefahren ist". Einige Monate nach Eintreten dieser Gefühle erlitt er einen Infarkt.

Patient B.

Herr B. ist 44. Er ist verheiratet und Vater dreier Söhne, die mit gutem Erfolg die Höhere Schule besuchen. Als er 16 war, fing er an im Hafen zu arbeiten. Später machte er sich selbständig mit einer Autoreparaturwerkstatt, wo er täglich 17 h arbeitete. Nach 3 Jahren bekam er Rückenbeschwerden und mußte seinen Betrieb schließen. Nachdem er ein halbes Jahr arbeitslos gewesen war, eröffnete er ein Schnellbüfett. Auch dort waren seine Arbeitstage wieder sehr lang. Da das Viertel, wo er sein Geschäft hatte, teils renoviert, teils niedergerissen wurde, ging die Kundenzahl zurück. Die Bank weigerte sich einen Überbrückungskredit zu gewähren, und er mußte das Geschäft schließen. Wiederum gescheitert als Selbständiger und mit immer stärkeren Rückenbeschwerden, entschied er sich für Büroarbeit. Er bewarb sich 2 Jahre lang. Dann wurde er Schuldiener bei einer Schulengemeinschaft. Die Schulengemeinschaft war in mehreren Notgebäuden untergebracht. Nachdem er dort 1 Jahr gearbeitet hatte, erhielt die Schulverwaltung eine Neubaugenehmigung. Von den 3 jetzigen Schuldienern wird man einen entlassen müssen. Es begann wieder eine Periode der Unsicherheit. Er kann die Entlassungsentscheidung nicht beeinflussen. Er wird müde, schläft schlecht und wacht nachts auf. Dann geht er hinunter und raucht ein paar Zigaretten. Ein Gefühl der Hoffnungslosigkeit beschleicht ihn. Er wird sehr reizbar und fühlt sich auch nicht wohl, hat Stiche und manchmal ein beklemmendes Gefühl in der Brust. Er will es keinen spüren lassen.

Wenn er sich abends im Fernsehen die Tagesschau ansieht, fällt er manchmal in einen sehr tiefen Schlaf, aus dem seine Frau ihn nicht vor Mitternacht wachrütteln kann. Als er das entdeckte, nahm er einen unbequemen Stuhl aus der Küche um sich beim Fernsehen darauf zu setzen. In dieser Periode frißt sein Hund etwas auf einem Gelände, wo oft gejagt wird, und stirbt. Es stellt sich heraus, daß dies mit mehreren Hunden aus der Nachbarschaft geschehen ist. In der Zeitung beschuldigt er eine Gruppe von Jägern, daß sie Hunde vergiften. Er will eine Aktion organisieren und bittet die Polizei um Mitwirkung. Letztere antwortet jedoch, daß es keinen einzigen Beweis gibt und daß er sich vor einem Prozeß wegen Verleumdung hüten soll. Er fühlt sich jetzt noch schlechter behandelt. Eine Woche später erleidet er einen Infarkt.

Patient C.

Herr C. ist 31 Jahre alt, verheiratet und hat zwei Töchterchen. In seiner Freizeit spielt er in der Wasserpolo-Nationalmannschaft. Er arbeitet als Koch in einem Touristenhotel. In der Saison arbeitet er 15–16 h pro Tag. Vor 5 Jahren hat er sich einmal sehr aufgeregt. Er war damals so böse auf einen Ober, der die Schüsseln nicht rechtzeitig aus der Küche abgeholt hatte, daß er ihn emporhob und 2 min lang auf den Küchenherd setzte. Wegen dieses Vorfalls wurde er entlassen. Der Hausarzt sagte, er sei überanstrengt und verschrieb Ruhe und Sedativa.

Nach einem halben Jahr begann er in einem anderen Touristenhotel zu arbeiten, in der Saison wieder 70–80 h pro Woche. Gegen Ende der dritten Saison wurde er lustlos und müde. Wenn das Personal Kaffee trank, setzte er sich nie mehr zu ihnen. Er wollte Stille und Ruhe um sich haben. Er wurde depressiv, bemerkte, daß er viel an seinen Vater dachte, der vor 1½ Jahren gestorben war, las Todesanzeigen in der Zeitung, was er noch nie getan hatte.

Zu Hause hielt er viele Tiere, und er begann, eins nach dem andern zu verkaufen. Als sie alle verkauft waren, sagte er seiner Frau, er wolle sich scheiden lassen. Darauf bat sie ihn mit ihr eine Eheberatungsstelle aufzusuchen. Als der Therapeut im ersten Gespräch Herrn C. fragte, warum er sich scheiden lassen wolle, war die Antwort, er wüßte es nicht. Er wolle es bloß. Eine Woche später wurde er wegen eines großen Hinterwandinfarkts in die Klinik eingeliefert.

Diese 3 Geschichten haben einige gemeinsame Elemente: Erschöpfung, Müdigkeit, Depression. Verschiedene Autoren (*Alonzo* et al. 1975; *Rissanen* et al. 1978; *Kuller* et al. 1972) haben beobachtet, daß „fatigue" und „general malaise" sehr oft zusammen mit pektanginösen Schmerzen in der Zeit vor dem Auftreten eines Herzinfarkts geklagt werden. Tabelle 1 zeigt die wichtigsten Symptome, die in dieser Periode vor dem Herzinfarkt oder plötzlichen Tod angegeben werden. In der Liste der Prodromalbeschwerden stellen „fatigue" – „emotional changes" – „general malaise" die relativ am meisten notierte Gruppe dar. Im allgemeinen gilt: je jüngeren Datums die Untersuchung ist, um so größer ist der Prozentsatz der Antworten, den diese Kategorie erhält (*Feinleib* et al. 1975). Es ist klar, daß gerade bei Gefühlen der Müdigkeit und des allgemeinen Mißbefindens die Validität und die Zuverlässigkeit der Registrierung durch verschiedene Einflüsse beeinträchtigt werden können. Wie zuverlässig ist das Gedächtnis der Patienten und der Familienangehörigen der Verstorbenen? Wonach soll man fragen? Hat es Sinn sich zu erkundigen nach Beschwerden, denen man ohnehin nicht abhelfen kann? Wo findet sich der Ursprung dieser Gefühle?

Tabelle 1. Vorzeichen eines Infarkts oder eines plötzlichen Tods in 3 retrospektiven Studien

	Alonzo et al. (1975)		*Rissanen* et al. (1978)	*Kuller* et al. (1972)
	myocardial infarction	sudden death	sudden death	sudden death
Chest pain	67	35		37
Discomfort in the chest			24	
Changed angina pectoris			15	
Recent angina pectoris			6	
Dyspnea	36	39	15	42
Dizziness-syncope-fainting	10	8		14
Heaviness of arms	14	10	3	
Fatigue-weakness	**38**	**42**	**32**	**56**
Emotional changes	14	20		
nervousness-depression			3	
difficulty-sleeping				28
General malaise	16	17	5	
Anorexia nausea	14	17	4	
Dysrythmia			5	
Sweating			3	
Coughing				31
Palpitation				11
Ankle edema-ascites	1	7		

Als mögliche Erklärung dieser Gefühle erwähnt man manchmal das Low-output-Syndrom, womit man suggeriert, daß Müdigkeit und Mißbefinden die Nebenerscheinungen eines geschwächten Herzens sind. Dieser Gedanke liegt nahe, wobei man jedoch auf zwei Schwierigkeiten stößt: Erstens ist keine deutliche pathophysiologische Basis für diese Gefühle nachweisbar und man hat bei den pathoanatomischen Untersuchungen keine Beziehungen zu den Warnsymptomen festgestellt (*Rissanen* et al. 1978; *Kuller* 1978; *Meyers u. Dewar* 1975). Zweitens zeigt die ballistokardiographische Untersuchung von *Theorell*, daß die Beziehung eher umgekehrt ist, in dem Sinne, daß ein Mentalzustand, der Passivität und Gefühle der Niedergeschlagenheit aufweist, zu einem verringerten Minutenvolumen führt (*Theorell* et al. 1974; *Theorell u. Rahe* 1975).

In dieser Situation wäre es zu wünschen, den Komplex von Müdigkeit – Depression – Schlafstörungen – allgemeinen Mißbefindens auch mittels verhaltenswissenschaftlicher Methoden zu beschreiben, meßbar zu machen und ein Modell zu entwickeln, das den Ursprung dieser Gefühle darzustellen erlaubt und es ermöglicht systematisch zu untersuchen, warum sie mit einem Infarkt und einem plötzlichen Tod zusammenhängen können.

Syndrom der vitalen Erschöpfung und Depression

Allgemeines Modell

Das verhaltenswissenschaftliche Schrifttum über die Ätiologie des Herzinfarkts beschreibt die „coronary prone person-

„ality" als jemanden, der gehetzt, hastig, ehrgeizig, aggressiv, in ständiger Zeitnot, mit großem Verantwortungsgefühl und in starker Verbundenheit mit seinem Job arbeitet. Wenn er in Schwierigkeiten gerät, ist er geneigt darauf zu reagieren mit einer Zunahme der Aktivitäten um die Lage wieder in den Griff zu bekommen. Gelingt ihm dies nicht, dann entstehen Gefühle der Schutzlosigkeit und Hilflosigkeit (*Dembrovski* et al. 1978; *Glass* 1977). Die moderne Psychologie nennt diese Reaktion eine Form der Depression (*Se-*

werte hatten, sondern auch ängstlicher waren, müde beim Aufwachen und schlechtere Studienergebnisse aufwiesen. Ermüdung, Erschöpfung und Angst beim Eintritt in die Universität sind Merkmale zukünftiger Herzinfarktpatienten.

Ontogenetische Entwicklung

Verhalten und Emotionen wurzeln im Charakter und in der Lebensgeschichte einer Person. Es ist also wahrscheinlich, daß Elemente des Syndroms der vitalen Erschöpfung und Depression bereits klar aus der Biographie von Infarktkranken hervorgehen.

Zwei Untersuchungen deuten darauf hin, daß es eine gewisse Veranlagung zu geben scheint. In beiden Untersuchungen studierte man die Archive der Studentengesundheitspflege und verglich die Daten einer allgemeinen gesundheitlichen Untersuchung bei der Zulassung zur Universität derjenigen, die Jahrzehnte später einen Herzinfarkt erlitten, mit einer Kontrollgruppe aus denselben Archiven. Die eine Untersuchung wurde durchgeführt an der Harvard University (*Paffenbarger* et al. 1966a u. b), die andere an der John Hopkins School of Medicine (*Bedell* 1973). In der Harvard-Untersuchung stellte man unter anderem fest, daß bei denjenigen Studenten, die sagten, sie hätten schon Gefühle der Erschöpfung durchgemacht, später mehr CHD vorkam. Aus der John-Hopkins-Untersuchung ging hervor, daß die Präkoronarstudenten nicht nur erhöhte Cholesterinwerte hatten, sondern auch ängstlicher waren, müde beim Aufwachen und schlechtere Studienergebnisse aufwiesen. Ermüdung, Erschöpfung und Angst beim Eintritt in die Universität sind Merkmale zukünftiger Herzinfarktpatienten.

Gründen sich die Gefühle der vitalen Erschöpfung und der Depression auf einen Charakterzug? In zwei prospektiven Studien wurde untersucht, ob gewisse Charakterzüge, wie sie gemessen wurden mittels MMPI (ein klassischer psychologischer Test, der sich auf psychiatrische Krankheitsbilder bezieht), Prophezeiungsvermögen hätten (*Shekelle u. Ostfeld* 1965; *Lebovits* et al. 1967). In der ersten Untersuchung stellte man fest, daß diejenigen, die infolge des Herzinfarkts gestorben waren, einen bedeutend höheren Score auf der Depressionsskala hatten als diejenigen, die ihren Infarkt überlebten. Aus der anderen Untersuchung ergab sich, daß die Hypochondrieskala eine gewisse Aussagekraft hatte (*Brozek* et al. 1966).

Friedman u. *Klatsky* haben bei Kaiser-Permanente in Kalifornien eine wichtige Untersuchung durchgeführt (*Friedman* et al. 1974). Diese Untersucher verglichen 330 Infarktkranke, die sich früher an einem „multiphasic health check up" beteiligt hatten, mit einer Kontrollgruppe aus derselben Datenbank. Mit diesen MHC hatte man auch eine Liste mit 155 „neuromentalen" Fragen aufgenommen, um Personen mit emotionellen Problemen aufzuspüren. Es stellte sich heraus, daß von dieser Liste mehr Items Unterschiede zwischen Patienten und Vergleichspersonen aufwiesen, als man durch Zufall erklären könnte.

Dazu gehörten Items wie: I have begun to realize that much of the time I wish I were dead.

In the past year did you often find that poor health made you miserable most of the time? In the past year did you often awake feeling tired and worn out? In the past year did you often get spells of being completely worn out?

Sind diese Beschwerden nun Symptome eines bereits bestehenden Herzleidens oder sind es psychische Züge? Für Friedman war dies eine Entweder-oder-Frage und darum wiederholte er alle Berechnungen, wobei er die Personen „with coronary symptoms and diagnostis at the time of testing" wegließ. Und dann verloren die Items ihr Prophezeiungsvermögen. Man fragt sich jedoch, ob diese Analyse wirklich Sinn hat. Ist es sinnvoll Phasen eines Entwicklungsgangs statistisch unberücksichtigt zu lassen? Handelt es sich nicht vielmehr um einen Kreisprozeß als um einen Entweder-oder-Gegensatz? Zwei Jahre nach *Friedmann* berichtet *Klatsky* über dieselbe Untersuchung, die sich jetzt aber auf eine größere Fallzahl und auf einen etwas anderen Fragebogen stützte (*Klatsky* et al. 1976).
Er verglich die Infarktkranken diesmal mit einer Gruppe, die ausgewählt worden war mit Rücksicht auf EKG-Abweichungen, Rauchen, Cholesterin, Blutdruck, Glukose-Intoleranz und Quetelet-Index und stellte fest, daß untenstehender Item-Set zwischen den beiden Gruppen diskriminierte:

„In the past six months have you had serious loss of your sexual ability or nature?" „In the past year did you have spells of shaking and trembling all over?" „In the past year did little things get on your nerves and wear you out?" „In the past year did poor health make you miserable most of the time?"

Auch diese Gruppe prophezeiungsfähiger Items, wofür Friedmans Bedenken also nicht zutrifft, gehört zum Syndrom der vitalen Erschöpfung und Depression. Abschließend kann man sagen, daß einige Untersuchungen suggerieren, das Syndrom der vitalen Erschöpfung und De-pression wurzle in einer bereits früh bestehenden Veranlagung, die während des Lebenslaufs aktualisiert werden kann und sich dann durch Symptome der Überlastung manifestiert.

Psychologische Interpretation

Verhaltenswissenschaftliche Auffassung

Die sich auf lerntheoretische Grundsätze stützende Psychologie sagt, daß Depression ein erlerntes Verhalten ist, und zwar erlernt in jenen Situationen, wo es keinen Zusammenhang zwischen Anstrengung und Resultat gibt (*Abramson u. Seligman* 1978). In dieser Auffassung wird Depression der chronischen Frustation gleichgestellt, die sich aus dem Unvermögen ergibt, Faktoren aus der Umgebung zu beherrschen. Die Person fühlt sich hilf- und schutzlos und wird eventuell versuchen die Zuwendung, die ihr im normalen Leben nicht zuteil wird, mittels der mit der Rolle eines Kranken verknüpften Vorrechte zu erlangen.
Erlernte Hilflosigkeit, der behavioristische Ausdruck für Depression, ist eine Verhaltensstruktur, die durch das Unvermögen Initiativen zur Vermeidung traumatischer Ereignisse zu entwickeln und zu lernen, das eigene Verhalten als Instrument zur Ausschaltung schädlicher Stimuli zu benutzen gekennzeichnet ist. Die negativen Erwartungen hinsichtlich der Zweckmäßigkeit der eigenen Versuche, tatsächlich Einfluß auf sein Leben auszuüben, führt zur Passivität und zur Verringerung der eigenen Initiative. Man tut sein Möglichstes, es gelingt aber (wieder) nicht. Kein Versuch wird je belohnt, so sehr man sich auch bemüht. Passivität ist also nicht das tiefste Kennzeichen einer Depression, sondern das Fehlen der Be-

stätigung des Verhaltens, das auf die Lösung eines Problems gerichtet war.

In dieser lerntheoretischen Auffassung betrachtet man den A-Typ als jemanden, der ein starkes Bedürfnis hat, seine Umgebung zu beherrschen (vgl. Patient A; der Ärger des Kranken über seine Frau, die ihm nicht immer erzählte wohin sie ging). Auf neue Aufgaben reagiert der A-Typ hyperresponsiv. Er mobilisiert seine ganze Energie um eine neue Aufgabe zu lösen (vor allem wenn sie eine gewisse Herausforderung darstellt und er seine Leistungen mit denen anderer vergleichen kann). Scheitern seine Versuche, trotz lange währender und wiederholter Anstrengung, entsteht eine Hyporesponsivitätsreaktion. Man macht nichts mehr, verzichtet, „ist ganz kaputt", fühlt sich schutz- und hilflos. In diesem Gedankengang kann man das Syndrom der vitalen Erschöpfung und Depression eine Form der erlernten Hilflosigkeit nennen. Die prodromale Phase des Herzinfarkts ist dann eine Erneuerung früherer Perioden der Hilflosigkeit (Patient B, der Mann mit den vielen Berufen, Bewerbungen und dem mißlungenen Appell an die Polizei, macht den allmählichen Aufbau dieser erlernten Hilflosigkeit klar).

Psychoanalytische Auffassung

Eine zweite Auffassung des Syndroms der vitalen Erschöpfung und Depression stützt sich auf die klassische Psychoanalyse und namentlich auf die ichpsychologische Theorie. In dieser Auffassung stellt die erschütternde Entdeckung des hilflosen Ichs im Hinblick auf die Verwirklichung von Absichten den Kern der normalen und der neurotischen Depression dar (*Bibring* 1968). Gefühle der Hilflosigkeit entstehen, wenn das Ich realisiert, daß es seine Absichten nicht verwirklichen kann. Die depressive Person, die

von sich selber und anderen enttäuscht ist, strengt sich nicht mehr an und gibt auf. Sie gibt aber nicht ihre Ideale auf, sondern ihre Versuche sie zu verwirklichen, da sie fühlt, daß es keinen Sinn hat. Sie fühlt sich müde. Die physisch erschöpfte Person ist nicht imstande neue Anstrengungen aufzubringen; sie fühlt sich deprimiert. Die Vitalität, die Kraft, womit man sich für seine Ideale einsetzt, verringert sich oder wird völlig gehemmt.

Dieser Zustand tritt oft nach einer gravierenden Verlusterfahrung ein. Dieser Verlust kann ein echter Verlust sein, wie der des Partners (*Rees u. Lutkins* 1967). oder ein symbolischer Verlust, wie der Verlust der Identität und Selbstachtung bei unfreiwilliger Entlassung, durch Invalidität oder Betriebsschließung (s. Patient A).

Als erste Reaktion auf diesen „Objectloss" sieht man oft eine Zunahme von Aktivitäten mit dem Ziel, das verlorene Objekt wiederzugewinnen. Da diese Anstrengung wiederum zum Scheitern verurteilt ist, bekommt das Erleben des Objektverlustes eine größere Intensität. Die Depression vertieft sich und nimmt jetzt auch die Form der Inaktivität und des Nichtstuns an: man stattet keine Besuche ab, wird lustlos, verliert das Sexualinteresse, was sich oft durch Potenzstörungen manifestiert. Das Syndrom ist ein Versuch Energie zu sparen (s. Patient C: Das Entfernen von Haustieren). Die Barrieren für neue Reize werden erhöht. Die deutsche Psychiatrie bedient sich dafür des Ausdrucks „Reizschutz". Die Müdigkeit ist ein Warnsignal, sich nicht weiter anzustrengen. Neue Reize kann man kaum ertragen, es kommt zu zunehmender Reizbarkeit und erniedrigter Frustrationstoleranz. Es besteht ein starkes Bedürfnis nach Ruhe, das sich sogar dadurch manifestiert, daß man zu ungewohnten Zeiten in einen tiefen Schlaf fällt. Der normale Schlaf ist jedoch oft gestört, was Ruhe und Erholung beeinträchtigt.

Beide Auffassungen, d. h. die lerntheoretische und die psychoanalytische haben ihre Verdienste. Mit beiden läßt sich nachweisen, daß im Jahr vor dem Herzinfarkt oft verhängnisvolle Kreisprozesse entstehen. Der immer größer werdende Raum zwischen dem, was man kann und dem was man möchte führt eine spannungsvolle Unlust herbei, besonders bei Menschen, die von Natur aus sehr aktiv sind. Wer anfängt, sich hilflos zu fühlen, richtet seine Energie zuerst in letzter Anstrengung auf seine Probleme. Wenn man wieder keine Verbesserung erreicht, werden die Gefühle der Hilflosigkeit und Hoffnungslosigkeit vertieft, man fühlt sich allmählich müde und krank. Man hat keine Reserven mehr um neue Frustrationen aufzufangen, wodurch man schneller gereizt wird. Diese Irritationen mit ihrem Effekt der Freisetzung von Noradrenalin haben ihrerseits wieder eine negative Wirkung auf das Herz und können anginöse Beschwerden hervorrufen oder verstärken in einem Herzen, das bereits von Atherosklerose angegriffen ist. Diese anginösen Beschwerden lösen auch Angst und Unsicherheit aus, wodurch man geringere Chancen hat sein Selbstvertrauen wiederzugewinnen und das Gefühl der abwärtsgehenden Lebenslinie verstärkt wird; dadurch wird das Syndrom der vitalen Erschöpfung und Depression mit seinen hypochondrischen Elementen weiter vertieft.

Zusammenhänge zwischen dem Syndrom der vitalen Erschöpfung und Depression mit Infarkt und plötzlichem Tod

Auf welche Weise trägt das Syndrom zum Entstehen des Infarkts bei? In diesem Punkt gibt es noch viele ungelöste Fragen. Es gibt jedoch eine gewisse Evidenz, daß es nicht unangebracht wäre, die Untersuchung in bestimmte Bahnen zu lenken (*Henry u. Stephens* 1977).

Neuere neurophysiologische Untersuchungen deuten darauf hin, daß im Hippocampus zwei unterscheidbare, aber stark voneinander abhängige Systeme in Bereitschaft liegen, mit deren Hilfe der Organismus auf wichtige Stimuli aus seiner Umgebung reagieren kann. Wenn der Organismus gereizt wird, damit er aktiv auf seine Umgebung reagiert (und dieser Reiz nicht auf höherem kortikalem Niveau gehemmt wird), werden die Amygdala und das sympathische Nebennierenmarksystem aktiviert.

Wenn dagegen der Organismus nicht imstande ist Einfluß auf seine Umgebung auszuüben, „seine Sachen in Ordnung zu bringen", wird die sog. „Conservationwithdrawal"-Reaktion ausgelöst, wobei das Hippocampus-Hypophysen-Nebennierenrindensystem aktiviert wird. Das erste System wird vor allem aufgerufen in Bedrohungslagen. Stimulation führt zu einem erhöhten Adrenalin-Output, wenn der Reiz insbesondere Angstgefühle erregt, und zu einem erhöhten Noradrenalin-Output, wenn vor allem Gefühle der Irritation und des Ärgers erregt werden. Die Stimulation dieser Katecholamine kann zu einem zusätzlichen Sauerstoffbedarf im Herzmuskel führen, wobei die Noradrenalinausschüttung auch noch zur Vasokonstriktion führt.

Im Gegensatz zum ersten System, das die Aktivität („Flucht- oder Kampf-Muster") stimuliert, richtet sich das zweite System auf Energieeinsparung, auf Nichtaktion, Selbstschutz. Intensive Stimulierung dieser Conservation-withdrawal-Reaktion könnte zur vagalen Stimulation und infolgedessen zur Bradykardie und zu einem erhöhten Output von ACTH und Cortisol führen.

In einem Zustand der vitalen Erschöpfung und Depression ist das zweite System das wichtigere, obwohl während Perioden der Irritation schnelle Verschiebungen vom einen System nach dem anderen vorkommen, wodurch das neurohormonale Gleichgewicht gestört wird.

Die Bedeutung der Katecholamine für das kardiovaskuläre System ist verhältnismäßig gut dokumentiert. Für die Bedeutung der Depression und der damit verbundenen Kortikosteroiderhöhung in bezug auf das Herz gibt es hier und da Indizien. *Selye* hat bewiesen, daß Ratten, die mit einem natürlichen Glukokortikoid vorbehandelt worden waren, mehr Nekrosen im Myokard hatten nachdem sie einer unlösbaren, unkontrollierbaren Aufgabe ausgesetzt worden waren, als Ratten ohne diese Vorbehandlung (*Mason* 1972; *Seyle* 1958).

Troxler stellte einen positiven Zusammenhang fest zwischen dem Umfang der Cortisolerzeugung am Vormittag und dem Ausmaß der Atherosklerose, wie festgestellt während der Angiographie (*Troxler* et al. 1977). Ein positiver Zusammenhang zwischen Depressivität und dem Ausmaß der Koronararterienverengung wurde von *Jenkins* festgestellt (*Jenkins* et al. 1977).

Vor kurzem wurden auch Zusammenhänge gefunden zwischen Gefühlen der Depression und Rhythmusstörungen (*Orth-Gomér* 1980). Diese Zusammenhänge entsprechen der Auffassung Lowns von den Beziehungen zwischen neuralen und psychologischen Mechanismen (*Lown* et al. 1977).

Insgesamt bestätigen diese Untersuchungsdaten, daß es nicht unmöglich wäre, daß Gefühle der vitalen Erschöpfung und Depression einen ungünstigen Einfluß auf das Myokard haben. Andererseits muß man sagen, daß das Syndrom an und für sich weder notwendige noch hinreichende Voraussetzung für das Eintreten eines Infarkts ist. Wenn es keine somatische Prädisposition gäbe, würde man während dieses Zustands nur eine schwierige mentale Periode durchma-

chen, aber nicht körperlich krank werden. Genau wie ein starker Wind das Feuer nicht anzünden, sehr wohl aber anfachen kann, ist das Syndrom keine primäre Ursache, obwohl es tatsächlich zum Entstehen des Infarkts beitragen kann.

Untersuchung in bezug auf das Syndrom der vitalen Erschöpfung und Depression – Der Maastricht-Fragebogen

Die psychologische Theorie über die Infarktpersönlichkeit und die deskriptive Untersuchung über die Prodrome des Herzinfarkts geben Anlaß zu der Annahme, daß der Herzinfarkt meistens nicht wie ein Blitz aus heiterem Himmel kommt, sondern daß ein Komplex von Gefühlen vorangeht.

Dieses Modell wurde erstmals erprobt mit Hilfe von Daten aus der IMIR-Studie, einem Untersuchungsprojekt unter Leitung von van der *Does, Lubsen* und *Pool,* in der geprüft wurde, auf welche Weise der Hausarzt den drohenden Infarkt besser erkennen könnte (*van der Does u. Lubsen* 1978). Das psychologische Addendum dieser Untersuchung wurde bereits anderswo beschrieben (*Appels* et al. 1979). Sie bestand aus zwei Teilen. Im ersten Teil wurde untersucht, ob diejenigen, die ihren Hausarzt besuchten wegen Beschwerden, die möglicherweise einen kardialen Ursprung hätten, und die bei der Aufnahme in die Studie einen hohen Score auf dem eigens zu diesem Zweck entworfenen Fragebogen hatten, in den 10 Follow-up-Monaten mehr neue „coronary events" erleiden würden als diejenigen, die aus dem gleichen Grund den Hausarzt besuchten, aber einen niedrigen Score auf dem Fragebogen hatten. Dieser erste Teil betraf also eine „Cohort"-Untersuchung. Der zweite Teil be-

Tabelle 2. Prädiktive Validität des Maastricht-Fragebogens

	[n]	Durchschnitts-score	St. Dev.	X^2
IMIR – neuer „coronary event"	37	133	25	10,36 (p < 0.01)
IMIR – kein neuer „coronary event"	345	123	26	
IMIR – neuer „coronary event"	37	133	25	45,66
Gesunde Kontrollgruppe	317	98	18	p < 0,000

stand aus einer „Case-control"-Studie. Diejenigen, die einen neuen „coronary event" erlitten, wurden darin verglichen mit einer Gruppe von Personen ohne kardiale Beschwerden. Da die Patienten dieser Studie dieselben waren wie die der prospektiven Studie und sie also die Fragen vor dem Eintreten des „coronary event" beantworteten, konnte man den großen Nachteil vieler psychologischer Studien, nämlich daß sich die Antworten des Fragebogens auch als Reaktion auf die Krankheit interpretieren lassen, vermeiden. Es ergab sich, daß der neue Fragebogen innerhalb der „Cohort" eine prädiktive Bedeutung hatte und stark differenzierte zwischen Patienten und gesunden Kontrollpersonen (Tabelle 2). Der Fragebogen erhielt den Namen Maastricht-Fragebogen, nach dem Ort, wo er weiter ausgearbeitet wird. Danach wurde der Fragebogen geändert und in einer neuen Case-control-Studie validiert (*Appels* to be published). Darin wurden 57 Männer, alle unter 65, die wegen eines ersten Infarkts in das Annadal-Krankenhaus aufgenommen worden waren, verglichen mit 406 Männern, die laut den Ergebnissen einer Screening-Untersuchung nach dem CB-Protokoll keine kardiovaskulären Probleme hatten. Es stellte sich heraus, daß der Fragebogen signifikant zwischen Patienten und Kontrollpersonen unterschied (Tabelle 3). (Da die IMIR mit gewogenen Scores arbeiten

Tabelle 3. Durchschnittscores von Herzkranken und einer gesunden Vergleichsgruppe auf dem Maastricht-Fragebogen

	[n]	Durchschnitts-score	St. Dev.
Infarktkranke	57	86	21
Gesunde Männer	404	63	15

t = 7,64 (p < 0,001)

und die Annadal-Studie nicht und auch die Form des Tests verschieden war, sind die Durchschnittszahlen der beiden Studien nicht vergleichbar.)

In Tabelle 4 sind eine Anzahl Fragen aus dem Test dargestellt. Hinter jeder Frage steht die „Odds ratio". Diese Ratio drückt das Ausmaß des Zusammenhangs zwischen Frage und Krankheit aus. Gibt es keinen Zusammenhang, dann ist die „Odds ratio" 1. Sie werden hier benutzt um die Ergebnisse der beiden Studien direkt vergleichbar zu machen (*Fleiss* 1973). In diesen und in einigen anderen noch laufenden Untersuchungen hat man auch nachgeprüft, ob es Zusammenhänge gibt zwischen den Scores auf dem Maastricht-Fragebogen und Risikofaktoren wie Blutdruck, Rauchen, Cholesterin, Glukoseintoleranz und Alter. Es ergab sich, daß das Syndrom der vitalen Erschöpfung und Depression nicht oder kaum zusammen-

Tabelle 4. Einige Items aus dem Maastricht-Fragebogen, mit dem Ausmaß, in dem sie zwischen Patienten und gesunden Kontrollpersonen differenzieren (Odds ratio)

	Prospektiv (IMIR)	Retrospektiv (Annadal)		Prospektiv (IMIR)	Retrospektiv (Annadal)
Müdigkeit Fühlen Sie sich oft müde?	4,39	8,75	*Depression – Hypochondrie* Verlangen Sie manchmal nach dem Tod?	4,79	2,58
Fühlen Sie sich in letzter Zeit lustloser als früher?	5,71	4,76	Beherrscht das Gefühl, daß Sie krank sind Ihre Gedanken?	8,11	4,87
Vitalitätsverlust Fühlen Sie sich zur Zeit weniger imstande etwas Nützliches zu verrichten?	8,36	3,03	*Erschöpfung* Sind Sie in letzter Zeit durch Kleinigkeiten manchmal äußerst gereizt?	2,25	4,58
Haben Sie wohl mal das Gefühl, Ihr Körper sei eine Batterie, deren Kraft oder Vermögen zu Ende geht?	8,17	3,48	Vertragen Sie in letzer Zeit schlecht starke Geräusche?	4,15	2,00
			Projektiv Haben Sie das Gefühl, daß die Zukunft immer unsicherer wird?	4,20	nicht signifikant
Hilflosigkeit und Hoffnungslosigkeit Hatten Sie in letzter Zeit mal ein Gefühl der Hoffnungslosigkeit?	4,32	4,00	Haben Sie das Gefühl, daß die Jüngeren immer mehr versuchen die Älteren zu verdrängen?	4,03	nicht eingeschlossen
			Schlafstörungen Wachen Sie nachts oft auf?	3,31	2,13
Haben Sie das Gefühl, daß eigentlich keiner Ihnen bei Ihren tiefsten Problemen helfen kann?	2,63	2,73	Bereitet Ihnen das Einschlafen Schwierigkeiten?	4,08	4,03

hängt mit diesen Determinanten von Herz- und Gefäßleiden. Nur in einer einzigen Untersuchung wurde eine Korrelation von 0,12 mit dem Alter gefunden. Deshalb ist es unwahrscheinlich, daß sich die Fähigkeit des Fragebogens zwischen Patienten und Kontrollpersonen zu differenzieren, auf seinen Zusammenhang mit einer der bekannten Determinanten stützt.

Es stellte sich heraus, daß der Fragebogen wohl eine positive Korrelation mit dem Typ-A-Verhalten hat (die Korrelation mit dem JAS beträgt bei gesunden Männern von 40 Jahren 0,38; n = 238). Das deutet darauf hin, daß A-Typen mehr Gefahr laufen in einen Zustand der vitalen Erschöpfung und Depression zu geraten, als B-Typen.
Wichtig ist auch der Befund, daß viele In-

farktkranke bereits früher eine Periode der vitalen Erschöpfung und Depression durchmachten, wie anhand der Lerntheorie anzunehmen war. In obiger Case-control-Studie, in der 57 Infarktkranke mit 406 kardiologisch gesunden Männern verglichen wurden, wurde auch die Frage gestellt: Waren Sie schon mal überanstrengt? Keine leichte Frage, weil sich Überanstrengung so schwer definieren läßt. Diese Schwierigkeit trifft jedoch im gleichen Maße für Patienten wie für Kontrollpersonen zu. Von der Infarktgruppe gaben 64% eine bejahende Antwort auf diese Frage gegenüber 26% seitens der Kontrollgruppe, was darauf hinweist, daß es sinnvoll wäre, dieses biographische Element näher zu studieren.

Außerdem möchte ich noch erwähnen, daß in einer „pilot study" nach der 24-Stunden-Katecholaminexkretion bei 4 Personen, die einen sehr hohen Score auf dem Maastricht-Fragebogen hatten, der Durchschnittswert von Vanillin-Mandelsäure (ein Abbauprodukt von Katecholaminen) 6,47 war. Dies war bedeutend niedriger als der Mittelwert von 12,37 bei 5 gleich alten Personen, die sich laut Fragebogen vital und munter fühlten (Wilcoxon-Test). Dies entspricht der klinischen Beschreibung verringerter Aktivität während Perioden der vitalen Erschöpfung und Depression. Die 4 erschöpft depressiven Personen hatten auch einen höheren Cortisolmittelwert, dieser Unterschied war statistisch jedoch nicht signifikant.

Die prädiktive Validität des Fragebogens wird jetzt in einer zweiten, prospektiven Untersuchung geklärt. 3 571 Männer haben unsere Fragebogen ausgefüllt. Keiner von ihnen litt bisher an einem Herzinfarkt. Die Follow-up-Daten liegen noch nicht vor, ich möchte jedoch über zwei interessant erscheinende Befunde aus der Auswertung der Basisdaten berichten:

1. Zwischen den Werten im Maastricht-Fragebogen und den übrigen Risikofaktoren ergaben sich folgende statistische Zusammenhänge: keine Korrelation mit den Cholesterolwerten, eine geringe, jedoch negative Korrelation mit den Blutdruckwerten und eine sehr geringe positive Korrelation mit dem Raucherverhalten.

2. Es ergab sich ein starker statistischer Zusammenhang zwischen den Werten im Maastricht-Fragebogen und der Diagnose „drohender Herzinfarkt".

„Drohender Herzinfarkt" wurde dabei definiert als „Angina pectoris", die entweder neu auftritt und/oder an Intensität und/oder Häufigkeit zunimmt. In der jüngeren Altersgruppe (40–45 Jahre) wurde bei 1 441 Teilnehmern an der Untersuchung nur bei 7 die Diagnose „drohender Herzinfarkt" gestellt. Ihre Werte im Maastricht-Fragebogen lagen bei allen im vierten Quartil. In der älteren Gruppe (55–65 Jahre) litten 27 von 2 130 Personen an einem „drohenden Herzinfarkt". Auch hier war das Vorkommen dieser Diagnose stark mit den Werten im Fragebogen korreliert: im ersten Quartil gab es keinen, im zweiten 3, im dritten 4 und im vierten Quartil 22 Patienten mit dieser Diagnose (Abb. 1).

Schließlich ist erwähnenswert, daß kürzlich durchgeführte Analysen der Daten von über 100 Infarktkranken zeigen, daß es 2 Gruppen von Infarktkranken gibt: eine große Gruppe, bei denen das Syndrom sehr deutlich festzustellen ist, und eine kleine Gruppe, für die dies gar nicht zutrifft.

Zusammenfassung und Ausblick

Nahezu alle Untersucher der prodromalen Erscheinungen bei Herzinfarkt und plötzlichem Tod haben darauf hingewiesen, daß in der Periode vor dem Infarkt

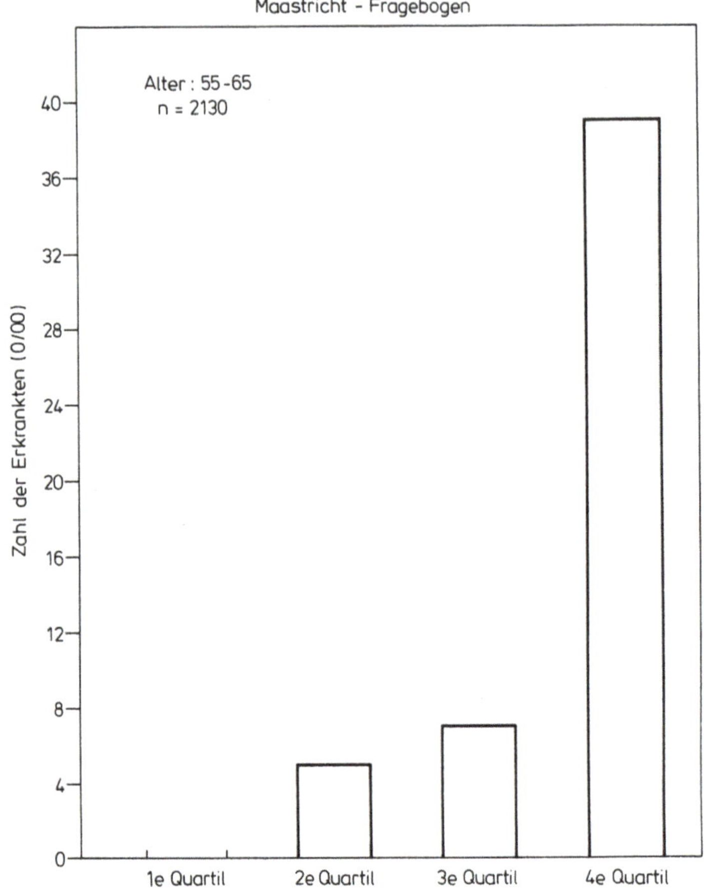

Abb. 1. Prävalenz (‰) „drohender Herzinfarkte" in jedem Quartil des Maastricht-Fragebogens

häufig Gefühle der Müdigkeit und des allgemeinen Mißbefindens vorkommen. Mit Hilfe psychometrischer Techniken können diese Gefühle meßbar gemacht und analysiert werden. Es stellt sich dann heraus, daß diese Gefühle ein Syndrom der vitalen Erschöpfung und Depression darstellen.

droms scheint in einer charakterologisch bestimmten Anlage zu wurzeln. Während des Lebenslaufs wird diese Anlage oft aktualisiert mittels überlastungsartiger Bilder. Psychologisch kann man dieses Syndrom beschreiben als eine Form erlernter Hilflosigkeit oder als die Reaktion auf den Verlust eines in materieller oder symbolischer Hinsicht wertvollen Objekts.

Solch ein emotioneller Zustand ist an sich keine notwendige oder hinreichende Voraussetzung für das Eintreten eines Infarkts, aber in Interaktion mit einer körperlichen Anlage können diese Emotionen auf neurohormonalem Wege den Gang zum Infarkt beschleunigen.

Aus dieser Beschreibung lassen sich folgende Schlußfolgerungen ziehen: Die erste ist, daß man die depressiven Symptome, die man oft nach dem Herinfarkt wahrnimmt, nicht so sehr als eine Reaktion auf den Infarkt verstehen soll, sondern vielmehr als eine Fortsetzung oder Vertiefung depressiver Gefühle, die es bereits vor dem Infarkt gab. Selbstverständlich kann auch das Erleben eines Infarkts an und für sich finstere und depressive Emotionen erregen. Es ist jedoch nicht anzunehmen, daß diese traumatische Erfahrung so plötzlich zu einer tiefen Veränderung der Persönlichkeitsstruktur führt. Weil diese depressiven Erscheinungen als eine Fortsetzung zu betrachten sind, ermöglichen sie dem behandelnden Arzt Rückschlüsse auf Persönlichkeit und Situation vor dem Infarkt, die für die weitere Beratung des Patienten von Bedeutung sein können. Die Einbindung dieser depressiven Symptome in einen Komplex vitaler Erschöpfung erlaubt ein besseres Verständnis weiterer Verhaltensweisen: So deuten spontane Weinkrämpfe, die bei sehr geringem Reiz auftreten können, nicht sosehr auf eine psychiatrische Problematik als vielmehr auf „emotionale Inkontinenz", den Verlust der Kraft sich zu beherrschen in Situationen, die Gefühle des Mitleids oder der Rührung erregen.

Eine zweite Schlußfolgerung aus der Theorie über die vitale Erschöpfung und Depression betrifft die Behandlung von Patienten mit Angina pectoris. Aus dem geschilderten Modell folgt, daß Angina pectoris eher zu einem Infarkt führen wird, wenn dieses Leiden Teil eines abnehmenden Gesamtfunktionierens ist. Deshalb ist es sinnvoll, sich bei einem Kranken mit Angina pectoris auch nach Gefühlen der vitalen Erschöpfung und Depression zu erkundigen, um nötigenfalls auch die gesamten Lebensverhältnisse in der ärztlichen Beratung berücksichtigen zu können.

Eine dritte Folgerung führt zu dem Vorschlag, Gesprächsgruppen von Menschen mit Angina pectoris zu bilden, die die starken Gefühle der vitalen Erschöpfung und Depression erwähnen. In diesen Gruppen könnte man dann die Situationen, die in den Augen der Patienten zu diesen Gefühlen geführt haben, miteinander besprechen. Das alles in der Annahme, daß nicht nur die subjektiven Beschwerden, sondern auch der Gebrauch von Medikamenten zurückgehen wird im Vergleich zu einer Kontrollgruppe, die in der üblichen Weise betreut wird.

Literatur

Abramson LY, Seligman ME (1978) Learned helplessness in humans: critique and reformulation. J Abnorm Psychol 87: 49–74

Alonzo AA, Simon AB, Feinleb M (1975) Prodromata of myocardial infarction and sudden death. Circulation 52: 1056–1062

Appels A (to be published) Vitale exhaustion and depression as precursor of moycardial infarction. In: *Spielberger Ch, Defares P* (eds) Stress and Anxiety 10

Appels A, Pool J, Lubsen J, van der Does E (1979) Psychische Prodromalbeschwerden des Herzinfarktes. Ned Tijdschr Psychol 34: 213–223

Bedell Thomas C (1973) Psychobiological characteristics in youth as predictors of five disease states: suicide, mental illness, hypertension, coronary heart disease and tumor. John Hopkins Med J 132: 16–43

Bibring E (1968) The mechanism of depression. In: *Greenacre Pf* (ed) Affective disorders. International University Press, New York

Brozek J, Keys A, Blackburn H (1966) Personality differences between potential coronary and non-coronary subjects. Ann NY Acad Sci 134: 1 057–1 064

Dembrovski TM, Weiss SM, Shields JL, Haynes SG, Feinleib M (1978) Coronary prone behaviour. Springer, Berlin Heidelberg New York

Feinleib M, Simon A, Gillum RF, Margolis JR (1975) Prodromal symptoms and signs of sudden death. Circulation [Suppl] 52: 155–159

Fleiss JF (1973) Statistical methods for rates and proportions. Wileys New York

Friedman GD, Ury HK, Klatsky AL, Siegelaub AR (1974) A psychological questionnaire predictive of myocardial infarction. Psychosomatics 36: 327–343

Glass DC (1977) Behavior patterns, stress, and

coronary disease. Lawrence Erlbaum, Hillsdale

Henry JP, Stephens PM (1977) Stress, health and the social environment. Springer, Berlin Heidelberg New York

Jenkins CD, Zyzanski S, Ryan Th, Flessas A, Tannerbaum S (1977) Social insecurity and coronary-prone type A responses as identifiers of severe artherosclerosis. J Cons Clin Psychol 45: 1060–1067

Klatsky A, Friedman G, Siegelaub A (1976) Medical history questions predictive of myocardial infarction: J Chronic Dis 29: 683–696

Kuller LH (1978) Prodromata of sudden death and myocardial infarction. Adv Cardiol 25: 61–72

Kuller LH, Cooper M, Perper J (1972) Epidemiology of sudden death. Arch Intern Med 129: 714–719

Lebovits B, Shekelle R, Ostfeld A (1967) Prospective and retrospective psychological studies of coronary heart disease. Psychosom Med 29: 265–272

Lown B, Verrier RL, Rabinowitz SH (1977) Neural and psychologic mechanisms and the problem of sudden cardiac death. Am J Cardiol 39: 890–902

Mason JW (1972) Organization of psychoendocrine mechanisms. In: *Greenfield NS, Sternbach RA* (eds): Handbook of psychophysiology. Holt, Reinhart Winston, New York

Myers A, Dewar HA (1975) Circumstances attending 100 sudden deaths from coronary artery disease with coroners autopsies. Br Heart J 37: 1133–1143

Orth-Gomér K (1980) Relation between ventricular arrhytmias and psychological profile. Act Med Scand 207: 31–36

Paffenbarger RS, Wolf PA, Notkin J, Thorne MC (1966a) Chronic disease in former college students. 1: early precursors of fatal coronary heart disease. Am J Epidmol 83: 314–328

Pfaffenbarger RS, Notkin J, Krueger DE, Wolf PA, Thorne MC, Le Bauer EJ, Williams JL (1966) Chronic disease in former college students. II: Methods of study and observations on mortality from coronary heart disease. Am J Publ Health 56: 962–971

Rees WD, Lutkins SG (1967) Mortality of bereavement. Br Med J 4: 13–16

Rissanen V, Romo M, Siltanen P (1978) Premonitory symptoms and stress factors preceding sudden death from ischaemic heart disease. Act Med Scand 204: 389–396

Seligman MEP (1975) Helplessness: on depression, development, and death. Freeman San Francisco

Selye H (1958) Conditioning by cortisol for the production of acute massive myocardial necroses during neuromuscular exertion. Circulation Res 6: 168–171

Shekelle RB, Ostfeld AM (1965) Psychometric evaluations in cardiovascular epidemiology. Ann NY Acad Sci 126: 696–705

Theorell T, Rahe SR RH (1975) Life change events, ballistocardiografy and coronary death. J Human Stress 1: 18–24

Theorell T, Blunk D, Wolf S (1974) Emotions and cardiac contractility as reflected in ballistocardiographic Recordings. Pavlov J Biol Sci 9: 65–75

Troxler R, Sprague E, Albanese R, Fuchs R, Thompson A (1977) The association of elevated plasma cortisol and early atherosclerosis as demonstrated by coronary angiography. Atherosclerosis 26: 151–162

Van der Does E, Lubsen J (1978) Acute coronary events in general practice: The imminent myocardial Infarction Rotterdam study. Proefschrift Rotterdam

Koronares Risiko und Typ-A-Verhalten

Von Th. Schmidt

Historischer Rückblick

Nicht nur alltägliche Redewendungen in den Sprachen vieler Völker bringen das Herz in Verbindung mit Gefühlen; auch in der medizinischen Literatur finden sich von alters her Berichte über den Einfluß von Emotionen auf das Herz und auf Veränderungen seiner Funktionen. Der römische Enzyklopädist *Aulus Cornelius Celsus* – wir wissen nicht sicher, ob er auch Arzt war – faßte in seinem Werk „De medicina" die medizinischen Kenntnisse seines Kulturkreises zu Beginn unserer Zeitrechnung zusammen. Wenngleich es auch damals noch kein genaues Wissen über anatomische Grundlagen und Funktionsweise des Blutkreislaufs gab, weist er doch – neben der Wirkung körperlicher Anstrengung oder auch der eines Bades – auf den, wie wir heute sagen würden, psychophysiologischen Zusammenhang von Angst, Furcht oder anderen Gemütszuständen und der Beschleunigung des Pulses hin (zitiert nach *East* 1957). 1628 schreibt der Entdecker des Kreislaufsystems *William Harvey:* „*Every affection of the mind that is attended with either pain or pleasure, hope or fear, is the cause of an agitation whose influence extends to the heart"* (*Harvey* 1623).

Berichte über den plötzlichen unerwarteten Tod von Menschen in Situationen starker emotionaler Erregung wie Angst, Ärger oder Wut übten und üben immer wieder große Faszination aus. „*Mein Leben liegt in der Hand eines jeden Rüpels,*

der es darauf anlegt, mich in Wut zu bringen!" klagte der berühmte englische Chirurg *John Hunter,* der an einer koronaren Herzkrankheit litt. Er erkannte in seinen Gefühlen und in seinem Verhalten die Auslöser seiner Angina-pectoris-Schmerzen. Kurze Zeit später, 1793, starb er während einer erregten Debatte bei einer Vorstandssitzung des St. George's Hospital in London (zitiert nach *Willins* u. *Keys* 1941). In seinem 1868 erschienenen Lehrbuch der Herzkrankheiten beschreibt der Heidelberger Kliniker *Theodor von Dusch* als Ursachen der zu seiner Zeit seltenen Angina pectoris neben erblichen Anlagen weitere Prädispositionen: „. . . *doch übt hier die Lebensweise sicher einen grossen Einfluss aus; denn namentlich leiden oft wohlhabende und reiche Leute an Angina pectoris, welche – den Genüssen einer reichlichen und luxuriösen Tafel ergeben, ohne zugleich die nöthige körperliche Bewegung zu haben – zu einer bedeutenden Fettleibigkeit gelangen. Man hat ferner beobachtet, dass fortgesetzte leidenschaftliche Aufregungen, heftiges lautes Reden, Spiel, Nachtarbeiten und Nachtwachen zu dem in Frage stehenden Uebel disponiren"* (*von Dusch* 1868). Beobachtungen vieler anderer Ärzte wie *Heberden* (1772); *Trousseau* (1882); *Osler* (1892); *Menninger* (1936); *Dunbar* (1943); *Kemple* (1945); *Arlow* (1945) u. *Gildea* (1949) vervollständigen das Bild des Menschen, der besonders gefährdet erscheint, diese Krankheit zu entwickeln: Er zeichnet sich durch eine erhöhte Bereitschaft zu Auseinandersetzungen und Kämpfen aus, durch starkes Streben nach Anerkennung, verbunden mit vermehrtem Ehrgeiz und ausgeprägtem Konkurrenzverhalten, bis hin zu Feindseligkeit und Aggressivität. Wenngleich alle diese Schilderungen aus heutiger Sicht wichtigen Hinweischarakter besaßen, blieben sie dennoch anekdotenhaft und berücksichtigten meist nicht Faktoren der sozialen Umwelt, die dieses Verhalten hervorrufen.

Die Überzeugung, daß belastende Lebensereignisse, daraus resultierende Gefühle und Verhaltensweisen oder auch ein spezifischer Lebensstil bei der Entwicklung von Herz-Kreislauf-Erkrankungen eine besondere Rolle spielen können, ist in der Öffentlichkeit weit verbreitet, sowohl bei den Erkrankten als auch bei den Ärzten, die sie behandeln. Aber diese Anschauung stieß und stößt heute noch bei mehr wissenschaftlich und statistisch orientierten Klinikern und Forschern auf große Skepsis. Das hängt nicht zuletzt mit den erheblichen methodischen Problemen zusammen, die auftreten, wenn psychosoziale Faktoren und Verhaltensweisen mit genügender Genauigkeit definiert und meßbar gemacht werden sollen. Die Bearbeitung derartiger Fragen ist auch heute noch ein Zentralproblem dieser Forschungsrichtung. Dennoch sind hier bereits beträchtliche Fortschritte erzielt worden. Insbesondere ermöglichte die Entwicklung quantitativer Techniken bei der Erfassung von Verhaltensweisen und psychosozialen Faktoren und ihre Verwendung in breit angelegten epidemiologischen Studien eine bessere Vorhersage des Risikos, eine koronare Herzkrankheit zu entwickeln.

Risikofaktor Typ-A-Verhalten

Der wichtigste Ausgangspunkt für die gegenwärtige Entwicklung auf dem in Frage stehenden Forschungsgebiet ist in den Untersuchungen der beiden amerikanischen Kardiologen *Rosenman* u. *Friedman* zu sehen, die seit Ende der 50iger Jahre in vielen Studien ihr Konzept des koronargefährdenden Typ-A-Verhaltens ausgebaut haben. Sie waren überzeugt, daß die rapide Zunahme der koronaren Herzkrankheit (KHK), die sich in den letzten 3 Jahrzehnten zur führenden Todesursache in den westlichen Industriegesellschaften entwickelt hatte, nicht allein durch Veränderungen der Ernährungsweise, der Altersstruktur der Bevölkerung, dem Mangel an körperlicher Bewegung, durch das Rauchen, durch Änderung genetischer Faktoren oder Verbesserung der Diagnosestellung erklärt werden kann. Sie gingen vielmehr von der Annahme aus, die sich zunächst nur auf die Beobachtung ihrer Koronarpatienten stützte, daß ein Zusammenhang zwischen dem vermehrten Auftreten der KHK und der Entwicklung eines immer hastigeren und hektischeren Lebensstils bestand. Als kennzeichnend dafür glaubten sie bei ihren Patienten ein überdurchschnittliches Streben nach Anerkennung zu sehen, Ungeduld, Hast und Eile, Reizbarkeit und Aggressivität. Ihnen fielen darüber hinaus typische Merkmale im Sprachverhalten auf, wie eine laute, explosible Sprechweise, und übertriebenes psychomotorisches Verhalten als Reaktion auf Provokationen durch andere Personen. Als diagnostisches Instrument entwickelten sie ein strukturiertes Interview, bei dessen Auswertung neben inhaltlichen Kriterien insbesondere diese Sprachcharakteristiken berücksichtigt werden.

Erste Prävalenzstudien mit diesem neuen Meßinstrument bestärkten *Friedman u.*

Rosenman (1971), daß diese von ihnen als Typ-A-Muster bezeichneten Verhaltensweisen bei Koronarkranken, Männern und Frauen, häufiger auftreten als bei gesunden Vergleichsgruppen. Kritiker argumentierten jedoch mit der geringen Fallzahl, und damit, daß die Untersucher die Ergebnisse ebenso wie die Patienten unbewußt beeinflußt haben könnten, wodurch den Erkrankten mehr Typ-A-Merkmale zugeordnet worden seien.

Dieser Kritik wurde durch eine prospektive Studie, der Western Collaborative Group Study, begegnet, die 1960 in 10 kalifornischen Firmen begonnen wurde. Etwa die Hälfte der untersuchten Teilnehmer wurde als Typ-A klassifiziert und die andere Hälfte als Typ-B. Innerhalb von 8,5 Jahren entwickelten von ursprünglich 3154 gesunden Männern im Alter von 39–59 Jahren 257 eine koronare Herzkrankheit. Das Erkrankungsrisiko lag bei Typ-A-Personen 2,37mal höher als bei Typ-B-Personen. Darüber hinaus sagte das Typ-A-Muster den 2. und 3. Infarkt vorher und stand unabhängig von der Todesursache in Beziehung zum Schweregrad der Arteriosklerose in Autopsiebefunden (Abb. 1). Die Bedeutung und Validität dieser Ergebnisse wurde zusätzlich dadurch gestärkt, daß klassische Risikofaktoren wie Alter, erhöhter Serumcholesterinspiegel, Blutdruck und Zigarettenrauchen in gleicher Beziehung zur KHK standen wie in der bekannten Framingham-Studie (*Rosenman* et al. 1976). Ein weiteres sehr wichtiges Ergebnis war, daß das Typ-A-Muster zu einer Erhöhung des koronaren Risikos unabhängig von den klassischen Risikofaktoren beitrug; nach statistischer Korrektur für diese 4 Faktoren ist das Erkrankungsrisiko bei Typ-A-Personen um 1,97mal höher als bei Typ-B-Personen. Das bedeutet beispielsweise, daß sich bei Typ-A-Personen mit erhöhtem Cholesterin im Vergleich zu Typ-B-Personen mit vergleichbaren Cholesterinwerten das Risiko ebenso verdoppelt, wie wenn normale Cholesterinwerte vorliegen (*Brand* 1978).

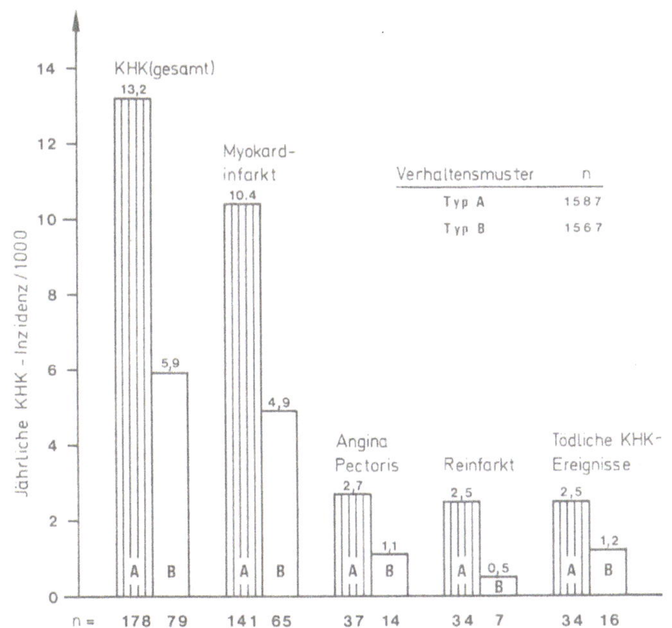

Abb. 1. Die Ergebnisse der prospektiven Western Collaborative Group Study über einen Zeitraum von 8½ Jahren belegen, daß sich für gesunde Männer im Alter von 39–59 Jahren das kardiovaskuläre Risiko verdoppelt, wenn sie als Typ-A klassifiziert wurden (*Rosenman* et al. 1976)

Im Zusammenhang mit der WCG-Studie wurde von C. D. Jenkins ein Fragebogen zur Erfassung des Typ-A/B-Musters entwickelt, die sog. „Jenkins activity survey" (JAS). Bezogen auf die letzten 4 Jahre der WCG-Studie sagte die JAS-A/B-Skala ebenfalls das Neuauftreten einer KHK voraus, d. h. die KHK-Inzidenz. Das obere Drittel der Population mit hohen Skalenwerten in Typ-A-Richtung hatte ein um 1,7mal größeres Risiko, in diesem Zeitraum eine KHK zu entwickeln als das untere Drittel mit niedrigen Werten in Typ-B-Richtung (*Jenkins* 1978). Die Jas-A-/B-Skala erwies sich als bester Prädiktor für den Reinfarkt, zu dem sie in einer „Dosis-Antwort"Beziehung stand (*Jenkins* 1974, 1981; *Zyzanski* et al. 1979), d. h. je stärker die Typ-A-Merkmale ausgeprägt waren, desto häufiger kam es zum Infarktrezidiv (Abb. 2). In 7 weiteren voneinander unabhängigen retrospektiven Studien in den USA konnten mit Hilfe dieser JAS-A/B-Skala Koronarkranke von Vergleichsgruppen unterschieden

werden (*Zyzanski* 1970). Das gleiche gilt für eine Untersuchung aus Polen (*Jenkins* 1981) und aus Belgien (*Kornitzer* et al. 1981), wo ebenfalls eine Unabhängigkeit des Typ-A-Musters von den anderen Risikofaktoren demonstriert werden konnte. In der belgischen Studie wurde auch eine Beziehung der A/B-Skala zu Angina pectoris und EKG-Abnormalitäten bei Koronarkranken gefunden und außerdem waren spezifische Aspekte des Typ-A-Musters – wie z. B. Zeitdruck – ebenfalls mit EKG-Veränderungen bei Patienten ohne Angina pectoris und ohne KHK-Vorgeschichte assoziiert. Der Schweregrad angiographisch gesicherter Arteriosklerose (*Zyzanski* et al. 1976; *Blumenthal* et al. 1978; *Frank* et al. 1978; *Williams* et al. 1980, 1982) wurde ebenfalls in Zusammenhang sowohl zur JAS-A/B-Skala als auch zu dem mit Hilfe des Interviews ermittelten Typ-A-Verhalten gebracht. Darüber hinaus ließ sich belegen, daß auch das Fortschreiten des arteriosklerotischen Prozesses, nachgewiesen

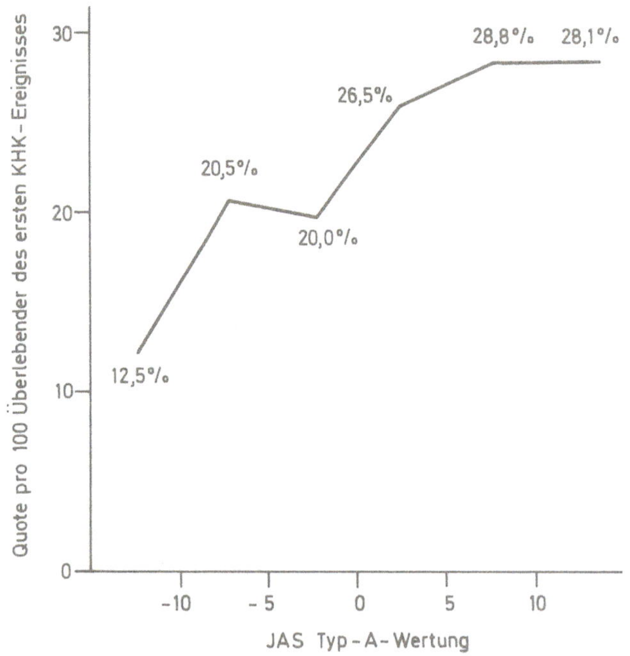

Abb. 2. Die A/B-Skala der Jenkins Activity Survey erwies sich als bester Prädiktor für einen Reinfarkt, zu dem sie in einer „Dosis-Antwort"-Beziehung stand (*Jenkins* et al. 1974)

durch wiederholte Angiographie, vom Typ-A-Muster abhängt (*Krantz* et al. 1978). Es gab aber, wenn auch vereinzelt, negative Befunde, die diese Ergebnisse nicht bestätigten (*Dimsdale* et al. 1978).

In einer weiteren umfangreichen epidemiologischen Untersuchung wurde die Bedeutung des Typ-A-Musters erhärtet: Zwischen 1965 und 1967 erhielten 1822 Teilnehmer der Framingham-Studie im Alter von 45–77 Jahren einen umfangreichen Fragebogen, mit dessen Hilfe unter anderem auch die Ausprägung des Typ-A-Verhaltens bestimmt wurde. Frauen mit koronarer Herzkrankheit, Hausfrauen und Berufstätige, wiesen unabhängig von den klassischen Risikofaktoren signifikant höhere Werte in der Typ-A-Skala auf, ebenso in einer Skala für emotionale Labilität (Abb. 3). Bei Männern bestand eine Beziehung zwischen Myokardinfarkt und Typ-A-Verhalten, Altersproblemen, täglichem Streß und Spannung (*Haynes* et al. 1978a, b). Die Ergebnisse der Framingham-Studie veranlaßten Suzanne Haynes unter anderem die Hypothese aufzustellen, daß für die Entwicklung und volle Ausprägung des Typ-A-Musters bei Männern und Frauen Faktoren und Bedingungen der amerikanischen Arbeitswelt verantwortlich sind. Berufstätige Frauen werden im Vergleich zu Hausfrauen häufiger als Typ-A klassifiziert. Ausschlaggebend sind jedoch die Verhaltensweisen: Hausarbeit schützt Typ-A-Frauen nicht vor dem größeren KHK-Risiko!

1674 Personen in dieser Untersuchung waren gesund. Nach 8 Jahren entwickelten im Vergleich zu Typ-B-Personen etwa

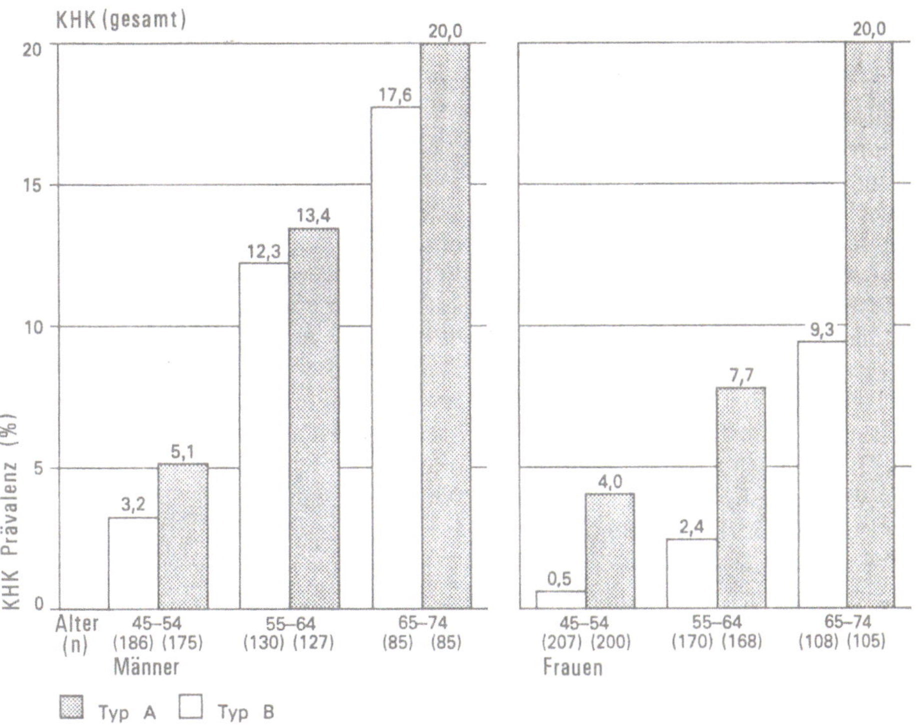

Abb. 3. Die Ergebnisse der Framingham-Studie bestätigen, daß insbesondere auch Frauen mit höheren Werten auf einer Typ-A-Fragebogenskala häufiger an einer koronaren Herzkrankheit erkrankt waren (*Haynes* et al. 1978b)

doppelt soviele Typ-A-Personen, Männer und Frauen, Zeichen einer KHK, eingeschlossen Angina pectoris und Myokardinfarkt; dies galt auch für ein weiteres Verhaltensmerkmal, nämlich dem Unterdrücken von Ärger. Auch wenn die klassischen Risikofaktoren kontrolliert wurden, blieben alle diese Beziehungen signifikant (*Haynes* u. *Feinleib* 1980; *Haynes* et al. 1980).

Bewertung und öffentliche Anerkennung

Von Beginn der Typ-A-Forschung an gab es heftige Kontroversen und Debatten zum Thema. Die zunehmende Anzahl der Studien und deren weitgehend übereinstimmenden Resultate in und schließlich auch außerhalb der USA sowie gerade auch die nicht verstummenden Kritiken machten eine umfassende und objektive Beurteilung des gesamten Forschungsgebiets durch ein unabhängiges Gutachtergremium dringend erforderlich, zumal sich hier in bezug auf die KHK möglicherweise gesundheitspolitisch wichtige Strategien zur Prävention und Intervention ableiten lassen. Das National Heart, Lung, and Blood Institute der National Institutes of Health erkannte diese Notwendigkeit und übernahm Planung und Organisation dieses Begutachtungsprozesses. Dies geschah zu einem Zeitpunkt, als der wissenschaftlichen Öffentlichkeit noch nicht alle der oben erwähnten Untersuchungsbefunde vorlagen. 1977 wurde zunächst zu einem ersten Treffen in St. Petersburg, Florida, eingeladen – dem *Forum on Coronary Prone Behavior* –, in dem die wichtigsten Ergebnisse, Daten und Theorien systematisch zusammengestellt wurden; sie sind in dem von Dembroski et al. 1978 herausgegebenen Buch „*Coronary prone behavior*" publiziert. In einem

zweiten Treffen, 1978, in Amelia Island, Florida, trat das eigentliche Gutachtergremium zusammen, das aus mehr als 50 namhaften biomedizinischen und verhaltenswissenschaftlichen Experten bestand. Ihren Abschlußbericht, der im Juni 1981 in *Circulation,* dem offiziellen Organ der American Heart Association, veröffentlicht wurde, leitet das unabhängige Gremium mit folgenden Sätzen ein:

„The review panel accepts the available body of scientific evidence as demonstrating that type A behavior – as defined by the structured interview (SI) used in the Western Collaborative Group Study, the Jenkins Activity Survey (JAS), and the Framingham type A behavior scale – is associated with an increased risk of clinically apparent CHD in employed, middle-aged U.S. citizens. This risk is greater than that imposed by age, elevated values of systolic blood pressure and serum cholesterol, and smoking and appears to be of the same order of magnitude as the relative risk associated with the latter three of these other factors". (*Review Panel on Coronary-Prone Behavior and Coronary Heart Disease 1981*).

Damit wurden zum ersten Mal in der Geschichte der Medizin nicht unmittelbar mit klinischen Symptomen verknüpfte Verhaltensweisen als Prädiktor und Risikofaktor für eine chronische Erkrankung öffentlich anerkannt. Anschließend nimmt der Bericht dann ausführlich und kritisch Stellung zu einzelnen Themenkreisen, weist auf bestehende Lücken hin und macht Vorschläge für weitere Forschungsstrategien.

Beschreibung und Messung des Typ-A-Musters

Friedman u. *Rosenman* beschreiben das Typ-A-Muster folgendermaßen: „*A chronic, incessant struggle to achieve more and more in less and less time, and if re-*

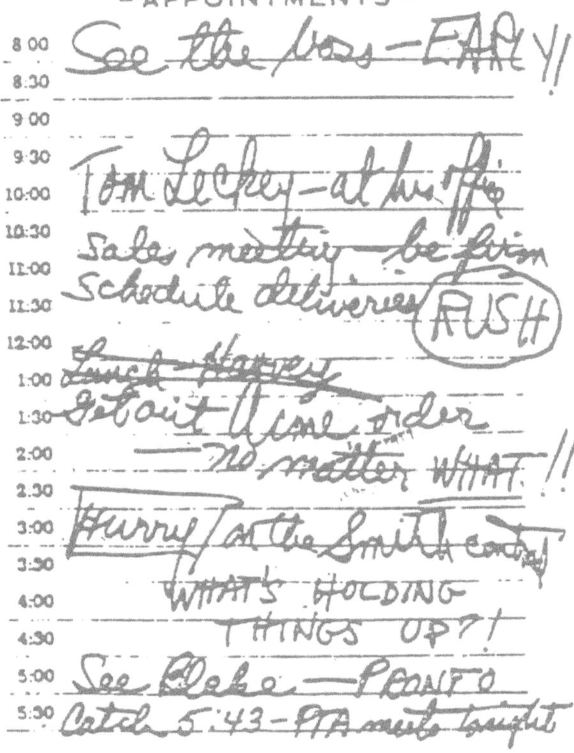

Abb. 4. Tagebuchnotizen eines Typ-A-Managers. Aus den Anweisungen, die sich dieser Patient von Rosenman hier selber gibt, wird deutlich, wie sein Tagesablauf von Hast und Eile, von Zeitdruck und Ungeduld bestimmt ist – dieser 10. Juni war der Tag seines tödlichen Herzinfarktes. (Herrn Professor Rosenman danke ich für die freundliche Überlassung nebenstehender Abbildung)

quired to do so, against the opposing efforts of other things or other persons". Als wichtige Kernelemente dieses Verhaltensmusters sehen sie an: extreme Aggressivität, leicht auslösbare Feindseligkeit, das anhaltende Gefühl der Zeitnot und Rivalitätsverhalten (*Friedman* u. *Rosenman* 1974) (Abb. 4).

Drei verschiedene Meßinstrumentarien operationalisieren und erfassen in den USA diese Verhaltensweisen reliabel und valide:
– das strukturierte Interview (SI),
– die Jenkins Activity Survey (JAS)
– die Framingham Typ-A-Skala (FAS).

Aufgrund ihrer prädiktiven Bedeutung für die KHK wurden sie offiziell als Typ-A-Meßmethoden anerkannt. Bei der Erfassung des Typ-A-Verhaltens bestehen jedoch nach wie vor viele methodische Probleme. Alle Verbesserungsvorschläge in dieser Richtung müssen sich messen lassen an zuverlässigerer und größerer Vorhersagequalität. Karen Matthews, die sich intensiv unter methodischen Gesichtspunkten mit dem SI beschäftigt hat, sieht gerade in der Art und Weise, wie das Typ-A-Muster erfaßt wurde, die größten Hindernisse für den Fortschritt zu einem besseren Verständis des Typ-A-Verhaltens und der mit ihm verknüpften Koronargefährdung. Sie betrachtet das Typ-A-Muster weder als Persönlichkeitsmerkmal (trait) noch als Typologie, wie das in so vielen Studien geschah; ihrer Ansicht nach handelt es sich vielmehr gemäß der ursprünglichen Definition um eine Reihe von beobachtbaren Verhaltensmerkmalen, die bei empfänglichen Individuen durch geeignete, herausfordernde Umgebungsbedingungen ausgelöst werden – gewissermaßen ein Verhaltenskontinuum, das sich von extremem Typ-A bis zum extremen „Nicht-Typ-A" oder Typ-B erstreckt (*Matthews* 1982).

Das strukturierte Interview

Im strukturierten Interview werden den Interviewten etwa 25 Fragen gestellt, wie sie sich in einer Reihe von Situationen charakteristischerweise verhalten, die Ungeduld, Rivalität, Aggressivität auslösen (*Rosenman* 1978). So wird z. B. nach den eigenen Reaktionen gefragt, wenn man mit einem langsameren Partner zusammenarbeitet, auf jemanden wartet, der zu spät kommt, oder Schlange stehen muß usw. Ein weiteres Beispiel sind Fragen nach der Beurteilung des Verhaltens durch die/den Ehefrau/-mann oder einen guten Bekannten.

Ausschlaggebend ist jedoch die Art und Weise, in der das Interview durchgeführt wird. Durch richtiges Betonen, Tonfall, leicht provokatives Nachfragen – ohne jedoch unfreundlich zu erscheinen –, sollen die Sprachmerkmale hervorgerufen werden, die für das Typ-A-Muster charakteristisch sind. So werden einige Fragen, deren Antwort offensichtlich ist, in langsamer, zögernder Weise gestellt. Eine Typ-A-Person unterbricht den Fragesteller gewöhnlich und beantwortet die Frage noch ehe sie voll gestellt ist. Die richtige Durchführung des Interviews setzt eben-

so intensives Training voraus, wie auch die Auswertung der auf Tonband aufgenommenen Interviews. In die Auswertung geht neben dem Inhalt der Antworten in erster Linie die Art und Weise, in der geantwortet wird, ein. Damit ist das Interview vorwiegend als eine Verhaltensbeobachtung in einer standardisierten Situation anzusehen. Die gegenwärtige Klassifizierung erfolgt auf einer 4-Punkte-Skala: A1 = extremes Typ-A-Verhalten, A2 = überwiegend Typ-A-Verhalten, X = Ausgewogenheit von Typ-A- und Typ-B-Merkmalen, B = relatives Nicht-Vorhandensein von Typ-A-Merkmalen. Die Übereinstimmung zwischen unabhängigen Bewertern liegt bezogen auf diese 4-Punkte-Skala bzw. die A/B-Dichotomie bei 64% bzw. 75–90% oder mehr, und bei Wiederholungen nach 12–20 Monaten beträgt die Übereinstimmung für die dichotome Typisierung 80% (*Jenkins* et al. 1968). Zusätzlich zur globalen Klassifikation im Interview können die einzelnen Antworten der Typ-A-Fragen bewertet werden und einzelne Komponenten der Sprechcharakteristiken wie laute, explosible und schnelle, akzelerierende Sprechweise, schnelle Antwortlatenz, Aggressivität und verbaler Wettstreit mit dem Interviewer.

Tabelle 1 gibt die Korrelationen dieser Sprechcharakteristiken mit dem Typ-A-Muster in einer deutschen Stichprobe nichterkrankter Probanden wieder. Die Analyse derartiger und zusätzlicher Komponenten neben der einfachen Typeneinteilung erscheint aus zwei Gründen sehr wichtig: zum einen läßt sich so ermitteln, welche Verhaltensweisen am stärksten mit einer Koronargefährdung verknüpft sind – und welche zwar zum Typ-A-Muster gerechnet wurden, selber jedoch nicht als Risikofaktoren gelten können. Eine nachträgliche Analyse der WCG-Studie hat ergeben, daß inhaltliche Komponenten wie Arbeitstempo, berufli-

Tabelle 1. Pearson-Korrelationskoeffizienten der einzelnen Komponenten von Sprechcharakteristiken im Interview mit der Typenklassifizierung und untereinander in einer deutschen Stichprobe von 212 Personen (*Schmidt* et al. 1982)

		Komponenten			
	TYP	1	2	3	4
1 (laut/explosiv)	0,81				
2 (schnell/akzelerierend)	0,80	0,70			
3 (Antwortlatenz)	0,59	0,45	0,52		
4 (Aggressivität)	0,21	0,24	0,16	0,15	
5 (verbaler Wettstreit)	0,42	0,30	0,35	0,38	0,25

ches Engagement und errungene Erfolge nicht mit der KHK assoziiert sind, wohl aber solche Komponenten, die das Potential für Feindseligkeit und Aggressivität reflektieren sowie Rivalitätsverhalten und Ungeduld (*Matthews* et al. 1977). Zum zweiten kann hiermit die Unterscheidungsmöglichkeit im Interview differenziert und verbessert werden, so daß das Typ-A-Verhalten schließlich doch auch als ein Kontinuum erfaßt werden kann. Die ausschließliche Verwendung der Vierer-Klassifikation hat den Nachteil, daß ihr nicht anzusehen ist, ob jemand als Typ-A bezeichnet wird, weil er beispielsweise den Interviewer häufig unterbricht und seine Ungeduld deutlich macht, oder ob er den Interviewer zwar nie unterbricht, dafür aber seinen Ärger ausdrückt, wenn der Interviewer seine Antworten in Frage stellt. Personen können aus verschiedenen Gründen als Typ-A klassifiziert werden, und hieraus resultiert eine psychometrische Unge-

nauigkeit. Trotzdem erscheint die Interviewmethode im Vergleich zur JAS als besseres Vorhersageinstrument für klinische Manifestationen der KHK und für die kardiovaskuläre Reaktionsbereitschaft insbesondere auch bei Frauen (*Manuck* et al. 1978; *van Egeren* 1979; *Dembroski* et al. 1979). Dies liegt wohl vor allem daran, daß das Interveiw als Verhaltenstest die Erfassung anderer und offensichtlich wichtigerer Kriterien ermöglicht, die mit Fragebogentechniken nicht oder nur ungenau erfaßt werden können.

Jenkins Activity Survey

Dieser Fragebogen wurde zur Erfassung des Typ-A-Musters entwickelt, um die Nachteile, die das Interview mit sich bringt, zu umgehen, wie höhere Kosten, größerer Zeitaufwand für Training, Durchführung und Auswertung, sowie Probleme der Standardisierung. Er enthält etwa 50 Fragen, ähnlich denen im strukturierten Interview. Die A/B-Skala dieses Fragebogens wurde am Interview gewissermaßen geeicht. Nachdem Normalverteilung vorlag, wurde die A/B-Skala standardisiert mit einem Mittelwert von 0 und einer Standardabweichung von 10. Positive Werte weisen in Typ-A-, negative in Typ-B-Richtung (s. Abb. 2).
Die Test-Retest-Korrelationen betrugen nach 1–4 Jahren zwischen 0,60 und 0,70 (*Jenkins* 1978). Faktorenanalytisch wurden 3 weitere Faktoren ermittelt:
- Faktor H (Harddriving competitiveness)
- Faktor S (Speed and impatience)
- Faktor J (Job involvement) (*Zyzanski* u. *Jenkins* 1970)
Keiner dieser 3 Faktoren stand jedoch prospektiv zur KHK in Beziehung (*Jenkins* et al. 1974).
Wegen der Vorteile dieses Verfahrens ge-

genüber dem Interview, konnte der JAS an einer größeren Anzahl von Bevölkerungsgruppen untersucht werden.

Framingham Typ-A-Skala

Diese Skala enthält 10 Fragen, die sich mit dem individuellen Anspruch auf eine führende Rangposition bzw. Wettbewerbsverhalten befassen, dem Gefühl der Zeitnot und der subjektiv erlebten Arbeitsbelastung (*Haynes* et al. 1978 a). Diese 10 Fragen wurden von Typ-A-Forschern aus einem Fragebogen mit 300 Items als repräsentativ ausgewählt. Die einzelnen Fragen werden gewichtet und addiert. Mit Hilfe des Medianwerts wird die untersuchte Gruppe in A und B eingeteilt. Die interne Reliabilität der Skala beträgt 0,70.

Vergleich der Typ-A-Meßmethoden und Beziehung zu Persönlichkeitsmerkmalen

Die Übereinstimmung zwischen den 3 Meßmethoden des Typ-A-Musters ist relativ gering. Für die A-B-Klassifikation mit Hilfe des SI gibt es eine Übereinstimmung mit JAS und FAS in etwa 60–70% (*Jenkins* et al. 1978; *MacDougall* et al. 1979; *Haynes* et al. 1980; *Matthews* 1981). Da eine rein zufällige Übereinstimmung 50% betragen würde, bedeutet dies, daß eine nur um 10–20% überzufällige Übereinstimmung vorliegt. Oder mit anderen Worten ausgedrückt: die einzelnen Meßinstrumentarien messen überwiegend jeweils etwas anderes, da die Überlappung nur gering ist.

Mehrere Untersuchungen legen eine Unabhängigkeit des SI-klassifizierten Typ-A-Verhaltens von Persönlichkeitsfaktoren nahe, wie sie mit viel verwendeten Fragebogen erfaßt werden. So bestand keine Beziehung zu den Skalen des Minnesota-Multiphasic-Personality-Inventory (MMPI), des Eysenck Personality Inventory (EPI) und State-Trait-Anxiety-Inventory (STAI) (*Rosenman* et al. 1976; *Chesney* et al. 1972). Für einzelne Skalen des JAS ergeben sich hingegen Korrelationen mit Neurotizismus, Depression und nur geringgradig zu Angstskalen (*Chesney* et al. 1982). Für die FAS bestehen ebenfalls positive Beziehungen zu emotionaler Labilität, Ehe- und Altersproblemen, täglichem Streß, Spannung und Angst; Angst steht aber wiederum in Beziehung zur Inzidenz der KHK, insbesondere der Angina pectoris (*Jenkins* 1971, 1976; *Medalie* u. *Goldbourt* 1976). Die Framingham Typ-A-Skala mißt vermutlich die negativen Begleiterscheinungen und Symptome eines Lebensstils, der von Rivalitätsverhalten, Zeit- und Arbeitsdruck gekennzeichnet ist.

Zusammenfassend ist zu sagen, daß jedes der 3 Meßinstrumentarien zwar die zukünftige KHK vorherzusagen vermag. Da sie aber verschiedene Aspekte des gesamten Verhaltenskomplexes erfassen, erscheint es sinnvoll, sie in Studien zu kombinieren. So kann z. B. die Vorhersagekraft durch gleichzeitige Anwendung des SI und der JAS verstärkt werden (*Jenkins* 1978). Alle Meßmethoden sind jedoch noch vorzugsweise der Forschung vorbehalten. Erst wenn gezeigt werden kann, daß eine Veränderung des Typ-A-Musters auch das Risiko an einer KHK zu erkranken verringert, erscheint ein allgemeiner klinischer Einsatz angezeigt.

Verhaltenspsychologische und psychophysiologische Untersuchungen

Aufgrund der bisherigen Untersuchungen erscheint es sicher, daß das Typ-A-Verhalten das KHK-Risiko im wesentlichen unabhängig von den traditionellen Faktoren erhöht. Erste Untersuchungen, die wir in Deutschland mit Hilfe des strukturierten Interviews durchgeführt haben, weisen ebenfalls auf die Unabhängigkeit des Typ-A-Musters von „Basiswerten" des Blutdrucks, der Herzfrequenz, des Serumcholesterinspiegels, einschließlich HDL und LDL, sowie vom Rauchen hin, wenn das Alter als Covariable berücksichtigt wird (*Schmidt* et al. 1982). Als Mediatoren, d.h. als Mechanismen, die vom Verhalten zur Erkrankung führen, kommen nur andere Faktoren als diese Basiswerte in Frage, oder aber auch vorübergehende, häufig ausgelöste, situationsabhängige Anstiege dieser klassischen Risikofaktoren. So ist es eine Rauchern wohl bekannte Reaktion, in Streßsituationen mehr zu rauchen; der Serumcholesterinspiegel kann in derartigen Situationen ebenfalls unabhängig von den Nahrungsgewohnheiten ansteigen, wie *Rosenman* u. *Friedman* nachgewiesen haben (*Friedman* et al. 1958); und der Blutdruck zeigt bekanntlich ebenso wie auch die Herzfrequenz eine sehr starke situationsabhängige Variabilität (*Schmidt* 1980, 1981). Unter geeigneten, belastenden Umgebungsbedingungen kommt es zur vermehrten Freisetzung einer Vielzahl von Hormonen in die Blutbahn (*Friedman* et al. 1960); besondere Bedeutung muß hierbei vor allem den Katecholaminen und den Kortikosteroiden beigemessen werden.

Eine wichtige Arbeitshypothese in der Typ-A-Forschung ist nun, daß über Jahrzehnte hinweg sich täglich wiederholende Verhaltensweisen von Typ-A-Personen chronisch neurohumorale und physiologische Veränderungen im Herz-Kreislauf-System hervorrufen, die zur Entstehung der Arteriosklerose beitragen oder bei schon vorhandener Koronarsklerose klinische Ereignisse auszulösen vermögen. Zwei Forschungsstrategien lassen sich von dieser Hypothese ableiten: es

geht zum einen um den Nachweis, daß sich Typ-A-Personen unter alltäglichen Belastungen wirklich anders verhalten als Typ-B-Personen und zum anderen darum, daß ihr Verhalten auch zu physiologischen Veränderungen führt, die das KHK-Risiko erhöhen. Der ersten Forschungsstrategie hat sich vor allem die Arbeitsgruppe um *D. Glass* zugewandt; die Ergebnisse sind in seinem Buch: „*Behavior patterns, stress, and coronary disease*", sowie in nachfolgenden Arbeiten publiziert (*Glass* 1977; *Glass* et al. 1974). Er stellt den Bezug zwischen Typ-A-Verhalten und verhaltenspsychologischen Konzepten her, wie Dominanzstreben, Kontrollambitionen und erlernter Hilflosigkeit.

Die zweite Strategie wurde vor allem von *Dembroski* und *MacDougall* verfolgt, die in einer Serie von Studien die Bedeutung des Typ-A-Musters für verstärkte physiologische Reaktionen des Herz-Kreislauf-Systems belegt haben (*Dembroski* 1981, *Dembroski* et et al. 1981), die als Risikofaktor angesehen werden müssen.

Die Untersuchungen von Glass haben die Gültigkeit von 3 Hauptmerkmalen des Typ-A-Verhaltensmusters bestätigt: Typ-A-Personen sind im Vergleich zu Typ-B-Personen unter bestimmten Umgebungsbedingungen antriebsstärker, ungeduldiger und aggressiver (*Glass* 1977). So arbeiten Typ-A-Personen unter maximalem Einsatz ihrer Kräfte an einer Aufgabe, unabhängig davon, ob ein Termin gesetzt ist oder nicht; Typ-B-Personen engagieren sich hingegen dann stärker, wenn ein Termin festgesetzt ist (*Carver* et al. 1976). Gemessen am Sauerstoffverbrauch verausgaben sich Typ-A-Personen bei einem Laufbandtest auch stärker, fühlen sich jedoch gleichzeitig weniger erschöpft als Typ-B-Vergleichspersonen (*Carver* et al. 1976). Bei einfachen Aufgaben leisten Typ-A-Personen auch mehr, wahrscheinlich, weil sie ein stärkeres Interesse an den Aufgaben zeigen; bei ihnen ist der Wunsch ausgeprägter, eine Aufgabe lösen zu können (*Krantz* et al. 1974). Typ-B-Personen zeigen sich Typ-B-Personen gegenüber eher kooperativ, Typ-A-Personen verhalten sich Typ-A-Personen gegenüber eher rivalisierend (*Egeren van* 1979). Wird die Erfüllung einer gemeinschaftlichen Aufgabe bewußt durch eine andere Person verlangsamt, so sind Typ-A-Personen bedeutend ungeduldiger und gereizter (*Carver* et al. 1976). Werden sie bei der Durchführung einer wichtigen Aufgabe behindert, reagieren sie wesentlich aggressiver. Erfordert eine Aufgabe zu ihrer maximalen Erfüllung ein langsames, gemessenes Vorgehen, schneiden sie schlechter ab als Typ-B-Personen – vermutlich weil es ihnen aufgrund ihrer Ungeduld schwerfällt, ihre Aktivität über einen längeren Zeitraum zu bremsen. Droht eine Aufgabe zu scheitern, reagieren sie heftiger, geben jedoch eher auf als Typ-B-Personen. Möglicherweise neigen Typ-A-Personen auch dazu, als Folge von Frustration oder Kritik stärker zu strafen (*Carver* u. *Glass* 1978). Unter Streßbedingungen erwarten sie den Beginn einer anstrengenden Arbeit zwar lieber gemeinsam mit anderen – im Gegensatz zu Typ-B-Personen – wohl auch, um sich besser informieren zu können –, sie wollen sie dann jedoch in bedeutend stärkerem Maße als Personen vom Typ-B allein bewältigen (*Dembroski* u. *MacDougall* 1978). Die Tendenz unter Druck allein zu arbeiten fand sich bei Typ-A-Personen und Koronarkranken vermehrt; sie entsprang dem Bedürfnis, die Arbeitssituation unter genauer Kontrolle zu halten und sich vor der „Inkompetenz von Mitarbeitern" zu schützen (*Dembroski* 1978). Unterschiede im Verhalten zwischen Typ-A- und Typ-B-Personen finden sich vor allem in spezifischen Belastungsbedingungen, d.h. sie werden hervorgerufen in Abhängigkeit von Umweltfaktoren; derartige Situationen sind gekennzeichnet durch starke Anforderungen an die Leistungsfähigkeit und durch drohendes Versagen. Dies unterstreicht noch einmal, daß die Bedeutung des Typ-A-Verhaltensmusters in der Wechselwirkung mit der sozialen Umwelt zu sehen ist.

Zusammenfassend läßt sich sagen, daß Typ-A-Personen durch ihren Anspruch, eine führende Rolle einzunehmen, ein ausgeprägtes Bedürfnis besitzen, soziale Kontrolle auszuüben. Sie sind gleichzeitig aber besonders anfällig gegenüber unkontrollierbaren Stressoren; sie verfallen dann möglicherweise eher in Hilflosigkeit und geben eher auf. Dies sind verhaltenspsychologische Merkmale, die sich in größerem biologischen Rahmen unter ethologischen Gesichtspunkten des Territorialverhaltens und der sozialen Hierarchiebildung interpretieren lassen: danach wäre das Typ-A-Verhalten Ausdruck des Anspruchs auf einen hohen Rangordnungsplatz in der Sozietät, den es zu erkämpfen oder zu verteidigen gilt (*Henry* u. *Stephens* 1977). Für diese Interpretation sprechen auch Übereinstimmungen der physiologischen Reaktionen von Typ-A-Personen mit dominanten Tieren, deren Rangposition gefährdet erscheint (*Schmidt* 1981).

Bereits *Friedman* u. *Rosenman* führten eine Reihe von Untersuchungen durch, in denen physiologische Veränderungen bei Typ-A- und B-Personen unter Alltagsbedingungen und spezifischen Testsituationen gemessen wurden. So fanden sie bei Typ-A-Personen eine höhere Noradrenalinausscheidung im Urin, und höhere Plasmanoradrenalinspiegel, allerdings nur tagsüber, nicht jedoch nachts (*Friedman* u. *Rosenman* 1974); in einer Wettbewerbssituation reagierten Typ-A-Personen trotz gleicher Ausgangswerte ebenfalls mit einem stärkeren Noradrenalinanstieg als Typ-B-Personen (*Friedman* et al. 1975). Dies gab erste Hinweise dafür, daß physiologische Unterschiede eben nicht so sehr in „Basiswerten" dieser

Größen bestehen, sondern vielmehr in den unter alltäglichen oder auch spezifischen Umweltbedingungen ausgelösten Reaktionen.

Dembroski u. MacDougall gingen dieser Hypothese weiter nach, und untersuchten beispielsweise die Blutdruckreaktionen während des Typ-A-Interviews und während eines Quiz über amerikanische Geschichte bei Koronarpatienten und bei einer Vergleichsgruppe von Patienten mit anderen chronischen Erkrankungen. Die Typ-A-Patienten beider Gruppen reagierten mit beträchtlich größeren systolischen Blutdruckanstiegen als die Typ-B-Patienten, wobei die Koronarkranken jedoch die stärksten Reaktionen zeigten. Wir konnten diese Ergebnisse an einer gesunden Stichprobe in Deutschland insofern bestätigen, als wir bei Probanden mit ausgeprägten Typ-A-Merkmalen (A1) während des Typ-A-Interviews ebenfalls stärkere Reaktionen von systolischem Blutdruck, Herzfrequenz und Druckfrequenzprodukt fanden, als bei altersgleichen Personen vom Typ-B oder X (*Schmidt* et al. 1982) (Abb. 5). Bei amerikanischen Collegestudenten konnten in

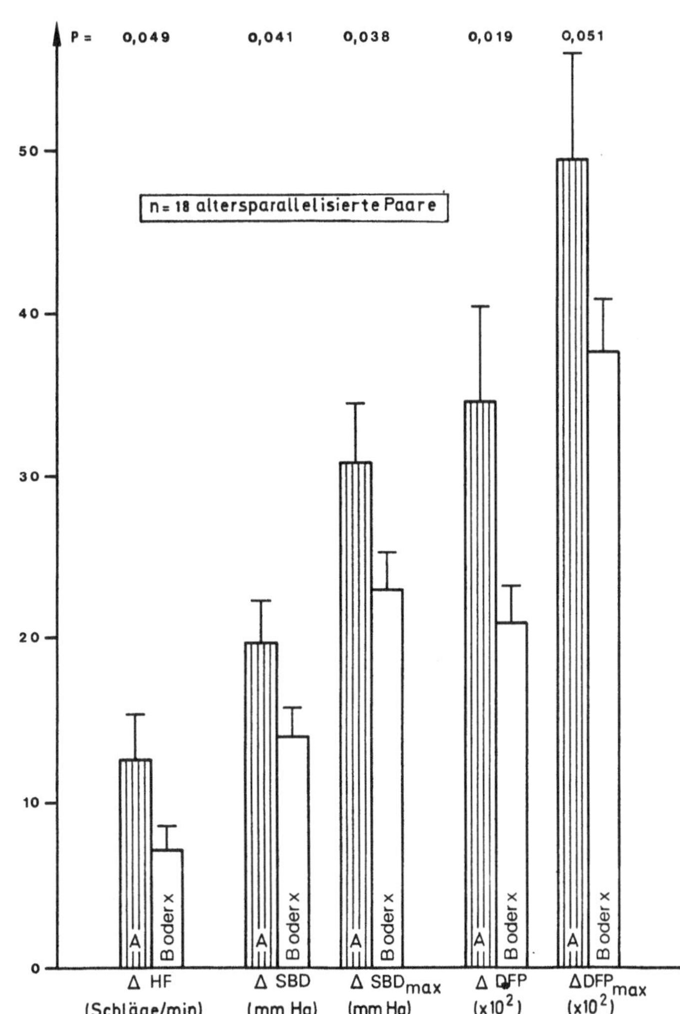

Abb. 5. Während des Typ-A-Interviews reagierten Probanden mit ausgeprägten Typ-A-Merkmalen im Vergleich zu Personen, die keine Typ-A-Merkmale aufwiesen, mit stärkeren Anstiegen von mittlerer Herzfrequenz, mittlerem und maximalem systolischen Blutdruck und Druckfrequenzprodukt (*Schmidt* et al. 1982)

einer Reihe von weiteren Testsituationen verschieden starke Reaktionen von Blutdruck und Herzfrequenz festgestellt werden (*Dembroski* et al. 1978). Aber nicht alle Testsituationen lösen derart unterschiedliche physiologische Reaktionen aus. Besonders geeignet sind offensichtlich Wettbewerbssituationen, wobei es geschlechtsspezifische Unterschiede zu geben scheint. So finden sich im Vergleich zu Typ-B-Personen in einem Reaktionszeittest zwar stärkere Blutdruckreaktionen bei männlichen Typ-A-Personen, nicht jedoch bei Typ-A-Frauen; aber bei verbaler Auseinandersetzung mit einer anderen Frau zeigen weibliche Typ-A-Personen ebenfalls stärkere Blutdruckreaktionen (*MacDougall* et al. 1979). Blutdruckreaktionen im Cold-pressor-Test (Eintauchen der Hand in Eiswasser) sind abhängig von den Instruktionen, die den Versuchspersonen gegeben werden. Wird der Test als starke Herausforderung und schwere Aufgabe dargestellt, so sind auch die Blutdruck- und Herzfrequenzreaktionen stärker und differenzieren deutlich zwischen Typ-A- und Typ-B-Personen; wird die Aufgabe als einfach und leicht beschrieben, sind auch die Reaktionen geringer und unterscheiden sich nicht zwischen den beiden Gruppen (*Dembroski* et al. 1979). Die Strukturierung einer Stiatuion in ihrem psychosozialen Kontext ist somit verantwortlich, in welchem Ausmaß kardiovaskuläre Reaktionen ausgelöst werden. Bei Typ-A-Personen scheint die Bereitschaft erhöht zu sein, in entsprechenden Situationen die Kreislaufreaktionen des stammesgeschichtlich alten Kampf- oder Fluchtmusters zu zeigen. Diese neurohormonal-gesteuerten physiologischen Veränderungen bereiten den Organismus auf Verhaltensweisen vor, die vermehrte Muskelaktivität, möglicherweise maximalen motorischen Einsatz erfordern. Es ist deswegen nicht erstaunlich, daß sich insbesondere zwei Komponenten des Typ-A-Verhaltens als gute Prädiktoren der Blutdruckreagibilität auszeichnen, nämlich „Rivalität/Feindseligkeit". So reagierten Typ-A-Personen, die hohe Werte in diesen Komponenten aufweisen, im Cold-pressor-Test immer mit maximalem systolischen und diastolischen Blutdruckanstieg, unabhängig davon, ob die Belastung als leicht oder schwer dargestellt wurde. Typ-A-Personen mit niedrigen Werten für die Komponenten „Rivalität/Feindseligkeit" zeigen derart extreme physiologische Reaktionen nur, wenn eine starke Belastung suggeriert wird. Epidemiologischen Studien zufolge verstärken diese Komponenten das Risiko zusätzlich zum Typ-A-Verhalten: Feindselige und auf Rivalität ausgerichtete Typ-A-Personen weisen die stärkste Disposition zur KHK auf, Typ-B-Personen die geringste, und der allgemein definierte Typ-A liegt dazwischen (*Matthews* et al. 1977; *Frank* et al. 1978; *Williams* 1982). Beide Faktoren wirken unabhängig voneinander: wird das Typ-A-Verhalten mit dem Interview bestimmt und die Ausprägung von Feindseligkeit/Aggressivität mit einer Fragebogenskala (MMPI) gemessen, so addieren sich die Effekte dieser Faktoren in bezug auf den koronarangiographisch bestimmten Schweregrad der Arteriosklerose. Niedrige Werte auf der MMPI-Fragebogenskala scheinen vor der Entwicklung einer Arteriosklerose zu schützen (*Williams* 1982). Personen mit hohen Werten nehmen andere eher als rücksichtslose, unmoralische und egoistische Menschen wahr, die Strafe verdienen; sie sind gefährdeter, eine KHK zu entwickeln (*Williams* et al. 1980). Und möglicherweise sind die starken Reaktionen im Herz-Kreislauf-System, die das alltägliche Verhalten dieser Personen begleiten, die Mediatoren zur Krankheit.
Daß die erhöhte Bereitschaft zu verstärkten Blutdruckreaktionen sehr wahrscheinlich auch das kardiovaskuläre Risiko erhöht, darauf weisen ebenfalls epide-

miologische Untersuchungen hin. Eine gesteigerte Reagibilität des diastolischen Blutdrucks im Cold-pressor-Test war der beste einzelne Prädiktor für das zukünftige Auftreten einer koronaren Herzkrankheit in einem Zeitraum von 23 Jahren; die prädiktive Aussage dieses einen Faktors schnitt also besser ab als die der klassischen Risikofaktoren (*Keys* et al. 1971). Verstärkte Blutdruckreaktionen von Typ-A-Personen können sogar in Anaesthesie während der Bypass-Operation der Herzkranzgefäße (vor Anschluß der Herz-Lungen-Maschine) gefunden werden, wie in zwei voneinander unabhängigen Studien gezeigt wurde (*Krantz* et al. 1979; *Kahn* et al. 1980). Da die Patienten in Narkose lagen, weisen diese Ergebnisse auch auf eine gewisse konstitutionelle Komponente in bezug auf die unterschiedliche kardiovaskuläre Reagibilität von Typ-A- und Typ-B-Personen hin, oder zumindest darauf, daß diese Unterschiede nicht von einem wachen Bewußtseinszustand abhängig sind.

Zwillingsuntersuchungen haben aber nur einen geringen Hinweis für eine Vererblichkeit des Typ-A-Musters ergeben (*Rosenman* et al. 1976; *Rahe* et al. 1978); das bedeutet, daß wir wohl alle die Fähigkeit zum Typ-A-Verhalten besitzen, sie aber nicht alle auf Grund unterschiedlicher Umwelteinflüsse entwickeln. Auch theoretische Überlegungen schreiben den Umweltbedingungen die Hauptrolle bei der Entstehung der Typ-A-Verhaltensweisen zu. Verhaltenspsychologische und verhaltensphysiologische Untersuchungen zeigen, daß es spezifische Umgebungsbedingungen sind, in denen die Typ-A-Eigenschaften wie starker Antrieb, Ungeduld, Rivalität und Aggressivität ausgelöst werden und voll zur Geltung kommen, und sind diese Verhaltensweisen einmal hervorgerufen, sind sie mit starker physiologischer Erregung verbunden, die wahrscheinlich das kardiovaskuläre Risiko erhöhen.

Neben dem Anstieg von Katecholaminen und Blutdruck finden sich noch andere dem Kampf-Flucht-Muster zuzuordnende physiologische Veränderungen bei Typ-A-Personen, wie ein stärkerer prä- und postprandialer Anstieg des Serumtriglyzeridspiegels und eine beschleunigte Blutgerinnungszeit (*Friedeman* et al. 1960, 1964; *Rosenman* et al. 1966). Veränderungen im Hypophysen-Nebennierenrinden-System, wie z. B. eine geringere Kortisolreaktion nach ACTH-Injektion bei Typ-A-Personen (*Friedman* et al. 1969, 1972), sind wahrscheinlich einem anderen psychobiologischen Reaktionsmuster zuzuschreiben.

Ethologische Aspekte

Das agonistische System Kampf – Flucht steht in engem Zusammenhang mit dem psychophysiologischen Reaktionsmuster der Depression. Wie tierexperimentell gezeigt werden konnte, führt der Kampf ums Territorium oder um die Stellung in der sozialen Ranghierarchie beim Verlierer zu einer stärkeren Freisetzung von ACTH und Kortikosteron (*von Holst* et al. 1982; *Koohlhaas* et al. 1982). ACTH verringert aggressives Verhalten und ermöglicht das schnelle Erlernen neuer Verhaltensmuster, insbesondere Vermeidungsverhalten, Kortikosteron löst submissives Verhalten aus, d. h. Unterwerfung, Rückzug und Schutzsuche (*Henry* u. *Stephens* 1977). Die biologische Funktion dieses Systems liegt in der erneuten Stabilisierung der Rangordnung, wenn Veränderungen eingetreten sind. Für den depressiven Zustand des Menschen ist ebenfalls eine Überaktivität der Hypothalamus-Hypophysen-Nebennierenrinden-Achse kennzeichnend (*Schlesser* et al. 1980), und es gibt Hinweise dafür, daß sowohl Depression (*Appels* 1982) als auch erhöhtes Plasmakortisol mit der Arterioskleroseentwicklung und einem erhöhten kardiovaskulären Risiko verknüft sind. So konnte Appels kürzlich die Befunde von Dreyfuss bestätigen, wonach Patienten, die wegen Depression stationär behandelt worden sind, eine höhere Prävalenz für Herzinfarkt aufweisen als psychiatrische Patienten ohne depressive Symptome (*Appels* 1979). Studenten, die während ihres Medizinstudiums untersucht wurden und die 20–30 Jahre später als praktische Ärzte eine KHK entwickelten, stammten aus einer für depressive Verstimmungen anfälligen Gruppe (*Thomas* et al. 1975). In ihrer berühmten Untersuchung von Witwern zeigten Parkes et al., daß die kardiovaskuläre Mortalität innerhalb der ersten 6 Monate nach dem Verlust der Ehefrau um 40% gegenüber einer altersparalellen Vergleichgruppe erhöht war; die Autoren nehmen an, daß dieser Anstieg der KHK-Inzidenz durch Trauer und Depression beeinflußt worden ist (*Parkes* et al. 1969). *Troxler* wies einen Zusammenhang zwischen erhöhten morgendlichen Plasmakortisolwerten und einer mäßigen bis schweren Koronarsklerose nach (*Troxler* et al. 1977). Gut belegt ist auch die Beziehung zwischen einer Kortikoid- oder ACTH-Behandlung (z. B. bei der rheumatoiden Arthritis) und der beschleunigten Entwicklung einer Arteriosklerose (*Kahn* et al. 1980; *Bulkley* u. *Roberts* 1975; *Henry* 1982). Diese Hormone erhöhen den Blutdruck und den Serumcholesterinspiegel (*Adlersberg* et al. 1950; *Stern* et al. 1973; *Bulkley* u. *Roberts* 1975). Verlust der Kontrolle, Hilflosigkeit und Depression sind den Untersuchungen von *Glass* zufolge kennzeichnend für den koronargefährdeten Typ-A; er stimuliert neben den Katecholaminen vielleicht auch sein ACTH-Kortikosteroid-System häufiger und stärker.

J. Henry faßt in einem Diagramm die psychologischen, neuroanatomischen, neuroendokrinen und ethologischen Aspekte der psychobiologischen Reaktionsmuster Kampf – Flucht und Rückzug – Depression zusammen (Abb. 6). Sie stellen beide grundlegende Anpassungsmechanismen für die soziale Organisation von Säugetiergesellschaften einschließlich der menschlichen dar; aber jede Spezies entwickelt für beide Muster das ihr eigene Ausdrucksverhalten, das die Artgenossen „verstehen". Spezifische arteigene Signale lösen je nach der subjektiven Einschätzung der Situation die entsprechende Reaktion sowohl im neuroendokrinen System als auch im emotionalen Verhalten aus. In einer Sozietät, die durch enge persönliche Bindungen ihrer Mitglieder untereinander und durch eine stabile oder bei Veränderungen sich rasch stabilisierende Rangordnung gekennzeichnet ist, werden diese Reaktionsmuster seltener ausgelöst werden, als in sich auflösenden Gesellschaften, in denen soziale Desintegration herrscht.

Einen besonderen Einfluß auf das kardiovaskuläre Risiko hat vor allem der häufige Übergang und schnelle Wechsel der Verhaltensmuster Kampf – Flucht und Rückzug – Depression. Engel beschreibt aus klinischen Beobachtungen Lebenssituationen, in denen plötzlicher Tod auftreten kann. Eine wichtige auslösende Situation ist der Verlust oder die Möglichkeit des Verlusts einer nahestehenden Person. Zusätzlich wirksam sind dann persönliche, drohende Gefahren (*Engel* 1971). In derartigen Situationen werden beide Systeme gleichzeitig stimuliert. Ihre neurohormonalen Reaktionen stehen in synergistischer Beziehung; die Kortikosteroide sensibilisieren das Gefäßsystem für die Wirkung der Katecholamine (*Schömig* et al. 1976); in Kombination erhöhen beide Hormone zusammen wahrscheinlich auch das Risiko für nichtobstruktive Myokardnekrosen (*Selye* 1970).

Möglicherweise liegt in diesen Verhaltensweisen und in ihrer neurohumoralen Steuerung einer der Schlüssel zum Ver-

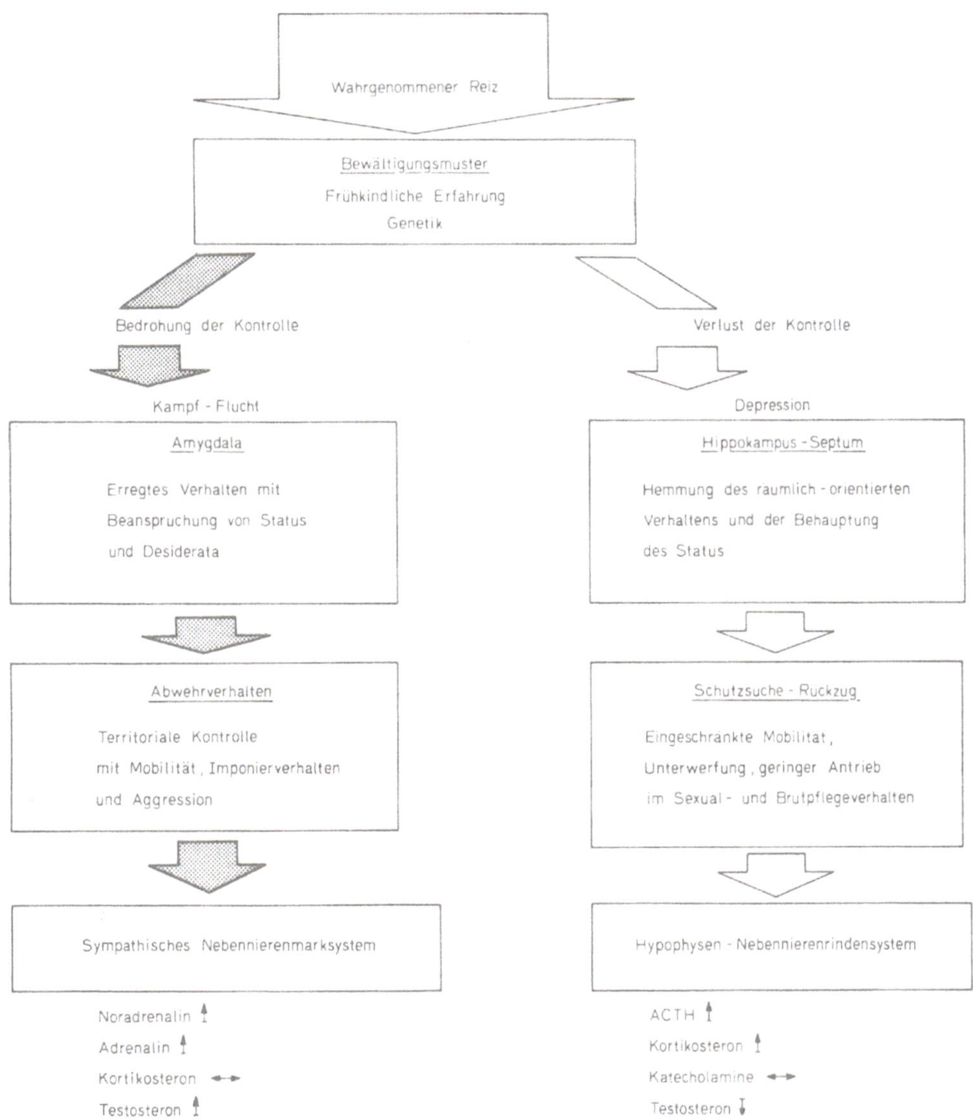

Abb. 6. In diesem Diagramm beschreibt James Henry psychologische, neuroanatomische, neuroendokrine und ethologische Aspekte der zwei psychobiologischen Reaktionsmuster Kampf – Flucht und Rückzug – Depression, die in bezug zur koronaren Herzkrankheit stehen (*Henry* u. *Stephens* 1977)

ständnis der unterschiedlichen Morbiditäts- und Mortalitätsraten bei verschiedenen menschlichen Gesellschaften sowie stabilen und instabilen Kulturen, aber auch für den pathogenen Einfluß von sozialem Wandel und Emigration. Die Art und Weise des Zusammenlebens der Menschen – nämlich das Angepaßtsein an die soziale Umwelt – scheint Gesundheit und Krankheit in weitaus größerem Ausmaß zu bestimmen, als wir das gemeinhin für möglich gehalten haben.

Die beiden psychobiologischen Systeme Kampf – Flucht und Rückzug – Depression tragen zur Stabilisierung der Sozietät, und zur geregelten Verteilung ihrer Güter bei; sie beeinflussen die Beziehungen des Individuums zu den Mitgliedern der Gruppe; sie sind Anpassungsmechanismen, die Veränderungen in der sozialen Stellung steuern und die Bindungen innerhalb der Sozietät. Sie dienen, wie z. B. das agonistische System, der Verteidigung des Besitzes und der Rangposition, oder sie bringen uns dazu, mit unseren sozialen Bindungen so vorsichtig umzugehen wie mit unserem Körper: Trennungsschmerz ist ebenso ein Warnsignal wie körperlicher Schmerz. Am vorteilhaftesten scheint es zu sein, wenn beide Systeme nicht in Aktion treten müssen: sie sind eben Sicherungen, d. h. Anpassungen für außergewöhnliche Situationen. Werden sie aber chronisch und alltäglich ausgelöst, verkehrt sich ihre schützende Funktion in Gefährdung; was für uns kurzfristig von Vorteil ist, gereicht uns dann langfristig zum Nachteil.

Interventionsstrategien und emotionelle Schutzfaktoren

Bislang liegen keine positiven Ergebnisse gut kontrollierter Studien mit erfolgversprechenden Interventionsstrategien beim Typ-A-Verhalten vor, und es gab auch nur eine geringe Anzahl begrenzter Interventionsversuche (*Dembroski* et al. 1978). Sie beziehen sich auf ein sog. „Cardiac Stress Management Program" zur Behandlung von Angst (*Suinn* 1975, 1978), mit dem keine Veränderung von Blutdruck, Cholesterin- und Triglyzeridspiegel erzielt werden konnte, sowie auf eine Pilotstudie von *Rosenman* u. *Friedman,* in der versucht wurde, das Typ-A-Muster mit einer verhaltensorientierter Gruppenpsychotherapie zu beeinflussen (*Rosenman* u. *Friedman* 1977). Ferner verglich *Ethel Roskies* eine psychoanalytisch orientierte Gruppentherapie mit einem verhaltenstherapeutischen Trainingsprogramm. Neben der Beeinflussung von psychologischen Symptomen, wie z. B. dem Gefühl von Zeitdruck, wurden in beiden Gruppen Blutdruck, Cholesterinspiegel und Anzahl der Überstunden gesenkt; der Effekt war in der Verhaltenstherapiegruppe ausgeprägter (*Roskies* et al. 1978, 1979). Das Gutachtergremium des National Heart, Lung, and Blood Institutes hält Interventionsstudien mit unterschiedlichen Therapieansätzen für sinnvoll, solange es sich um kleine Behandlungsgruppen und gut parallelisierte Vergleichsgruppen handelt; so lassen sich möglicherweise neue Untergruppen definieren und weitere Einsichten in die pathophysiologischen Mechanismen gewinnen. Es kommt ein breites Spektrum therapeutischer Verfahren in Betracht, die einzeln oder in Kombination miteinander ihre Wirksamkeit nachweisen müssen. Sie reichen vom Einsatz von Entspannungsverfahren, der Gruppenpsychotherapie, Familientherapie und Gesundheitserziehung bis hin zu pharmakologischen Maßnahmen. Interventionsversuche im breiteren epidemiologischen Rahmen erscheinen erst dann angezeigt, wenn ein Wirkungsnachweis für die einzelnen Methoden erbracht ist; auch sollten sie natürlich in einer günstigen Kosten-Nutzen-Relation stehen.

Friedman hält „therapeutische" Veränderungen des Typ-A-Musters vor allem dann für sinnvoll, wenn bereits ein Infarkt eingetreten ist; das Infarkterlebnis ermögliche erst, beim Typ-A-Patienten die Motivation aufzubauen, die Voraussetzung dafür ist, ein Verhalten zu verändern, das so viele Gratifikationen mit sich bringt. Unsere Kultur scheint das Typ-A-Verhalten ja auch oft mit einem höheren sozialen Status zu belohnen (*Shekelle* et al. 1976). Von *Friedman* werden wohl noch in diesem Jahr die ersten Ergebnisse einer größeren Interventionsstudie bezüglich des Reinfarkts bei Typ-A-Patienten zu erwarten sein. Derartige Studien müssen neben der Verringerung des Risikos möglichst Veränderungen im Verhalten ebenso erfassen wie die von physiologischen, pathophysiologischen und psychologischen Faktoren.

Auf der Verhaltensebene erscheint es sicher nicht sinnvoll, zu versuchen, alle ursprünglich zum Typ-A-Muster gehörigen Facetten zu beeinflussen. Komponenten wie berufliches Engagement, errungene Erfolge und Arbeitstempo sind ja auch nicht mit der KHK assoziiert. Die therapeutischen Bemühungen müssen sich vor allem auf die KHK-Prädiktoren konzentrieren – auf die Beeinflussung von Eigenschaften, die das Potential der Feindseligkeit und Aggression betreffen, das Rivalitätsverhalten, Ungeduld und das Gefühl von Zeitdruck. Einige dieser Komponenten lassen sich vielleicht bei einem Teil von Typ-A-Personen durch eine Reihe von verhaltenstherapeutischen Methoden, die empfohlen werden (*Gentry* 1978; *Suinn* 1978), günstig beeinflussen; bei anderen wird dies schwerer fallen. *Friedman* u. *Rosenman* machen hierzu zahlreiche Vorschläge, wie ein *„reengineering"*, d.h. wie eine Verhaltensänderung erreicht werden kann. Sie führen Methoden auf wie *„avoidance responding"* (z.B. bei einem Manager systematische Umgestaltung des Tagesablaufs mit weniger Terminen, deren zwanghafte Einhaltung gewöhnlich zu dem Gefühl von Zeitdruck, zu Hast und Eile führt, sowie Ungeduld und feindseliges Verhalten auszulösen vermag; anstelle dessen soll die Arbeit durch mehr Ruhepausen und kontemplative Beschäftigungen unterbrochen werden), ferner positive Verstärkung nichtpathogenen Verhaltens (z.B. Verkürzung der Zeit des Zusammenseins mit Personen, die Rivalitätsverhalten, Feindselig-

keit und Ungeduld auslösen, und nachfolgende Belohnung durch angenehme Dinge oder Sozialkontakte), Streß-Management-Programme mit Gedanken-Stop- und Entspannungstechniken, systematische Desensibilisierung und verschiedene Elemente der kognitiven Verhaltenstherapie. Ein individueller Therapieplan erfordert die Analyse der auslösenden und aufrechterhaltenden Bedingungen für den einzelnen und da die soziale Umwelt hier eine wichtige Rolle spielt, erscheint die Einbeziehung von Ehepartner und Familie hilfreich. Der Prozeß der Verhaltensänderung kann wohl kaum leicht und schmerzlos ablaufen. Typ-A-Personen wollen zwar keinen Herzinfarkt, sie wollen aber nicht notwendigerweise auch ihre alteingefahrenen und ihnen bewährt erscheinenden Verhaltensmuster aufgeben. Hierfür besteht wohl nur eine Chance, wenn ihnen die zu erwartende Belohnung größer erscheint als der Verlust des Gewohnten und der Schmerz, den ihnen der Prozeß des Umlernens zufügt. *Friedman* u. *Rosenman* sprechen diese Probleme in rechter Typ-A-Manier an: *„The battle of new habits against old may have to continue indefinitely"* (*Friedman* u. *Rosenman* 1974). Ein wirkungsvolles Therapieprogramm muß dazu führen, das Leben so zu gestalten, daß die Häufigkeit des Auftretens der Situationen reduziert wird, die das unerwünschte Verhalten hervorrufen. Gleichzeitig sollen aber auch die pathophysiologischen Reaktionen und Auswirkungen verringert werden. Die Bereitstellungsreaktionen des Organismus für Kampf oder Flucht sind in einem langen Evolutionsprozeß entstanden und haben dem Menschen geholfen, sich den Anforderungen einer oft feindlichen Umwelt anzupassen. Das Leben des modernen Menschen im 20. Jahrhundert schafft mannigfaltige Situationen, die diese stammesgeschichtlich alten Bereitstellungsreaktionen auslösen, ohne daß heute gleichzeitig die entsprechenden motorischen Antworten erfolgen, zu denen sie vorbereiten. Viele von uns finden sich alltäglich Situationen ausgesetzt, die starke physiologische Energien mobilisieren, die bei weitem das erforderliche Maß übersteigen. Uns ist die Aufgabe gestellt zu lernen, den Anforderungen unserer Umwelt angemessen gerecht zu werden, ohne pathophysiologische Prozesse in Gang zu setzen.

Die Beeinflussung der überschießenden Reaktionen im Herz-Kreislauf-System stellt deswegen ein wichtiges Ziel von Interventionsmaßnahmen dar. Auf pharmakologischer Ebene kann die Behandlung mit β-Rezeptorenblockern bei stark Gefährdeten eine zentrale Stellung einnehmen. Diese Medikamente können durch ihren Antagonismus gegenüber den Katecholaminen das Herz vor allem in Streßsituationen dadurch schützen, daß sie den Spielraum zwischen Sauerstoffbedarf und möglichem Sauerstoffangebot vergrößern (*Schmidt* 1980, 1981). Die kardioprotektive Wirkung könnte dieser Medikamentengruppe ein neues Indikationsgebiet bei Typ-A-Personen insbesondere dort erschließen, wo diese zusätzlich durch andere Faktoren einem erhöhten kardiovaskulären Risiko ausgesetzt sind. Aber auch hier können erst die Ergebnisse von prospektiven Studien die letztlich entscheidenden Argumente liefern. Einige Behandlungsstrategien, die in den vergangenen Jahren eingesetzt wurden, beziehen sich nicht direkt auf das Typ-A-Verhalten, erscheinen aber von ihrer Konzeption her für dieses Gebiet sehr geeignet.

Durch unser stammesgeschichtliches Erbe sind wir in unserem Erlebens- und Verhaltensrepertoire natürlich nicht nur mit den psychobiologischen Programmen Kampf – Flucht und Rückzug – Depression ausgestattet. Auch die Gegenpole dieser beiden Verhaltensmuster, die Fähigkeit zu Ruhe – Entspannung bzw. Zufriedenheit – Glück, gehören zu unse-

rer biologischen Ausrüstung. Gelänge es uns, diese Muster anstelle der anderen häufig zu aktivieren, verfügten wir gewissermaßen über ein natürliches, d.h. ein biologisches Therapieprogramm, das gleichzeitig starken Belohnungscharakter hat. Auf dieser Basis sind wohl die positiven Resultate zu interpretieren, die mit von Yoga und Meditationstechniken abgeleiteten Verfahren erzielt worden sind. Von *Jevning* et al. (1978) stammt die bedeutungsvolle Beobachtung, daß die Nebennierenrindenaktivität, gemessen am Plasmakortisolspiegel bei Personen, die seit langem meditieren, während der Meditation signifikant abnimmt. *Cooper* u. *Aygen* (1979) haben gezeigt, daß der Serumcholesterinspiegel im nüchternen Zustand bei Personen mit Hypercholesterinämie, die über einen Zeitraum von 11 Monaten regelmäßig meditierten, absinkt.

Eine neue Dimension für die Prävention der koronaren Herzkrankheit hat *Chandra Patel* erschlossen (*Patel* 1982). Sie hat alte Yoga-Meditationspraktiken – Yoga Nidra (Yoga-Schlaf) genannt – mit neuen lerntheoretischen Erkenntnissen und Konzepten verknüpft und hat ein Programm zur Blutdrucksenkung vor allem für Grenzwerthypertoniker entwickelt. Von dieser Wissenschaftlerin stammen die erfolgreichsten und sehr gut kontrollierten Untersuchungen hierzu.

Die Senkung eines auch nur leicht erhöhten Blutdrucks muß als ein sehr wichtiger Bestandteil von Präventivmaßnahmen angesehen werden. Die Höhe des einmalig gemessenen Gelegenheitblutdrucks steht in enger Beziehung zur kardiovaskulären Morbidität und Mortalität: Je niedriger dieser Gelegenheitsblutdruck, desto niedriger das Risiko! Der alltägliche Blutdruck weist aber erhebliche Schwankungen, vor allem durch situative Anstiege, auf, die alle in eine Erhöhung des Risikos mit eingehen müssen (*Schmidt* 1980, 1981). Wird der Druck gesenkt, verringert sich das Risiko, und wir kennen bisher nicht einmal eine untere Grenze, ab der eine weitere Blutdrucksenkung nicht nützlich wäre (Hypertension Detection and Follow up Program Co-operative Group 1979). Eine rigorose medikamentöse Behandlung auch der Grenzwerthypertonie senkt die Mortalität, ist aber aus Kostengründen volkswirtschaftlich nicht durchführbar, da ein sehr großer Teil der Bevölkerung behandelt werden müßte. Deswegen wird allen Methoden, die billiger, aber doch effektiv sind, in Zukunft eine sehr wichtige Bedeutung zukommen, insbesondere wenn sie im Rahmen einer Gesundheitserziehung gelehrt und verwendet werden können.

Patels Therapiekonzept bezieht sich nun vor allem auf leicht erhöhten Blutdruck und auf situative Blutdruckanstiege im Alltagsleben, wie sie ja gerade bei Typ-A-Personen so häufig vorkommen. Ihr Behandlungsprogramm setzt sich aus mehreren Teilen zusammen:

a) **Kognitive Umgestaltung (cognitive restructing):** Der Patient wird darüber unterrichtet, daß seine Kreislaufreaktionen von der inneren Bewertung abhängen, die er der jeweiligen Situation beimißt; vor allem, wenn er Bedrohung oder Überforderung erlebt, werden starke Reaktionen ausgelöst. Mit audiovisuellen Hilfsmitteln werden sowohl angemessene und unangemessene Reaktionen im Alltagsleben demonstriert als auch realistische und unrealistische Furcht und Aggression. Der Patient wird sich nach und nach seiner unangemessenen Reaktionen bewußt, und es wird ihm gezeigt, wie er sie korrigieren kann.

b) **Atemübungen:** Der Patient wird zunächst mit einigen einfachen Atemübungen vertraut gemacht. Bei Erregung wird die Atmung bekanntlich unregelmäßig, in entspanntem Zustand jedoch ruhig und gleichmäßig. Durch einfache rhythmische Zwerchfellatmung wird ein gewisser Grad von körperlicher Ruhe induziert. Diese Übung kann überall und in jeder Körperhaltung durchgeführt werden, ohne daß sie jemand bemerkt. Danach folgt die tiefe Muskelentspannung.

c) **Tiefe Muskelentspannung:** Der Patient legt sich hin, schließt die Augen und entspannt systematisch die einzelnen Muskelgebiete des Körpers. Um die volle Wirkung zu erreichen, sollte dies nur mit leerem Magen und bei entleerter Blase geübt werden. Die Tiefenentspannung und die Verminderung der propriozeptiven Reize verringert die sympathische Reaktionsbereitschaft des Hypothalamus und senkt damit den Blutdruck (*Hess* 1957; *Henry* 1957; *Gellhorn* u. *Kiely* 1972). Umgekehrt kann bekanntlich die Zunahme isometrischer Muskelkontraktion einen beträchtlichen Blutdruckanstieg hervorrufen (*Lind* et al. 1964).

d) **Meditation:** Atemübungen und Tiefenentspannung werden zunächst in einigen Sitzungen praktiziert. Danach wird eine geistige Entspannungsmethode in Form einer passiven Konzentration oder auch Meditation eingeführt. Eine tiefe Entspannung verführt leicht zu Schlaf. Schlafen aber würde die ganze Wirkung der willentlichen Kontrolle zunichte machen. Ein Vorteil der Meditation ist, daß sie Schlaf verhindert. Meditation beeinflußt das EEG; sie ruft eine Verlangsamung und stärkere Synchronisation der Gehirnwellen hervor und vergrößert ihre Amplituden (*Wallace* u. *Benson* 1972); darüber hinaus wird die Kohärenz zwischen den beiden Hemisphären und zwischen ihren frontalen und okzipitalen Teilen verstärkt (*Banquet* 1973).

e) Biofeedback: Die bisherigen Stufen sollten das allgemeine Erregungsniveau herabsetzen. Um einen Patienten dafür bereit zu machen, können Biofeedback-Instrument benutzt werden. Mit akustischen Signalen werden Hautwiderstand oder Muskelspannung rückgemeldet. Je mehr der Patient entspannt, desto leiser werden die Signale. Der zugrundeliegende Gedanke ist hierbei, daß der Erfolg Motivation und Lernen verstärkt. Jede Behandlung dauert etwa eine halbe Stunde 1mal wöchentlich über einen Zeitraum von 8 Wochen. Darüber hinaus soll der Patient 2mal täglich selbst 15–20 min üben. Zu diesem Zweck wird ihm eine Tonbandkassette mit Instruktionen ausgeliehen.

f) Stress Management: Der 5. Teil in diesem Stufenprogramm ist der Prozeß der Dekonditionierung bzw. die Integration der Entspannungsreaktion in das Alltagsleben. Natürlich wäre es nützlich, die Risikosituationen für jeden einzelnen zu kennen, die für seine Reaktionen ausschlaggebend sind. Bei der Behandlung größerer Gruppen von Patienten ist dies jedoch nicht möglich und ökonomisch. Wir wissen aber, daß die urbane industrialisierte Gesellschaft, die Aggressivität und Rivalitätsverhalten offen belohnt, hierbei eine wichtige Rolle spielt. Wir können annehmen, daß eine Desensibilisierung gegenüber spezifischen Reizen der modernen Zivilisation hilfreich sein kann. Durch die Methode der reziproken Hemmung, bzw. durch Gegenkonditionierung, werden Furcht und Aggression auslösende Reize mit einem anderen neutralen Reiz, wie z.B. Entspannung, gekoppelt, wodurch Furcht oder Aggressionsgefühle vermindert werden (*Wolfe* 1958). Zum Beispiel ist das Autofahren eine Beschäftigung, die bei manchen Personen Blutdruckanstieg und aggressives Verhalten auslösen kann. Die Patienten werden nun aufgefordert, jede rote Ampel oder jeden Halt als Signal zu benutzen, tief durchzuatmen und sich zu entspannen. Das gleiche Prinzip kann auf viele Alltagsaktivitäten und -ereignisse angewandt werden, wie beim Warten auf einen Bus oder beim Schlangestehen, wenn das Telefon klingelt, wenn man eine Rede halten muß usw.; die Liste ist unerschöpflich und kann von jedem auf seinen eigenen Bedarf hin modifiziert werden. Auf die Armbanduhr kann ein kleiner bunter Punkt geklebt werden, der einen jedesmal, wenn man auf die Uhr schaut, daran erinnert, sich zu entspannen. Das ist eine Methode, mit der ein zur Gewohnheit gewordener Zeitdruck allmählich wieder verlernt werden kann.

Zur Einbeziehung der Meditation in das Alltagsleben verweist *Chandra Patel* noch auf eine weitere Methode: die *„Meditation in Aktion"*; damit ist gemeint, daß der Meditierende sich ganz auf die jeweilige Tätigkeit konzentriert – sozusagen eins wird mit dem, was er gerade tut.
Durch eine Serie von Untersuchungen gelang es der Wissenschaftlerin die Wirksamkeit dieser Methoden nachzuweisen. Nach 8 Behandlungswochen waren Blutdruck und Serumcholesterin bei Patienten mit erhöhten Werten verringert und bei Rauchern nahm der Zigarettenkonsum ab. Das kardiovaskuläre Risiko wurde – bezogen auf diese 3 Faktoren – um 21% gegenüber einer unbehandelten Vergleichsgruppe vermindert. Renin- und Aldosteronspiegel wurden gesenkt; Senkung von Blutdruck und Aldosteron korrelierten signifikant miteinander. In den folgenden 8 Monaten wurden die Patienten nicht mehr betreut, übten aber weiter. Nach dieser Zeit war ihr Risiko immer noch um 18% gegenüber der Vergleichs-

gruppe reduziert, was allein auf die Entspannung zurückzuführen war. Die geschätzte Reduktion der KHK-Mortalität in Studien, die konventionelle Methoden verwandten, betrug in einem Zeitraum bis zu 5 Jahren 9–17,4% (*Rose* et al. 1976; *Farquhar* et al. 1977; *Puska* et al. 1979). Wenn auch der Zeitraum der bisherigen Untersuchungen von Frau Patel nicht so lang ist, zeigen uns diese Ergebnisse doch, daß sich mit verhältnismäßig geringem Aufwand bei geschicktem Einsatz bekannter verhaltensmedizinischer Therapieprinzipien beträchtliche Resultate erzielen lassen, und wir können auf die Ergebnisse weiterer Follow-up-Studien dieser Wissenschaftlerin gespannt sein.

In einem umfassenden Therapieprogramm zur Beeinflussung pathogener Komponenten des Typ-A-Verhaltens müssen neben kognitiven Aspekten und einer systematisch in das Alltagsleben integrierten Entspannung sicherlich auch Methoden zur Verbesserung des kommunikativen Verhaltens berücksichtigt werden. Hierdurch kann es gelingen, Spannungen im sozialen Umfeld abzubauen, was auch die Auslösung der Typ-A-Reaktionen verringern sollte; gleichzeitig kann dabei das Netzwerk persönlicher Bindungen gestärkt werden. Enge persönliche Bindungen sind überhaupt eine der wichtigsten Determinanten der Lebenserwartung eines Menschen (*Berkman* u. *Syme* 1979). Umgekehrt bedeutet der Mangel an sozialer Integration und Unterstützung ein erhöhtes Risiko für die psychische und physische Gesundheit (*Waltz* 1981). So entwickelten ängstliche Koronarpatienten, die in dem Gefühl lebten, von ihren Frauen geliebt und unterstützt zu werden, nur halb so häufig Angina pectoris als wie Patienten, bei denen dies nicht der Fall war (*Medalie* u. *Goldbourt* 1976). In Kalifornien ansässige Japaner, die dort weiterhin in der Tradition ihrer japanischen Kultur leben, weisen eine sehr niedrige KHK-Inzidenz auf,

was nicht den klassischen Risikofaktoren oder der Ernährungsweise zugeschrieben werden kann. *Marmot* u. *Syme* (*Marmot* u. *Syme* 1976) nehmen an, daß es spezifische Elemente der japanischen Kultur sind, die vor der koronaren Herzkrankheit schützen, wie z. B. die Bedeutung, die der Gruppenzugehörigkeit beigemessen wird, sowie gegenseitiger Abhängigkeit und Unterstützung. Ausgeprägtes Typ-A-Verhalten ist wahrscheinlich auch ein Indikator für ungenügende soziale Integration. Wettbewerb erscheint nützlich, nur solange er nicht zu Feindschaft und Aggression führt. Eingebettetsein in die soziale Gruppe und enge persönliche Bindungen sind wichtige Schutzfaktoren.

Schlußbemerkungen

Im multifaktoriellen Geschehen der koronaren Herzkrankheit kommt dem koronargefährdenden Typ-A-Verhalten zweifellos eine besondere Bedeutung zu; es gibt aber mehr offene Fragen als beantwortete, und es bestehen auch noch viele methodische Unzulänglichkeiten. Diese Untersuchungen weisen daraufhin, welch wichtige Rolle die Art und Weise des Zusammenlebens von Menschen für Gesundheit und Krankheit spielt. Wir haben Anhaltspunkte dafür gewonnen, daß die enormen Veränderungen, die der zivilisatorische Prozeß in der Umwelt des Menschen und in seinen sozialen Strukturen innerhalb der letzten 100 Jahre mit sich gebracht hat, nicht notwendigerweise auch optimale Anpassungen an unser biologisches Erbe darstellen. Wenngleich es auch durch den erfolgreichen Kampf gegen Epidemien und Infektionen gelungen ist in den Industrienationen die durchschnittliche Lebenserwartung beträchtlich zu erhöhen, müssen wir – mitbeeinflußt durch ungünstige Formen des

Zusammenlebens – auch heute noch einen hohen Tribut zahlen: Wird nichts unternommen, entwickelt jeder sechste Mann vorzeitig eine koronare Herzkrankheit, und jeder zwölfte stirbt daran noch vor seiner Pensionierung (*Rose* 1976). Dem Ethologen *Niklaas Tinbergen* zufolge ist der Mensch das einzige Wesen, das seiner eigenen Gesellschaft nicht angepaßt ist. Wir sind von Natur aus Kulturwesen; entwickeln wir unsere Fähigkeiten und nützen sie zu einem friedlichen und hilfsbereiten Miteinander; – es gibt Anzeichen, daß wir damit auch unsere Chancen für ein langes Leben vergrößern.

Literatur

Adlersberg D, Schaefer L, Drachman SR (1950) Development of hypercholesteremia during cortisone and ACTH therapy. J A M A 144: 909–914

Appels A (1979) Myocardial infarction and depression. A crossvalidation of Dreyfuss' findings. Ac Nerv Super (Praha) 21: 65–66

Appels A (1982) The year before myocardial infarction. In: *Dembroski T, Schmidt T, Blümchen G* (eds) Biological bases of coronary-prone behavior. Karger, New York (in press)

Arlow JA (1945) Identification of mechanisms in coronary occlusion. Psychosom Med 7: 195–209

Banquet JP (1973) Spectral analysis of the EEG in meditation. Electroencephalogy Clin Neurophysiol 35: 143–151

Berkman L, Syme S (1979) Social networks, host resistance, and mortality. AJE 109: 186–204

Blumenthal JA, Williams R, Kong Y (1978) Type A behavior and angiographically documented coronary disease. Circulation 58: 634–639

Brand RJ (1978) Coronary-prone behavior as an independent risk factor for coronary heart disease. In: *Dembroski TM, Weiss SM, Shields JL, Haynes SG, Feinleib M* (eds) Coronary-prone behavior. Springer, Berlin Heidelberg New York

Bulkley BH, Roberts WC (1975) The heart in systemic lupus erythematosus and the changes induced in it by corticosteroid therapy. A study of 36 necropsy patients. Am J Med 58: 243–264

Carver CS, Glass DC (1978) Coronary-prone behavior pattern and interpersonal aggression. J Pers Soc Psychol 36: 361–366

Carver CS, Coleman AE, Glass DC (1976) The coronary-prone behavior pattern and the suppression of fatique on a treadmill test. J Pers Soc Psychol 33: 460–466

Chesney MA, Black GW, Chadwick JH, Rosenman RH (1982) Psychological correlates of the coronary-prone behavior pattern. J Behav Med (in press)

Cooper MJ, Aygen MM (1979) A relaxation technique in the management of hypercholesterolemia. J Hum Stress 5: 24–27

Dembroski TM (1978) Reliability and validity of methods used to assess coronary-prone behavior. In: *Dembroski TM, Weiss JL, Shields JL, Haynes SG, Feinleib M* (eds) Coronary-prone behavior. Springer, Berlin Heidelberg New York

Dembroski TM (1981) Zusammenhang zwischen Psychophysiologie und Verhalten bei Typ-A-Personen. In: *Dembroski TM, Halhuber MJ* (Hrsg) Psychosozialer „Stress" und koronare Herzkrankheit. 3. Verhalten und koronare Herzkrankheit. Springer, Berlin Heidelberg New York, S 47–82

Dembroski TM, MacDougall JM (1978) Stress effects on affiliation preferences among subjects possessing in the type A coronary-prone behavior pattern. J Pers Soc Psychol 36: 23–33

Dembroski TM, MacDougall JM, Shields JL, Petitto J, Lushene R (1978 a) Components of the type A coronary-prone behavior pattern and cardiovascular responses to psychomotor performance challenge. J Behav Med 1: 159

Dembroski TM, Weiss SM, Shields JL, Haynes SG, Feinleib M (1978 b) Coronary-prone behavior. Springer, Berlin Heidelberg New York

Dembroski TM, MacDougall JM, Herd JA, Shields JL (1979) Effects of level of challenge on pressor and heart rate responses in type A and B subjects. J Appl Soc Psychol 9: 208–228

Dembroski TM, MacDougall JM, Herd JA, Shields JL (1981) Die Erforschung des Verhaltensmusters Typ A zur koronaren Herzkrankheit: Eine problemgeschichtliche Literaturübersicht. In: Dembroski TM, Halhuber MJ (Hrsg) Psychosozialer „Stress" und koronare Herzkrankheit. 3. Verhalten und koronare Herzkrankheit. Springer, Berlin Heidelberg New York 194–264

Dimsdale JE, Hackett TP, Hutter AM, Block PC, Catanzano DM (1978) Type A personality and extent of coronary atherosclerosis. Am J Cardiol 42: 583–586

Dunbar HF (1943) Psychosomatic diagnosis. Hoeber, PB, inc; New York

Dusch T von (1868) Lehrbuch der Herzkrankheiten. Engelmann, Leipzig, S. 334

East T (1957) The story of heart disease. Dawson, W and Sons Ltd, London

Egeren LF van (1979) Cardiovascular changes during social competition in a mixed motive game. J Pers Soc Psychol 37: 858–864

Engel GL (1971) Sudden and rapid death during psychological stress. Folklore or folk wisdom? Ann Intern Med 74: 771–782

Farquhar JW, MacCoby N, Wood PD et al. (1977) Community education for cardiovascular health. Lancet I: 1192–1195

Frank KA, Heller SS, Kornfeld DS (1978) Type A behavior pattern and coronary angiographic findings. JAMA 240: 761–763

Friedman M, Rosenman RH (1971) Type A behavior pattern: its association with CHD. Ann Clin Res 3: 300–312

Friedman M, Rosenman RH (1974) Type A behavior and your heart. Knopf AA, inc; New York

Friedman M, Rosenman RH, Carroll V (1958) Changes in the serum cholesterol and blood clotting time in men subjected to cyclic variation of occupational stress. Circulation 17: 852–861

Friedman M, St George S, Byers SO (1960) Excretion of catecholamines, 17-ketosteroids, 17-hydroxycorticoids and 5-hydroxyindole in men exhibiting a particular behavior pattern (A) associated with high incidence of clinical coronary artery disease. J Clin Invest 39: 758–764

Friedman M, Rosenman RH, Byers SO (1964) Serum lipids and conjunctival circulation after fat ingestion in men exhibiting type A behavior pattern. Circulation 29: 874–886

Friedman M, Rosenman RH, St George S (1969) Adrenal response to excess corticotropin in coronary-prone men. Proc Soc Exp Biol Med 131: 1305–1307

Friedman M, Byers SO, Rosenman RH (1972) Plasma ACTH and cortisol concentration of coronary-prone subjects. Proc Soc Exp Biol Med 140: 681–684

Friedman M, Byers SO, Diamant J, Rosenman RH (1975) Plasma catecholamine response of coronary-prone subjects (type A) to a specific challenge. Metabolism 4: 205–210

Gellhorn E, Kiely WE (1972) Mystical states of consciousness: Neurological and clinical aspects. J Nerv Ment Dis 154: 399–405

Gentry WD (1978) Behavior modification of the coronary-prone behavior pattern. In: Dembroski TM, Weiss SM, Shields JL, Haynes SG, Feinleib M (eds) Coronary-prone behavior. Springer, Berlin Heidelberg New York

Gildea E (1949) Special features of personality which are common to certain psychosomatic disorders. Psychosom Med 11: 273

Glass DC (1977) Behavior patterns, stress and coronary disease. Erlbaum, Hildale NJ

Glass DC, Snyder ML, Hollis JF (1974) Time urgency and the type A coronary prone behavior pattern. J Appl Soc Psychol 4: 125–140

Harvey W (1623) Exercitatio de motu cordis et sanguinis in animalibus. Quoted in: Hunter R, MacAlpine D (Eds.) Three hundred years of psychiatry 1535–1860. London: Oxford Univ Press 1963

Haynes SG, Feinleib M (1980) Women, work and coronary heart disease: Prospective findings from the Framingham heart study. AJPH 70: 133–141

Haynes SG, Levine S, Scotch N et al (1978a) The relationship of psychosocial factors to coronary heart disease in the Framingham study. I. Methods and risk factors. Am J Epidemiol 107: 362–383

Haynes SG, Feinleib M, Kannel WB et al (1978b) The relationship of psychosocial factors to coronary heart disease in the Framingham study. II. Prevalence of coronary heart disease. Am J Epidemiol 107: 384–402

Haynes SG, Feinleib M, Kannel WB (1980) Relationship of psychosocial factors to coronary heart disease in the Framingham Study III. Eight year incidence of coronary heart disease. Am J Epidemiol 111: 37–58

Heberden W (1772) Some account of a disorder of the breast. R Coll Physicians 2: 59

Henry JP (1982) Coronary Heart Disease and Arousal of the Adrenal Cortical Axis. In: Dembroski T, Schmidt T, Blümchen G (eds) Biological Bases of Coronary-Prone behavior. Karger, New York (in press)

Henry JP, Stephens PM (1977) Stress, Health, and the Social Environment. A Sociobiologic Approach to Medicine. Springer, Berlin Heidelberg New York

Hess WR (1957) Functional organisation of diencephalon. *Hughes JR* (ed) Grune & Stratton, London New York

Hoes R (1962) Electroencephalographic synchronisation resulting from reduced proprioceptive drive caused by neuromuscular blocking agents. Electroencephalogy Clin Neurophysiol 14: 220–232

Holst D v, Fuchs E, Stöhr W (1982) Physiological changes in male Tupaia belangeri under different types of social stress. In: *Dembroski T, Schmidt T, Blümchen G* (eds) Biological Bases of Coronary-Prone Behavior. Karger, New York (in press)

Hypertension Detection and Follow up Program Co-operative Group (1979) Five year findings of the hypertension detection and follow up program. 1. Reduction im mortality of persons with high blood pressure, including mild hypertension. J Am Med Ass 242: 2562–71

Jenkins CD (1971) Psychologic and social precursors of coronary disease. N Engl J Med 284: 244–255, 307–317

Jenkins CD (1976) Recent evidence supporting psychologic and social risk factors for coronary disease. N Engl J Med 294: 987–994, 1033–1038

Jenkins CD (1978) A comparative review of the interview and questionnaire methods in the assessment of the coronary-prone behavior pattern. In: *Dembroski TM, Weiss SM, Shields JL, Haynes SG, Feinleib M* (eds) Coronary-prone behavior. Springer, Berlin Heidelberg New York pp 71–88

Jenkins CD (1978) Behavioral risk factors in coronary artery disease. Ann Rev Med 29: 543–562

Jenkins CD (1981) Kritische Betrachtung des Zusammenhanges zwischen Typ-A-Verhalten und verschiedenen Manifestationen koronarer Herzkrankheit. In: *Dembroski TM, Halhuber MJ* (Hrsg) Psychosozialer „Stress" und koronare Herzkrankheit 3; Verhalten und koronare Herzkrankheit. Verhandlungsbericht vom 3. Werkstattgespräch am 13. und 14. Juli 1978 in Höhenried. Springer-Verlag, Berlin Heidelberg New York S 83–111

Jenkins CD, Rosenman RH, Friedman M (1968) Replicability of rating the coronary-prone behavior pattern. Br J Prev Soc Med 22: 16–22

Jenkins CD, Rosenman RH, Zyzanski SJ (1974) Prediction of clinical coronary heart disease by a test for the coronary-prone behavior pattern. N Engl J Med 290 1271–1275

Jenkins CD, Zyzanski SJ, Rosenman RH (1978) Coronary-prone behavior: One pattern or several? Psychosom Med 40: 25–43

Jevning R, Wilson AF, Davidson JM (1978) Adrenocortical activity during meditation. Horm Behav 10: 54–60

Kahn JP, Kornfeld DS, Frank KA, Heller SS, Hoar PF (1980) Type A behavior and blood pressure during coronary artery bypass surgery. Psychosom Med 42: 407–414

Kalbak K (1972) Incidence of arteriosclerosis in patients with rheumatoid arthritis receiving long-term corticosteroid therapy. Ann Rheum Dis 31: 196–200

Kemple C (1945) Rorschach method and psychosomatic diagnosis. Personality traits of patients with rheumatic disease, hypertensive cardiovascular disease, coronary occlusion and fracture. Psychosom Med 7: 85–89

Keys A, Taylor HL, Blackburn H, Brozek J, Anderson JT, Simonson E (1971) Mortality and coronary heart disease among men studied for 23 years. Arch Int Med 128: 201

Koolhaas JM, Schuurman T, Fokkema DS (1982) Social behaviour of rats as a model for the psychophysiology of hypertension: In: *Dembroski T, Schmidt T, Blümchen G* (eds) Biological bases of coronary-prone behavior. Karger, New York (in press)

Kornitzer M, Kittel F, Rustin RM, Degré C,

Bramaix M, Backer G de, Thilly C (1975) Facteurs psychologiques et sociaux en relation avec les cardiopathies ischémiques (C. I.). Données initiales du projet Belge de Prévention des affections cardiovasculaires. Arch Mal Coeur 68: 35–44

Kornitzer M, Kittel F, Backer G De, Dramaix M (1981) The Belgian Heart disease prevention project: Type „A" behavior pattern and the prevalence of Coronary heart disease. Psychosom Med 43: 133–145

Krantz DS, Glass DC, Snyder ML (1974) Helplessness, stress level and the coronary. prone behavior pattern. J Exp Soc Psychol 10: 284–300

Krantz DS, Sanmarco ME, Selvester RH, Matthews KA (1979) Psychological correlates of progression of atherosclerosis in men. Psychosom Med 41: 467–475

Lind AR, Taylor SH, Humphreys PW (1964) The circulatory effects of sustained voluntary muscle contraction. Clin Sci 27: 229–244

MacDougall JM, Dembroski TM, Musante L (1979) The structured interview and questionnaire methods of assessing coronary-prone behavior in male and female college students. J Behav Med 2: 71

Manuck SB, Craft SA, Gold KJ (1978) Coronary-prone behavior pattern and cardiovascular response. Psychophysiology 15: 403–411

Marmot MG, Syme SL (1976) Acculturation and coronary heart disease in Japanese-Americans. Am J Epidemiol 104: 225–247

Matthews KA (1981) What is the type A behavior pattern?: A critical review from a psychological perspective. Manuscript submitted for publication

Matthews KA (1982) What is the type A coronary-prone behavior pattern? A critical evaluation from an assessment perspective In: Dembroski T, Schmidt T, Blümchen G (eds) Biological bases of coronary-prone behavior. Karger, New York (in press)

Matthews KA, Glass DC, Rosenman RH, Bortner RW (1977) Competitive drive, pattern A and coronary heart disease: A further analysis of some data from the Western Collaborative Group Study. J Chronic Dis 30: 489–498

Medalie JH, Goldbourt U (1976) Angina pectoris amoung 10000 men. II. Psychosocial and other risk factors as evidenced by a multivariate analysis of a five-year incidence study. Am J Med 60: 910–921

Menninger KA, Menninger WC (1936) Psychoanalytic observations in cardiac disorders. Am Heart J 11: 10

Osler W (1892) Lectures on angina pectoris and allied states. D. Appleton & Comp. Inc., New York

Parkes CM, Benjamin B, Fitzgerald RG (1969) A broken heart: A statistical study of increased mortality among widowers. Br Med J 1: 740–743

Patel C (1982) A new dimension on the prevention of coronary heart disease. In Dembroski T, Schmidt T, Blümchen G (eds) Biological bases on coronary-prone behavior. Karger, New York (in press)

Puska P, Tuomilehto J, Salonen J et al (1979) Changes in coronary risk factors during comprehensive five-year community programme to control cardiovascular disease (North Karelia Project) Br Med J 11: 1173–1178

Review Panel on Coronary-Prone Behavior and Coronary Heart Disease. Coronary-prone behavior and coronary heart disease: a critical review. Circulation 63: 1 199–1 215

Rahe RH, Hervig L, Rosenman RH (1978) The heretability of type A behavior. Psychosom Med 40: 478

Rose G (1976) Coronary heart disease: Check the „healthy" patient. Mod Med 21: 6–11

Rose G, Heller RF, Pedoe HT, Christie DGS (1980) Heart disease prevent project: A randomised controlled trial in industry. Br Med J 281: 1 747–751

Rosenman RH (1978) The interview method of assessment of the coronary-prone behavior pattern. In: Dembroski TM, Weiss SM, Shields JL, Haynes SG, Feinleib M (eds) Coronary-prone behavior. Springer, Berlin Heidelberg New York

Rosenman RH, Brand RJ, Sholtz RI, Friedman M (1976) Multivariate prediction of coronary heart disease during 8.5 year follow-up in the Western Collaborative Group Study. Am J Cardiol 37: 903–910

Rosenman RH, Friedman M (1977) Modifying type A behavior pattern. J Psychosom Res 21: 323–331

Rosenman RH, Friedman M, Byers SO (1966) Glucose metabolism in subjects with behavior pattern A and hyperlipemia. Circulation 33: 704–707

Rosenman RH, Rahe RH, Borhani NO, Feinleib M (1976) Heritability of personality and behavior. Proceedings of the first international congress of twin studies. Rome, Italy, November 1974. Acta Genet Med Gemello (Rome) 25: 221–224

Roskies E, Spevack M, Surkis A (1978) Changing the coronary-prone (type A) behavior pattern in a nonclinical population. J Behav Med 1: 202–216

Roskies E, Kearney H, Spevack M (1979) Generalizability and durability of the treatment effects in an intervention program for coronary-prone (type A) managers. J Behav Med 2: 195–207

Schlesser MA, Winokur G, Sherman BM (1980) Hypothalamic-pituitary-adrenal axis activity in depressive illness. Arch Gen Psychiatry 37: 737–743

Schmidt TH (1980) Tagesperiodische und situative Veränderungen des Kreislaufverhaltens. In: *Palm D, Rudolph W* (Hrsg) Symposion über den Beta-Rezeptorenblocker, Carazolol. Experta Medica, Amsterdam Oxford Princeton, S 112–135

Schmidt TH (1981) Koronargefährdende Verhaltensweisen und Situationshypertonie – Anmerkungen zu soziobiologischen Aspekten der koronaren Herzkrankheit. In: *Dembroski TM, Halhuber MJ* (Hrsg) Psychosozialer „Stress" und koronare Herzkrankheit 3. Verhalten und koronare Herzkrankheit. Springer, Berlin Heidelberg New York, S 129–168

Schmidt TH (1982) Die Situationshypertonie als Risikofaktor. In: *Vaitl D* (Hrsg) Essentielle Hypertonie. Psychologisch-medizinische Aspekte. Springer, Berlin Heidelberg New York, S 77–111

Schmidt TH, Undeutsch K, Dembroski TM, Hahn R, Langosch W, Neus H, Rüddel H (1982) Kardiovaskuläre Risikofaktoren und Typ-A-Verhalten. Verh Dtsch Ges Inn Med (in Vorbereitung)

: *Schmidt TH, Undeutsch K, Dembroski TM, Langosch W, Neus H, Rüddel H* (1982) Cardiovascular reactions during the type A interview. Activ Nerv Sup (Suppl) (in press)

Schömig A, Lüth B, Dietz R, Gross F (1976) Changes in vascular smooth muscle sensitivity to vasoconstrictor agents induced by corticosteroids, adrenalectomy, and differing salt intake in rats. Clin Sci Mol Med 51: 51–63

Selye H (1970) The evolution of the stress concept. Am J Cardiol 26: 289–299

Shekelle RB, Schoenberger JA, Stamler J (1976) Correlates of the J. A. S. type A behavior pattern score. J Chron Dis 29: 381–394

Stern MP, Kolterman OG, Fries JF, McDevitt HO, Reaven GM (1973) Adrenocortical steroid treatment of rheumatic diseases. Effects on lipid metabolism. Arch Intern Med 132: 97–101

Suinn R (1975) The cardiac stress management program for type A patients. Card Rehabil 5: 13–15

Suinn R, Bloom LJ (1978) Anxiety management training for pattern A behavior. J Behav. Med 1: 25–35

Suinn RM (1978) The Coronary-Prone Behavior Pattern: a Behavioral approach to intervention. In: *Dembroski TM, Weiss SM, Shields JL, Haynes SG, Feinleib M* (eds) Coronary-prone behavior. Springer, Berlin Heidelberg New York

Thomas CB, Ross DC, Duszynski KR (1975) Youthful hypercholesteremia: Its associated characteristics and role in premature myocardial infarction. Johns Hopkins Med J 136: 193–208

Trousseau A (1882) Clinical medicine. Philadelphia

Troxler RG, Sprague EA, Albanese RA, Fuchs R, Thompson AJ (1977) The association of elevated plasma cortisol and early atherosclerosis as demonstrated by coronary angiography. Atherosclerosis 26: 151–162

Wallace RK, Benson H (1972) The physiology of meditation. Sci Am 226: 84–90

Waltz EM (1981) Soziale Faktoren bei der Entstehung und Bewältigung von Krankheit – ein Überblick über die empirische Literatur. In: *Badura B* (Hrsg) Soziale Unterstützung und chronische Krankheit. Zum Stand sozialepidemiologischer Forschung. Suhrkamp, Frankfurt

Williams RB (1982) Correlates of angiographic findings. In: *Dembroski TM, Schmidt TH,*

Blümchen G (eds) Biological basis of coronary heart disease. Karger, New York (in press)
Williams RB, Haney TL, Lee KL, Kong Y, Blumenthal JA, Whalen RE (1980) Type A behavior, hostility, and coronary atherosclerosis. Psychosom Med 42: 539–549
Willins FA, Keys TE (1941) Cardiac Classics. *Mosby CV*, St Louis
Wolpe J (1958) Psychotherapy by reciprocal inhibition. Stanford Univ Press
Zyzanski SJ (1978) Coronary prone behavior pattern and coronary heart disease: Epidemiological evidence. In: *Dembroski TM,*
Weiss SM, Shields JL, Haynes SG, Feinleib M (eds) Coronary-prone behavior. Springer, Berlin Heidelberg New York
Zyzanski SJ, Wrześniewski I, Jenkins CD (1979) Cross-cultural validation of the coronary-prone behavior pattern. Soc Sci Med 13(A):405–412
Zyzanski SJ, Jenkins CD (1970) Basic dimensions within the coronary-prone behavior pattern. J Chronic Dis 22: 781–795
Zyzanski SJ, Jenkins CD, Ryan TJ (1976) Psychological correlates of coronary angiographic findings. Arch Inter Med 136: 1234–1237

Psychotherapie und Gesundheitserziehung bei Herzinfarktkranken

Von M. J. Halhuber

„Nach einem Herzinfarkt sind mehr Probleme im Hirn als im Herzen". Dieses Zitat des niederländischen Kardiologen *N. Weeda* gibt als Sloganverkürzung meine eigenen Erfahrungen aus 14 Jahren als ärztlicher Direktor einer kardiologischen Rehabilitationsklinik mit Anschlußheilmaßnahmen (Frührehabilitation) wieder. In den Jahrzehnten vorher, als Oberarzt einer Universitätsklinik, wäre mir eine solche Aussage erstaunlicherweise nicht richtig erschienen. Verändert der Standort so sehr unser Blickfeld oder hat sich medizinzeitgeschichtlich unsere Sensibilität für psychosoziale Zusammenhänge gewandelt? Vermutlich beides. Natürlich verteilen sich die Gewichte im Einzelfall unterschiedlich. Bei manchen Patienten stehen sicher die „organkardiologischen" Probleme im Vordergrund, bei vielen aber die „ökokardiologischen". Deshalb ist mir dieser Aspekt im Rahmen der umfassenden Rehabilitation nach Herzinfarkt besonders wichtig. Da die Übergänge zwischen Gesundheitserziehung und Psychotherapie gerade beim Koronarkranken fließend sind, werden hier beide ärztlichen Aufgaben gemeinsam abgehandelt.

Für einen engen Zusammenhang von Psychotherapie und Gesundheitsbildung sprechen auch neue Erkenntnisse der interdisziplinären Forschung, die in den folgenden 3 Leitsätzen zusammengefaßt sind:

1. Die koronare Herzkrankheit und ihre Folge, der Herzinfarkt, hängen eng mit unserem Lebensstil zusammen. Hier geht es um Risikodispositionen (*Dembroski* u. *Halhuber* 1981), soziale Risikosituationen (*Siegrist* 1982), sowie das Fehlen von Schutzfaktoren (*Epstein* 1982).

2. Jeder chronisch Kranke, besonders aber der Koronarkranke, muß mündig und Spezialist in seiner eigenen Krankheit werden, um richtig mit ihr umgehen zu können. Hier geht es um die Begriffe der „Therapietreue", des „tragfähigen Bündnisses" zwischen Arzt und Patient, die sog. „Compliance" (*Schrey* 1977).

3. Auch der Infarktpatient kann unter günstigen Umständen als bedingt gesund gelten – wie ein Zuckerkranker –, und so sollte er auch von seiner Umwelt gesehen werden. Hier geht es um „Überlebensqualität" (*Kellermann* 1982), um Wiederaufnahme der Arbeit (*Angster* u. *Glonner* 1979) und um Partnerschaftsprobleme (*C. Halhuber* 1980).

Psychotherapeutische und gesundheitserzieherische Maßnahmen in der Akutphase (Intensivpflege und Normalstation des Akutkrankenhauses)

Schon in der Wachstation (coronary care unit) müssen und können diese Maßnahmen beginnen. Viele Patienten erzählen, daß sie mit der Aufnahme dort das Zigarettenrauchen für immer aufgegeben haben, weil Schwestern, Krankengymnastinnen und Ärzte ihnen dies schon unter den besonderen Bedingungen des noch akuten Leidensdrucks richtig nahegelegt haben.

Die Normalstation ist dann der richtige Ort und im Gesamtablauf der richtige Zeitpunkt, um dem Patienten Broschüren und Bücher auf das Nachtkästchen zu legen, die ihn informieren und motivieren, den Schwestern und Ärzten jene Fragen zu stellen, deren Beantwortung ihm hilft, sein künftiges Lebensschicksal selber besser zu gestalten.

Nur an wenigen Allgemeinstationen haben Ärzte, Schwestern, Sozialarbeiter und Krankenhausseelsorger bisher versucht, Gruppengespräche mit mehreren zur selben Zeit aufgenommenen Infarktpatienten zu arrangieren. Ich bin mir der bestehenden Schwierigkeiten und Hindernisse bewußt, meine aber, daß die Zeit für solche Wagnisse reif ist.

Psychotherapeutische und gesundheitserzieherische Maßnahmen in der Reha-Klinik oder Reha-Einheit des allgemeinen Krankenhauses

In der Aufbauphase (WHO-Phase 2a) sind die besten Bedingungen für intensive Bemühungen dieser Art gegeben. Der Abstand vom akuten Ereignis ist noch nicht so groß, daß der motivierende Leidensdruck verebbt, und die Rückkehr in den Alltag (beruflich und familiär) nahe genug ist, um die auf den Patienten zukommenden Probleme zu erkennen. Deshalb steigern sich Angst, Verleugnung, Depression und Übermotivation gerade in dieser Phase, denn die Umstellung auf einen neuen Lebensstil ist ein mühsamer und allmählicher Lernprozeß. Nach

4 Wochen liest deshalb der Patient dasselbe Buch mit anderer Aufmerksamkeit als in der 1. Woche. Nun können auch Filme Stichworte für Gruppengespräche liefern. Es geht aber nicht nur um die notwendige Information (z. B. über das persönliche Risikoprofil), sondern auch um die Motivation zu einer Änderung des Krankheitsverhaltens und die Erfahrung der neuen Grenzen und Möglichkeiten der Belastbarkeit.

In diesem Zusammenhang muß auch auf die psychotherapeutischen Aspekte der Bewegungstherapie und des Aufbautrainings hingewiesen werden. Alles, was in den englischen Stichworten: „information, coping, compliance, learning by doing" erfaßt wird, sollte in dieser Phase sowohl in der Einzelberatung als auch im Infarktgruppengespräch zum Tragen kommen.

An dieser Stelle seien die 5 Ziele jeder Rehabilitation erörtert, wie sie Robert *S. Eliot* (1979), Kardiologe in den USA, proklamiert hat, der aus eigener existentieller Not und Erfahrung das Streßkonzept und die Psychotherapie am konsequentesten in eine umfassende Nachsorge integriert hat. Dabei sollte die Reihenfolge der Aufgaben und Ziele – auch für die Angehörigen – besonders beachtet werden.

1. Annahme der Krankheit (acceptance of the disease)

Gerade in der Aufbauphase, wenn der Patient wieder unter alltagsnahen Bedingungen zu leben lernen muß, ist dieses Ziel für alle Beteiligten primär. In Gruppengesprächen mit anderen Patienten und dem Lebenspartner kommt der Infarktkranke diesem Ziel m. E. noch leichter nahe als in der Einzelberatung. Eine befriedigende Lebensqualität setzt die Annahme der Krankheit, den Friedensschluß mit dem Schicksal, voraus.

2. Wissen von der Krankheit, das dem Patienten erlaubt, bessere Entscheidungen für seine Zukunft zu treffen (knowledge of the disease, thereby permitting the patient, to make better decisions for his future)

Ausreichende Information ist Voraussetzung und Teil der Motivation für einen neuen, adäquaten Lebensstil. Die klare Abgrenzung einer individuellen Informationsvermittlung, die eine ebenso individuelle Zukunftsgestaltung nicht aus den Augen verliert, von einem vagen Halbwissen des Laien über Morphologie und Physiologie des Infarktgeschehens, scheint mir besonders wichtig. Sowohl das Buch von *C. u. M. Halhuber* „Sprechstunde: Herzinfarkt"[1] wie der für Patienten gemachte Film „Die koronare Herzkrankheit"[2] sind unter der Zielvorstellung entstanden, den Patienten zum „Spezialisten in der eigenen Krankheit" zu erziehen und sollten gerade in der Aufbauphase nochmals Stichworte für Arzt-Patient-Konferenzen liefern. Aber auch die Lektüre der auf dem Büchermarkt zunehmenden Eigenberichte von betroffenen Journalisten und Schriftstellern kann nach meiner Erfahrung eine gute Hilfe zur Information, Motivation und Identifikation sein.

3. Emotionale, seelische Unterstützung (emotional support)

Auch dieses Ziel, wie das erste, wird m. E. in einer möglichst geschlossenen Infarktgesprächsgruppe eher und leichter erreicht als in der Einzelberatung. An der Klinik Höhenried wurden und werden deshalb seit Jahren Infarktpatienten für die Anschlußheilbehandlung „Stationäre Frührehabilitation", im unmittelbaren Anschluß an die Behandlung im Akutkrankenhaus, in geschlossenen Gruppen zu 20 Personen einberufen, damit in diesen Stationsgruppen, die ein- bis zweimal pro Woche zusammenkommen, Vertrautheit und Geborgenheit entstehen können.

4. Therapietreue und dauerhafte Verhaltensdisziplin (sustained adherence)

Diese Umschreibung meint die neudeutsche Bezeichnung „Compliance", die wir noch lieber als „tragfähiges Bündnis zwischen Arzt und Patient" kennzeichnen, weil es sich wirklich um eine Interaktion zwischen beiden handelt (es gibt ja auch eine Noncompliance des Arztes), und der Verdacht einer einseitigen Manipulation und primitiven Gebots- und Verbotssituation immer wieder naheliegt.

In der Aufbauphase wird die Basis für eine Jahrzehnte notwendige Einnahmedisziplin und -tradition, ja Gewohnheit, geschaffen, die ja nicht nur die Medikamente (z. B. Nitrokörper und Betablokker), sondern auch die Eß- und Trinkgewohnheiten betrifft.[3]

5. Erreichen des bestmöglichen Niveaus aller Funktionen (reaching the optimal functional level)

Es scheint mir beachtenswert, daß Robert S. Eliot dieses Ziel erst zuletzt nennt – last but not least –, weil es eben die Erfüllung

---

1 4. Auflage 1981, Graefe und Unzer, München
2 von Pharma Schwarz-Monheim leihweise zu bekommen

3 Welche Bedeutung die Compliance-Probleme in Klinik und Praxis bekommen haben, wird bei der Lektüre des Buches „Compliance in Health Care, edited by *R. Brian Haynes, D Wayne Taylor,* and *David L. Sakkett,* by The Johns Hopkins University Press, Baltimore, 1979, die nicht nur jedem Rehakliniker empfohlen wird, deutlich

der vorgenannten 4 Aufgaben voraussetzt. Auch die bestmögliche Belastbarkeit und Leistung im Rahmen eines Ausdauertrainings und Rehabilitationsprogramms wird erst erreicht, wenn vom Patienten die Realität der Dauerbehinderung akzeptiert wurde, wenn er seine Grenzen wie seine Möglichkeiten erkennt und versteht, wenn er in Partnerschaft und Gruppenerlebnissen Geborgenheit findet, und wenn er diszipliniert neue, „gesündere", Verhaltensmuster einübt.

Literatur

Angster H, Glonner R (1979) Medizinische und berufliche Rehabilitation Herzinfarktkranker durch umfassende Nachbetreuung. Landesversicherungsanstalt Oberbayern. München

Dembroski T, Halhuber MJ (Hrsg) (1981) Psychosozialer „Stress" und koronare Herzkrankheit, Bd III. Springer, Berlin Heidelberg New York

Eliot RS (1979) Stress and the major cardiovascular disorders. Futura Publ. Comp., Mount Kisco/NY

Epstein F (1982) In: *Mathes P, Halhuber MJ* (eds) Controversies in cardiac rehabilitation. Springer, Berlin Heidelberg New York

Halhuber C (1980) Rehabilitation in ambulanten Koronargruppen. Springer, Berlin Heidelberg New York

Halhuber C, Halhuber MJ (1981) Sprechstunde Herzinfarkt. 4. Aufl. Graefe & Unzer, München

Kellermann J (1982) 2. Weltkongreß für kardiologische Rehabilitation, Jerusalem 1981. Karger, Basel

Schrey A (1977) Patienten-Compliance. Witzstrock, Baden-Baden Köln New York

Siegrist J (1982) In: *Mathes P, Halhuber MJ* (eds) Controversies in cardiac rehabilitation. Springer, Berlin Heidelberg New York

Partnerprobleme nach Herzinfarkt – oder: „eine Krankheit – zwei Patienten"

Von C. Halhuber

Der Herzinfarkt trifft nicht nur den Patienten, sondern auch dessen Familie, und zwar ganz besonders den Lebenspartner. Gespräche mit Ehefrauen in der Frühphase des Infarkts, während der Patient noch auf der Intensivstation lag, machten das ebenso deutlich wie die Interaktion zwischen den Partnern in sog. „ambulanten Koronargruppen" oder bei Infarktpatiententreffen in der Rehabilitationsklinik Höhenried der LVA Oberbayern. Die Ehefrauen klagten vor allem über die gesellschaftliche Isolierung, der sie und der Ehemann nach dem Infarkt ausgesetzt seien, vor allem, wenn man sich gemeinsam bemühe, den Vorschriften und Empfehlungen der Ärzte nachzukommen: *„Am Stammtisch darf mein Mann ja nicht mehr mitessen, mittrinken und mitrauchen, und auf den Sportplatz kommt keiner mit."* Bleibt der Ehemann nach dem Herzinfarkt erwerbsunfähig und wird berentet, so verstärkt sich die Isolation.

Während im anglo-amerikanischen Sprachraum auch die psychosomatischen Probleme der Angehörigen akut und chronisch Kranker bearbeitet werden, finden sich darüber im deutschen Sprachraum kaum Veröffentlichungen.

Ambulante Koronargruppen

In den letzten Jahren hat sich neben der Akutbehandlung auf der Intensivstation eines Krankenhauses, der möglichst kurzfristigen Rekonvaleszenz im Krankenhaus und dem sog. Anschlußheilverfahren in einem Haus des Rentenversicherungsträgers eine neue Form der ambulanten Nachsorge am Wohnort institutionalisiert: die ambulante Koronargruppe. *Dadurch besteht die Chance, somatische und psychosoziale Aspekte des Herzinfarkts nicht nur bei den Betroffenen, sondern auch bei ihren Lebenspartnern erkennen und behandeln zu können.*

Psychosomatische Auswirkungen auf die Ehefrau des Infarktpatienten

Geht man den psychosomatischen Auswirkungen des Infarkts auf die Ehefrauen der Patienten nach, so zeigt sich, daß schon während der Zeit der stationären Behandlung der Ehemänner 37% der Ehefrauen über belastende Beeinträchtigungen ihres seelischen Wohlbefindens klagen. Angst, Depressionen, Abgeschlagenheit, Schlaflosigkeit und Nervosität beeinträchtigen die infarktkranken Männer dagegen nur in 11% der Fälle (*Mayou* et al. 1978).

Weitere Klagen der Ehefrauen sind Affektinkontinenz, Schlaflosigkeit, Inappetenz und Gefühle von Taubheit und Lähmung in den Extremitäten. Auch andere maßgebliche Parameter seelischen Ungleichgewichts, wie z. B. Erschöpfung, Anspannung, Nervosität, Konzentrationsschwäche und Reizbarkeit sind mehr oder weniger deutlich ausgeprägt. Etwa jede 5. Ehefrau konsultiert nach dem Infarkt des Mannes wesentlich häufiger den Arzt als vorher. *Nur die Hälfte der Paare kann über das Infarktgeschehen und seine Folgen befriedigend miteinander sprechen.* Ein kleiner Teil der Frauen ist in ständiger Sorge, daß die Ehepartner sich körperlich übernehmen, ein anderer Teil, daß sie sich körperlich zu wenig belasten.

Ein Drittel der Ehefrauen bemuttert die Ehemänner offensichtlich, weitere 13% tun dies eher versteckt und 29% gelegentlich. Etwa ⅓ der Patienten selbst ertragen diese Bemutterung nur widerwillig und 15% weisen sie offen zurück (*Mayou* et al. 1978).

Probleme in der Partnerbeziehung

Im Gruppengespräch in den ambulanten Koronargruppen wird immer wieder deutlich, wie schwierig die ersten beiden Jahre nach dem Infarkt für die Ehepartner sind, und daß sich dabei bei etwa ⅕ der Betroffenen die partnerschaftliche Beziehung zusehends verschlechtert.

Auf der anderen Seite zeigt sich bei etwa ¼ der Paare, daß sich ihre Beziehung vor dem düsteren Hintergrund der Krankheit – und weil man mehr Zeit füreinander hat bzw. sich mehr Zeit füreinander nimmt – intensiviert und vertieft. Dennoch ist die psychosomatische Beeinträchtigung der Frauen eine ganz beträchtliche, sie persistiert über lange Zeit und ist eigentlich mit der der Patienten selbst zu vergleichen. Dazu schreiben *Mayou* et al. (1978): „Die Ehefrau hat sichtlich auch einen entscheidenden Einfluß auf die Rehabilitation des Patienten: durch Ermutigung oder Bemutterung und dadurch, daß sie über Krankheit und Zukunft mit ihm spricht,

Pläne macht und auch mit den Ärzten spricht. Sie kann den Ehemann in seinen Bemühungen um Bewegungstherapie, Ernährung, Nichtrauchen unterstützen, vor allem wenn sie diese Dinge mit ihm tut. Daher sollte der ärztliche Rat auch der Ehefrau gegeben werden, damit sie einen positiven Einfluß hat und nicht überprotegiert." Mayou fordert daher mehr Beratung und eine größere praktische Unterstützung der Ehefrauen und Partner, und zwar schon, wenn der Patient noch im Krankenhaus ist, aber auch während seiner Rehabilitation. *Beratung und Hilfe brauchen die Ehefrauen auch, weil die Mehrzahl der Patienten von sich aus ohne kardiologische Begründung und Notwendigkeit jede Mithilfe im Haushalt oder Garten einstellt und somit für die Ehefrauen, vor allem wenn sie nun auch noch berufstätig sein müssen, eine beträchtliche und oft unzumutbare Mehrarbeit anfällt.*

Gesprächstherapie mit den Ehefrauen

48 Ehefrauen der Teilnehmer zweier „Slow-floating-Gruppen" kamen erstmals in Kontakt mit uns während der Zeit der stationären Behandlung ihrer Ehemänner auf der Intensivstation des Hauses. Das gleiche gilt für die Ehemänner der Infarktpatientinnen und die 14jährigen Zwillingstöchter einer verwitweten Infarktpatientin.

In den ersten analytisch orientierten Gesprächen fiel bei den Frauen die schwere generelle Verstörung über die plötzliche und bedrohliche Erkrankung des Mannes auf, eine panikartige, diffuse Angst vor einer noch unbestimmten existentiellen Bedrohung beider bzw. der ganzen Familie. Die Angst wurde entweder passiv-leidend erlebt und mühsam ertragen oder ausagitiert; dabei drückten die

Frauen aus, wie quälend es sei, nichts tun zu können, als auf den nächsten Tag bzw. die nächste Besuchszeit zu warten. Während am ersten und zweiten Tag Angst und Aktion den Eindruck machten, als ob sie sich vor dem Hintergrund eines ungewohnten Gefühls von Realitätsverlust („Ich werde noch verrückt dabei!") ereigneten, konkretisierte sich die Furcht in der Folgezeit: „Wird mein Partner sterben?" – „Wird er arbeitsunfähig sein?" – „Wird sich so etwas wie dieser Herzinfarkt wiederholen?"

Zugleich suchten die Frauen nach Erklärungen, wobei sie die Ursachen fast immer in Überarbeitung und Streß sahen, aber im Gegensatz zu den Patienten auch das Zigarettenrauchen mit ansprachen. *In der Folgezeit beschuldigten sich die Frauen jedoch zunehmend selbst, vor allem wenn sie „ohne Not" in einem befriedigenden Beruf tätig waren:* „Ich hätte mich mehr um ihn kümmern sollen!" – „Die Kinder standen so im Vordergrund!" – „Der Haushalt hat mich soviel Zeit gekostet, da ist er oft zu kurz gekommen!"

Zugleich faßten viele Frauen den Entschluß, nun alles besser zu machen und möglichst viel für ihren Mann bzw. seine Gesundheit zu tun. Sie waren dankbare Abnehmerinnen von Pflichten aller Art, die ihnen nach Verlegung des Patienten auf die Allgemeinstation aufgetragen wurden.

Noch von der Intensivstation aus erfolgte nun das Angebot an die Ehefrauen, einmal wöchentlich zum Gespräch kommen zu können, auch nach der Entlassung des Mannes aus der stationären Behandlung. Fast alle machten davon Gebrauch, so lange der Ehemann stationär in der Klinik behandelt wurde. 20 Frauen kamen – unregelmäßig – auch nach Entlassung des Mannes, 5% auch noch nach 6 Monaten, so auch die durch die Erkrankung der Mutter erheblich verängstigten 14jährigen Zwillingsschwestern.

Probleme nach den Entlassung

Während die Frauen zwar einerseits die Entlassung des Partners aus dem Krankenhaus begrüßten, äußerten die meisten zugleich Ängste, wenn der Mann mehr als einige wenige Tage nach Hause entlassen werden sollte, z. B. weil das Anschlußheilverfahren beim zuständigen Rentenversicherungsträger aus organisatorischen Gründen erst später begann. Etwa ⅓ der Frauen klagte über zunehmende Angst, Unsicherheit, Spannungsgefühle bis zu hilfloser Reizbarkeit sowie Einschlaf- und Durchschlafstörungen, die sich in den Tagen vor und nach der Entlassung des Mannes aus der stationären Behandlung steigerten.

Das *Anschlußheilverfahren in der Rehabilitationsklinik* wurde von den Frauen sehr unterschiedlich gesehen. Bei einigen wurde eine gewisse Anspruchshaltung deutlich: „Das steht meinem Mann jetzt zu, er hat sich halbtot gearbeitet; hoffentlich bringt es etwas!" Andere Frauen fürchteten, daß der Mann während dieser Zeit körperlich zu sehr belastet würde, oder daß man ihn zu „Hungerkuren zwingen" würde. Einige wenige Frauen äußerten auch ihre Besorgnis bezüglich des sprichwörtlichen Kurschattens (sie wurden durch einen Teilnehmer einer Koronargruppe in ihren generellen Befürchtungen bestätigt). Andererseits wurden irrationale Hoffnungen in das Anschlußheilverfahren gesetzt – im Sinne einer „Restitutio ad integrum". *Meist empfanden sich die Frauen als zu wenig informiert über das, was den Ehemann in der Rehabilitationsklinik erwartet.*

Nach Rückkehr aus der Rehabilitationsklinik ergaben sich neue Probleme. Schon nach kurzer Zeit äußerten die Frauen ihre Sorge, die in manchen Fällen bis zu Gefühlen der Verzweiflung ging, darüber, daß sie sich zwar als *mitverantwortlich* empfanden für die Gesunderhaltung ihres Mannes, und daß ihnen Gewichtsabnahme, Nichtrauchen, Diät und medikamentöse Compliance des Ehemannes von den behandelnden Ärzten aufgetragen worden waren, daß jedoch über die *Realisierung dieses Auftrags kaum gesprochen* worden war. *Besonders deutlich wurde die Unsicherheit der Frauen bezüglich der körperlichen Belastbarkeit des Ehemanns. Hier waren sie im allgemeinen eher ein Hemmschuh und entwickelten deshalb zugleich Schuldgefühle, konnten aber keine konkrete Vorstellung darüber erwerben, wie sehr der Partner sich körperlich belasten durfte und sollte.*

Die *Furcht der Frauen vor einer möglichen Überlastung des Mannes* schien vor allem durch Stenokardien reaktiviert zu werden. Frauen, die Nichtrauchen, Gewichtsabnahme und richtig dosierte Bewegungstherapie sowie Medikamenteneinnahme als den Preis für das Leben ihres Mannes bzw. dessen soziale Existenz als Ernährer und Oberhaupt der Familie ansahen, und die sich oft lange in der Phase des „Verhandelns" nach *E. Kübler-Ross* (1969) befanden, entwickelten schwere Schuldgefühle, wenn es ihnen nicht gelang, ihrer vermeintlichen Pflicht nachzukommen und ihren Auftrag zu erfüllen. Es waren die Frauen, die in ständiger Angst vor einem möglichen plötzlichen Herztod ihres Partners lebten, die auch nachts im Bett immer wieder überprüfen, ob ihr Mann überhaupt noch atmet. *Die irrationalen eigenen Schuldgefühle wurden dann z. T. auf die Männer projiziert.* Die sich daraus ergebenden Vorwürfe durften natürlich nicht aus- und angesprochen werden, weil der Partner ja „ein Schwerkranker" und deshalb zu schonen war. So entwickelte sich vor allem in den Partnerschaften, in denen die Ehemänner die Überprotektion durch die Frau nur schwer ertrugen oder rundweg ablehnten, mühsam kaschierte Spannungen, oft mit verstecktem Haß auf den anderen.

Bedeutung des Einzelgesprächs: Wir haben die Überzeugung gewonnen, daß hier nur das Angebot eines Einzelgesprächs weiterhilft, in dem die unter hohem Innendruck stehenden Frauen ihre Ängste, aber auch ihren Zorn auf den Partner aussprechen können und dürfen. Erst von da aus bzw. danach kann gemeinsam versucht werden, die Hintergründe dieser Gefühle und des damit verbundenen Verhaltens zu erhellen und nach besseren Lösungen zu suchen. Zweifellos wären in dieser Phase regelmäßige Gruppengespräche hilfreich und entlastend, zusammen mit den Ehemännern bzw. Lebenspartnern oder in reinen Frauengruppen. Natürlich haben auch die Partner von Infarktpatientinnen ähnliche Probleme.

Problemkreis Sexualität

In Einzel- eher als im Gruppengespräch werden auch die sexuellen Probleme vieler Paare nach dem Herzinfarkt deutlich. *Mehr als die Hälfte der Patienten mit Herzinfarkt, die sonst beschwerdefrei und leistungsfähig sind, geben – auch im jüngeren bis mittleren Lebensalter – Libido- und Potenzstörungen an.*

Die *Hauptursachen von Potenzstörungen* nach dem Herzinfarkt sind nicht körperlicher, sondern seelischer Natur. Die erstaunliche Zurückhaltung zwischen Ärzten und Patienten, wenn es um Sexualprobleme geht, hat wohl auch mit der Tatsache zu tun, daß Koronarpatienten und ihre Ärzte meist einer Generation angehören, in der Fragen der Sexualität noch sehr tabuisiert sind. Ängste des Patienten und des Lebenspartners bleiben unbesprochen und unkorrigiert und wirken sich störend auf das Sexualleben der Betroffenen aus.

Ängste wovor? Zunächst einmal davor, daß die körperlich-seelische Belastung beim Sexualakt schädlich oder gefährlich für das Herz sein könnte. Kann die unvermeidliche Belastung, die spürbare Steigerung des Herzschlags und die Beschleunigung der Atmung nicht doch zu einer Verschlechterung des Herzzustands oder gar zu einem plötzlichen „Liebestod" führen? Diese heimliche Angst, über die man natürlich nicht gerne spricht, *hat nicht nur der Patient, sondern auch sein Lebenspartner.*

Nicht nur der Patient und sein Partner fühlen sich unsicher, häufig ist es auch der befragte Arzt. Auch er neigt dazu, die körperlich-seelische Belastung beim Koitus zu überschätzen.

Die Dunkelziffer des plötzlichen Herztods während sexueller Betätigung ist sicherlich schwer abzuschätzen und die entsprechenden Schauergeschichten, die meist Personen des öffentlichen Lebens betreffen, werden hinter vorgehaltener Hand weitererzählt. Sie betreffen in der Mehrzahl der Fälle außereheliche Beziehungen.

Nach aller ärztlicher Erfahrung, wie auch nach der spärlichen Literatur zu diesem Thema, ist der plötzliche Herztod während des Geschlechtsverkehrs außerordentlich selten. Eine korrekt durchgeführte Untersuchung über den Tod beim Koitus kommt aus Japan: Von 5 559 Fällen eines plötzlichen Tods ereigneten sich 34 während sexueller Aktivität, 18 der Verstorbenen hatten eine Herzerkrankung. Von diesen 18 Todesfällen ereigneten sich 80% während einer außerehelichen Begegnung, 50% in einem Hotelzimmer (*Ueno* 1963).

Es gibt nur wenig informative Literatur für Ärzte und Patienten zu diesem Thema. Seit den Untersuchungen von *H. K. Hellerstein* und *E. H. Friedman* können wir jedoch die Beruhigung haben und weitergeben, daß die seelisch-körperliche Belastung beim Koitus zwar zu einer Beschleunigung von Herztätigkeit und Atmung führt, daß auch der Blut-

druck ansteigt, daß diese jedoch der Wirkung einer fahrradergometrischen Belastung von ca. 75 Watt entsprechen (*Hellerstein* u. *Friedman* 1969).

Praktisch bedeutet dies, daß ein Patient, der 75 Watt auf dem Fahrradergometer ohne wesentliche Beschwerden leistet, eine Treppe hochsteigen oder raschen Schritts um einen Häuserblock gehen kann, seine vor der Herzerkrankung gewohnten sexuellen Aktivitäten ohne Sorge wieder aufnehmen kann. Er *sollte* sie auch wieder aufnehmen, denn bei allen Untersuchungen über Alterssexualität ergab sich, daß in der 2. Lebenshälfte nichts so sehr beeinträchtigt, wie der „*Trainingsverlust*". Man darf also nicht aus der Übung, aus der Gewohnheit kommen, denn nach Wochen, Monaten oder Jahren scheint es auf allen Gebieten sehr schwierig zu sein, dort wieder anzufangen, wo man einmal aufgehört hat.

Patient und Partner sollten also durchaus ermutigt werden, ihre sexuellen Kontakte wieder aufzunehmen, wenn der Patient aus dem Krankenhaus entlassen und alltagsbelastbar ist.

Was den Problemkreis Sexualität anbetrifft, so liegt das Risiko eines erneuten Herzinfarkts bzw. eines plötzlichen Herztods nicht im Koitus selbst, sondern vielmehr in belastenden Begleitumständen.

Nach einem Infarkt kommt es oft durch Wochen oder Monate zu Depressionen mit Selbstwertzweifeln aller Art; dann sind Libido und Potenz auch durch *Versagensängste* beeinträchtigt. Diese führen im Sinne einer sich selbst erfüllenden Prophezeiung zu weiteren Potenzstörungen und im Laufe der Zeit zu einem „Trainingsverlust". Gerade Männer können durch geringfügige Anzeichen nachlassender sexueller Einsatzfähigkeit in derartige Vollbringungsängste geraten, daß sie im entscheidenden Augenblick tatsächlich „nichts mehr vollbringen".

90% aller Potenzstörungen bei Infarktpatienten resultieren aus der verheerenden Kombination von Leistungsdruck und Versagensangst. Viele Männer machen den Fehler, sich auf die Erektionsfähigkeit zu konzentrieren, statt auf die Zärtlichkeit, die sie geben, und die Lust, die sie erleben wollen. So verringern sie selbst die Wahrscheinlichkeit einer Erektion. Es scheint wichtig, daß der Arzt mit beiden Partnern ihre Wünsche und ihre Ängste beim sexuellen Kontakt bespricht. Daher muß der Lebenspartner immer mit in das Gespräch mit dem Herzkranken einbezogen werden, *denn die Einstellung der Partner zueinander und die Einstellung zur Sexualität* spielt besonders nach dem Herzinfarkt eine wichtige Rolle. Wird Sexualität von beiden Partnern als bereichernde Möglichkeit gesehen und haben beide an körperlicher Intimität Interesse und Freude, so kommt es kaum zu Störungen, vor allem wenn Versagens-, Schädigungs- und Todesängste beiden Partnern genommen sind.

Schlußfolgerungen

Konkrete Furcht und irrationale Angst sollten also zuerst einmal ausgesprochen werden können, dann müssen die Hintergründe bearbeitet werden. Ein großer Teil der Spannungen zwischen Männern und Frauen kann schon dadurch vermieden werden, daß die Frauen präziser und konkreter erfahren, was nach einem Herzinfarkt zu tun ist und was getan wird und daß sie Hilfe bei der Realisierung der therapeutischen Nah- und Fernziele erhalten. Im Schutz der Gruppe könnten beide Partner Angst und Zorn, Schuldgefühle und Verzweiflung äußern und aufarbeiten.

Sieht man zwei mögliche partnerschaftliche Fehlentwicklungen nach dem Herzinfarkt eines Partners, die wir als „Pascha"- oder „Kindchenrolle" des Infarktkranken beschrieben haben (*Halhuber* 1980), so läßt sich die „Kindchenrolle" und die dazu komplementäre der überprotegierenden Ehefrau-Mutter in der ambulanten Koronargruppe am besten bearbeiten.

Literatur

Halhuber C (1977) Sexualberatung von Koronarkranken. Ther Ggw. 115:6

Halhuber C (1980) Rehabilitation in ambulanten Koronar-Gruppen. Ein humanökologischer Ansatz. Springer, Berlin, Heidelberg, New York

Hellerstein HK, Friedman EH (1969) Sexual activity and the postcoronary patient. Med Aspects Human Sex 3:70–96

Kübler-Ross E (1969) On death and dying, MacMillan, New York

Mayou R, Foster A, Williamson B (1978) The psychological and social effects of myocardial infarction on wives. Br Med J 1: 699–701

Ueno M (1963) The so-called coital death. Ipn J heg Med 17:535

Zur Psychosomatik der essentiellen Hypertonie – Die Situation als Krankheitsfaktor

Von Th. von Uexküll

Situation und situative Blutdruckanstiege

Obwohl wir über wirksame Medikamente verfügen, um einen hohen Blutdruck zu normalisieren, ist die essentielle Hypertonie noch immer ein exemplarisches Beispiel für die Tatsache, daß wir Patienten nur dann richtig verstehen, ihre Krankheit nur dann richtig diagnostizieren und behandeln können, wenn wir sie in ihrer biografisch entstandenen Lebenssituation sehen, und uns klar machen, daß der Arzt kein außenstehender Beobachter, sondern Teil der Lebenssituation des Kranken ist.

Der enge Zusammenhang zwischen Lebenssituation und Blutdruckverhalten läßt sich bei fortlaufenden Blutdruckregistrierungen eindrucksvoll darstellen. Einige Beispiele aus unseren Untersuchungen aus dem Jahre 1962 (*v. Uexküll* u. *Wick* 1962) geben auch Antwort auf die Frage, was wir uns unter einer Situation vorstellen sollen (Abb. 1):

Die Kurve stammt von einer Patientin, deren Blutdruck sich nach einer schweren Nephritis mit z. T. sehr hohen Werten normalisiert hatte. In dem Augenblick, in dem der behandelnde

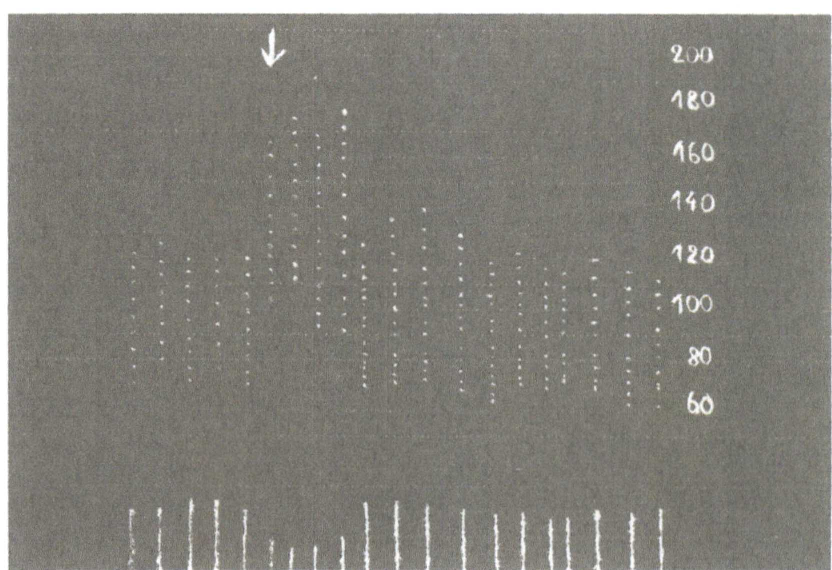

Abb. 1. Blutdruckschreibung im Abstand von 1 min. Bei ↓ betritt der behandelnde Arzt das Zimmer, das er nach 4 min wieder verläßt

Arzt das Zimmer betritt, steigt der Blutdruck von 120/70 auf 180/100 mm Hg und bleibt, bis der Arzt das Zimmer verlassen hat, auf dieser Höhe. Hier ist die Situation eindeutig ein Faktor, der den Blutdruck erhöht und der Arzt ein wesentlicher Teil dieser Situation.

Wir haben damals die Durchschnittswerte der Blutdruckmessungen errechnet, die alle Mitarbeiter der Gießener Medizinischen Poliklinik im Laufe eines Jahres durchgeführt und in die Krankenblätter eingetragen hatten. Diese Durchschnittswerte aus mehreren 100 Messungen für jeden der 10 Ärzte lagen bei jedem Arzt verschieden hoch mit einer Differenz von 15 mm Hg (*Herrmann* et al. 1979). Persönlichkeit und Verhalten des Arztes haben also einen Einfluß auf den Blutdruck seiner Patienten. Aber dieser Einfluß hängt nicht nur vom Arzt, sondern viel mehr davon ab, wie der Patient den Arzt emotional erlebt, was er „aus ihm macht". Die Nephritispatientin hatte zu ihrem behandelnden Arzt eine massive Übertragungsbeziehung entwickelt, in der sie aus ihm den ebenso geliebten wie gefürchteten Vater „machte".

Damit stehen wir vor der Frage, was wir uns unter den „emotionalen Faktoren" vorstellen sollen, die das Erleben einer Situation bestimmen. Wir kommen einer Antwort näher, wenn wir uns drei Punkte klarmachen:

1. Emotionale Faktoren spiegeln Einflüsse unserer Vergangenheit wider, die unser gegenwärtiges Erleben prägen. Die Erinnerungen an den verstorbenen Vater hatten das Bild geprägt, in dem die Patientin ihren Arzt erlebte.

2. Emotionalität hat die Dimension einer Zeit, die keine Vergangenheit kennt. Alles emotional Erlebte ist aktuell, gleichgültig wie weit es nach objektiver Zeitrechnung zurückliegt. Es ist immer auf etwas bezogen, das jetzt getan oder verhindert werden muß. Es sorgt dafür, daß eine Situation nie abgeschlossen ist, sondern immer drängende Gegenwart bleibt.

3. Alles Emotionale hat eine besondere Beziehung zu dem erlebenden Subjekt. Es geht den Erlebenden persönlich an und zwingt ihn zur Stellungnahme. Wir können das auch so ausdrücken: Emotionale Faktoren sorgen dafür, daß eine Situation nie „neutrale Gegebenheit von etwas", sondern immer „aktuelle Gelegenheit für etwas" ist, das jetzt verwirklicht oder verhindert werden muß. Ohne diesen zwingenden Charakter des Emotionalen entsteht keine Situation. Wir haben es dann nur mit einer Konstellation von Ereignissen, einem Tatbestand oder einer Episode zu tun.

Auch Situationen, die in der objektiven Zeitrechnung längst abgeschlossen sind, werden wieder aktuelle Gegenwart einer unaufschiebbaren Gelegenheit, sobald sie in der Erinnerung auftauchen. Daraus kann sich ein unlösbarer Zwiespalt ergeben. So sind manche Menschen im ständigen Wiederholenmüssen des „hätte ich dies getan oder jenes gelassen", das eine Erinnerung so qualvoll machen kann, immer noch oder immer wieder unterwegs nach Zielen oder auf der Flucht vor Gefahren, die in der objektiven Zeitrechnung längst abgeschlossen und vergangen sind. Es ist eine erstaunliche Tatsache, daß viele Menschen auf Erinnerun- die sie in eine längst vergangene Zeit zurückversetzen, mit einem Blutdruckanstieg reagieren. Dafür ein Beispiel (Abb. 2):

Bei einer 32jährigen Frau wurden vor und während der Behandlung mit einem Ganglienblocker an 3 verschiedenen Tagen Blutdruck und Pulsfrequenz im Abstand von 1–2 min. registriert. Bei der Marke G erzählt sie von ihrem unglücklichen Verhältnis zu ihrer vor 7 Jahren verstorbenen Mutter, die ihr im Laufe ihres Lebens nur Unrecht zugefügt habe. Am ersten Tag stieg der Blutdruck von 170/110 auf 200/120 mmHg. Als an einem der

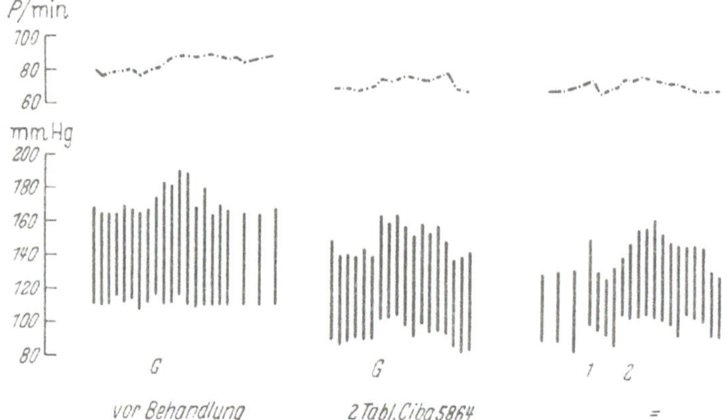

Abb. 2. Verhalten von Blutdruck und Pulsfrequenz einer 32jährigen Hypertonikerin vor, und während der Behandlung mit einem Ganglienblocker. Automatische Registrierung in 1- bzw. 2-min-Abständen. Bei Marke *G* bzw. *1* und *2* Gespräch über familiären Konflikt

folgenden Tage das Gespräch über dieses Thema wiederholt wurde, stieg der inzwischen unter der Behandlung auf 140/90 mmHg abgesunkene Blutdruck auf 170/110. Das gleiche wiederholte sich bei der dritten Blutdruckschreibung einige Täge später 2mal in kurzem Abstand.

Die Kurven zeigen zusätzlich etwas Wichtiges: Situative Blutdruckreaktionen lassen sich durch die Behandlung mit antihypertensiven Medikamenten nicht unterbinden. Das haben wir auch bei der Behandlung mit anderen antihypertensiven Medikamenten immer wieder gesehen.

Die folgende Beobachtung wirft wieder eine neue Frage auf:

Eine 42jährige Krankenschwester, die an einer schweren essentiellen Hypertonie litt, erzählte während der RR-Schreibung von ihrer Arbeit in der Psychiatrischen Klinik: Bei der Nachtwache würde sie nicht selten von Patienten angegriffen. Das mache ihr aber nichts aus. Sie bliebe dabei ganz ruhig und könne ihren Dienst ohne Schwierigkeiten versehen. Der Blutdruckanstieg von 200/130 auf 240/150 mmHg bei dieser Erzählung zeigte, daß ihr Gleichmut eine Fassade ist, die sie vor sich selbst und vor anderen errichtet hat. Es ist ihr gelungen, die Emotionen, die ihre Erlebnisse begleiten aus ihrem Bewußtsein zu verdrängen. Den Einfluß auf den Kreislauf hat sie damit nicht unterbinden können.

Eine weitere Frage betrifft schließlich die Dauer situationsbedingter Blutdruckanstiege. Die bisherigen Beispiele zeigten nur relativ kurzzeitige Reaktionen, nach denen der Blutdruck bald wieder zum Ausgangspunkt zurückkehrt. Es gibt zwar noch keine systematischen Untersuchungen über die Frage wie lange situative Blutdruckanstiege bestehen bleiben können, es ist aber sicher, daß sie nicht nur Minuten und Stunden, sondern auch Tage, ja sogar Monate und Jahre dauern können.

Ich habe vor einigen Jahren über eine 53jährige Patientin berichtet, deren Blutdruck im Zusammenhang mit Angstzuständen unter krisenhaften Steigerungen, die mehrfach eine Klinikeinweisung unter dem Verdacht eines Phäochromozytoms veranlaßten, 2 Jahre lang stark erhöht blieb. Nach der Änderung einer außerordentlich belastenden Lebenssituation, ging der Blutdruck spontan auf normale Werte zurück.

Blutdruckanstiege auch von längerer Dauer sind im Zusammenhang mit Angstzuständen keine Seltenheit. Auch andere chronische emotionale Belastungen können mit einer Dauerhypertonie einhergehen. So wurden langanhaltende Blutdruckanstiege bei Soldaten unter den Belastungen des Fronterlebens im Krieg beobachtet (*Graham* 1945). Andere Beobachter berichten über Hypertonien bei Rekruten als Reaktion auf Belastungen des Kasernenlebens (*Ehrström* 1945). *Menzel* (1961) hat auf die oft Tage anhaltenden Hypertonien aufmerksam gemacht, die bei Kranken als Reaktion auf eine Krankenhauseinweisung zu beobachten sind.

Damit stehen wir vor der Frage, wie oft sich hinter einer essentiellen Hypertonie ein situativ bedingter Hochdruck verbirgt. Seit wir wissen, daß die Mechanismen, die für die Aufrechterhaltung eines einmal erhöhten Blutdrucks verantwortlich sind, von denen unterschieden werden müssen, die zu akuten Blutdruckerhöhungen führen, ist klar geworden, daß diese Frage in dieser Form gar nicht beantwortet werden kann. Wir wissen heute sehr viel mehr über die Vorgänge, die dafür verantwortlich sind, daß aus relativ kurz dauernden Blutdruckanstiegen, vor allem, wenn sie sich häufiger wiederholen, Dauerhypertonien werden können. Wir wissen, daß situative Blutdruckanstiege auch eine bereits bestehende Hypertonie noch verschlechtern können, und wir wissen mehr über die biologische Bedeutung der Situationshypertonie. *Weiner* (1979) kommt in einem Überblick über den heutigen Forschungsstand zu dem Ergebnis, daß die essentielle Hypertonie kein einheitliches Krankheitsbild sei, sondern durch verschiedene Mechanismen entstehen kann, und daß soziale und psychische Faktoren bei den verschiedenen Unterformen verschiedene ätiologische, pathogenetische und chronifizierende Rollen spielen. Trotzdem gibt es Gemeinsamkeiten in der Pathophysiologie, deren Kenntnis für ein Verständnis der Zusammenhänge unerläßlich ist.

Pathophysiologie und Pathobiologie

Die Höhe des Blutdrucks wird durch ein Netz von fein aufeinander abgestimmten Regulationssystemen bestimmt, die man in ihrer Gesamtheit als „körpereigenen Regelkreis" beschreiben kann. Darin ist die geregelte Größe offenbar die Gewebsdurchblutung, die ein ausreichendes Druckgefälle zwischen Arterien und Venen voraussetzt (*Köpchen* 1972).

In diesem Regelkreis werden schnelle Blutdruckschwankungen durch das sympathische Nervensystem mit den Katecholaminen und durch das Renin-Angiotensin-System über die Barorezeotoren in der Karotis und der Aorta gesteuert. Dagegen erfolgt die Langzeitregulation über eine Beeinflussung des Blutvolumens, in deren Mittelpunkt die Niere steht.

Für die Aufrechterhaltung des erhöhten Blutdrucks spielen drei Mechanismen eine Rolle:

1. Eine Erhöhung der Reizschwelle, ein sog. „Resetting" des Kurzzeitbarostaten, bzw. der Barorezeptoren;
2. eine Erhöhung der Reizschwelle auch des Langzeitbarostaten für das Blutvolumen, und
3. eine schon sehr früh einsetzende Hyperplasie der Media, die zu einer Veränderung der Wand-Lumen-Relation und einer verstärkten Ansprechbarkeit der Widerstandsgefäße auf vasokonstriktorische Reize führt („Strukturelle Autoregulation" nach *Folkow* 1975).

Dieser letztere Punkt erklärt, warum eine Hypertonie, die in den Anfangsstadien meist auf einer Erhöhung des Minutenvolumens beruht, bei längerem Bestehen in einen Widerstandshochdruck übergeht, bei dem das Minutenvolumen sogar verringert sein kann.

Für die Einleitung der pathogenetischen Kette: Erhöhung des Herzminutenvolumens, Einsetzen der strukturellen Autoregulation, Erhöhung der Reizschwelle in dem Kurz- und Langzeitbarostaten, Widerstandshochdruck, der für die essentielle Hypertonie charakteristisch zu sein scheint, spielen die situativen Blutdruckanstiege offensichtlich eine bedeutende Rolle. Denn die Einleitung der pathogenetischen Kette ist ja kein einmaliges Ereignis, sondern etwas, das sich auch in Phasen, in denen der Blutdruck bereits aufgrund anderer Faktoren erhöht ist, wiederholen wird. Allein die Tatsache, daß selbst in hochspezialisierten Zentren etwa 90% aller Hochdruckpatienten als „essentielle", „idiopathische" oder „primäre" Hypertonie, d.h. als Hochdruck ohne oder mit unbekannter somatischer Ursache eingestuft werden, unterstreicht die Bedeutung der situativen Blutdrucksteigerungen als pathogenetische Faktoren.

Bleibt man allein im Rahmen der Pathophysiologie, d.h. des körpereigenen Regelkreises, so muß man sich mit der Feststellung einer komplexen Regelstörung begnügen, bei der die Untersuchung einzelner Organe, wie der Niere, Nebenniere, der Widerstandsgefäße usw. zwar krankhafte Werte zeigen kann, die aber nur begrenzte Aussagekraft für die Frage nach der Ursache der Hypertonie haben. Meist handelt es sich um Folgeerscheinungen des Hochdrucks. So kann das Resümee nur lauten, daß „dem Gehirn als integrierender Schaltstelle der Nerven- und Hormonsysteme ... mit Sicherheit eine bedeutende Rolle zukommt" (*Lang* 1981).

Das Gehirn ist aber nicht nur eine integrierende Schaltstelle für Nerven- und Hormonsysteme. Es ist auch Verbindungsstelle zwischen dem körpereigenen Regelkreis und einem großen Regelkreis, in dem Organismus und Umwelt zu einem komplexen System zusammengeschlossen sind. Was wir als „Situation" beschreiben, die ein Kranker erlebt, und auf die sein Blutdruck wie ein Seismo-

graph reagiert, spielt sich im großen Regelkreis ab. Dies Geschehen erfordert Deutungen, die über den Rahmen der bloßen Pathophysiologie hinausgehen und psychosoziale Vorgänge in Rechnung stellen.

Diese Forderung stößt aber auf eine Schwierigkeit, vor der wir jedesmal stehen, wenn wir psychosomatische Beziehungen beschreiben sollen: Im Fall der Situationshypertonie besteht sie darin, daß wir Vorgänge, die sich am Herzen, in kleinen Gefäßen, an endokrinen Drüsen usw. im Körper abspielen, mit Gefühlen und Gedanken in Beziehung setzen müssen, welche für die emotionalen Faktoren der Situation verantwortlich sind, in der wir unsere Umgebung erleben. Wir stehen vor zwei logischen Ebenen, auf denen Probleme mit verschiedenen Begriffen beschrieben, mit verschiedenen Methoden gelöst werden müssen und deren Verbindung ungelöste Rätsel aufgibt, solange man sich diese Verbindung nur in Begriffen des einen oder des anderen logischen Systems vorstellen kann.

Das Modell des großen Regelkreises (*Hermann* et al. 1979) versucht diese Schwierigkeit zu überwinden, indem es Situationen als Aufgaben beschreibt, vor denen ein Individuum steht, das sich an eine veränderte Umgebung und/oder eine veränderte Verfassung anpassen bzw. adaptieren muß. Dabei wird das Gehirn als Organ aufgefaßt, das Signale aus dem Körperinneren mit den Signalen in Beziehung setzt, die über die Sinnesorgane aus der Außenwelt empfangen, und nun in ein anderes Zeichensystem bzw. eine andere „Sprache" übersetzt werden, die von unserem Bewußtsein empfangen und verstanden werden kann.

In diesem Modell interpretiert das Individuum die äußeren Faktoren seiner Umgebung unter dem Aspekt ihrer Bedeutung für seine inneren Bedürfnisse und umgekehrt, und entwirft nun Programme für ein Verhalten, das die Problemsituation lösen soll – Programme für das, was im Angelsächsischen als „coping behaviour" bezeichnet wird. Schließlich prüft das Individuum die Brauchbarkeit seiner Interpretationen, die den Programmen seines „coping behaviour" zugrunde liegen, im aktiven Umgang mit der Umgebung.

Die Programme für seine „Coping-Strategien" hat das Individuum im Laufe seines Lebens erworben. Sie sind in seinem Gedächtnis gespeichert. Sie enthalten seine Biografie. Aus diesem Grunde wird sein Verhalten zu sich selbst und zu seiner Umgebung, sein „coping behaviour" nur aufgrund seiner Biografie wirklich verständlich.

Ein Modell, das beschreibt, wie Organismus und Umgebung sich gegenseitig regeln, wurde bereits vor 70 Jahren von dem Biologen *Jakob von Uexküll* entwickelt. Er hat es den „Funktionskreis" genannt. Dieses Modell läßt sich für die Bedürfnisse der psychosomatischen Medizin zum Modell des Situationskreises erweitern, das in seiner einfachsten Form folgendermaßen aussieht (Abb. 3):

Der Funktionskreis, von dem das Situationskreismodell ausgeht, bildet das Ineinandergreifen der zwei Vorgänge ab, durch welche die neutrale Umgebung eines Lebewesens in dessen subjektive Umwelt übersetzt wird:

1. Die Interpretation der Umgebung durch Sinnesorgane und Gehirn (Merkorgan oder Rezeptor) als Merkmal, welches die Bedeutung der Umgebung für das Problem widerspiegelt, unter dem das Lebewesen aufgrund seiner subjektiven Verfassung (Hunger, Sexualität etc.) steht. Dieser Vorgang entspricht dem „Merken" bzw. einer Bedeutungserteilung.

2. Die Veränderung der Umgebung durch das motorische Verhalten des Lebewesens, durch welches das Problem gelöst wird. Es entspricht einem „Wirken", das ein „Wirkmal" setzt, bzw. einer Bedeutungsverwertung. Das Verhalten des Lebewesens wird im Gehirn durch den Merkvorgang ausgelöst und löscht mit der Veränderung der Umgebung und der subjektiven Verfassung des Lebewesens das Merkmal (objektiv und/oder subjektiv) aus.

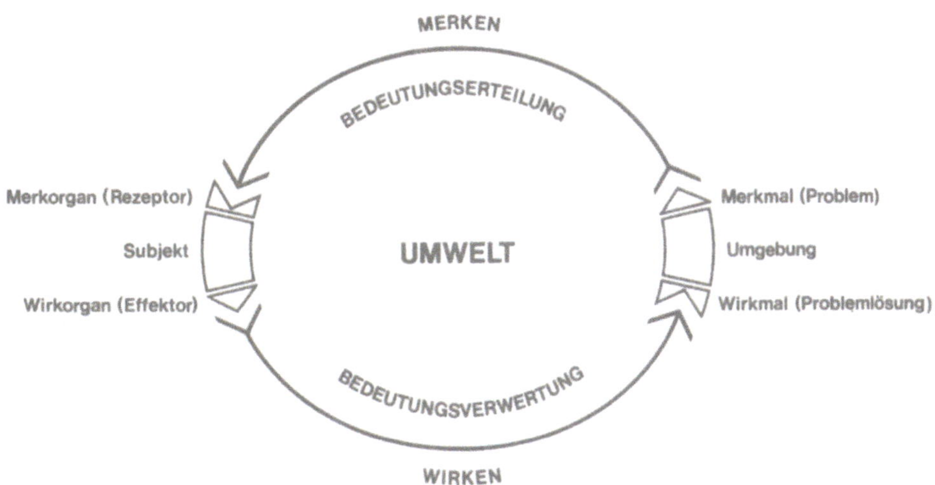

Abb. 3. Der Funktionskreis als Modell eines Regelsystems, in dem Organismus und Eingebung sich gegeseitig beeinflussen

Der Situationskreis unterscheidet sich von dem Funktionskreis durch Zwischenschaltung der Phantasie, in der Programme für Bedeutungserteilung (Merken) und Bedeutungsverwertung (Wirken) vor der endgültigen Bedeutungserteilung in der Vorstellung durchgespielt und erprobt werden. Dadurch wird die Situation in der Phantasie experimentell durch Probehandeln vorstrukturiert. Die Bedeutungserteilung erfolgt zunächst als (hypothetische) Bedeutungsunterstellung, deren Konsequenzen (in der Phantasie durch Probehandeln) abgetastet werden.

Die Interaktion zwischen dem Situationskreis als großes Regelsystem und dem kleinen körpereigenen Regelsystem für Blutdruck und Kreislauf erfolgt in 2 Phasen: zum einen während der Vorbereitungsphase durch eine Verstellung des Sollwerts für den Blutdruck, wenn eine Bereitstellung, z.B. für Kampf oder Flucht, gefordert wird – und zum anderen während der aktiven Auseinandersetzung durch eine Weiterstellung der Arterien, der dabei verwendeten Muskulatur. Nach einer Lösung des Problems, das die Situation stellte, kehren der Sollwert und die Durchblutung der Muskulatur zum Ruhewert zurück.

Dieses Modell beschreibt ein Geschehen, das *Cannon* (1915) als „emergency-state" bezeichnet hat. Er versteht darunter eine Bereitstellung des Organismus zur Auseinandersetzung mit Gefahren, die in der Umgebung erwartet werden. Die komplexen Reaktionen, die dabei ablaufen, sind heute als „fight-flight-reaction" genauestens untersucht. Sie werden im Hypothalamus koordiniert und gehen mit einer Drosselung der Durchblutung im Splanchnikusgebiet, in den Nieren und in der Haut, sowie mit einer Weiterstellung der Gefäße in den Muskelpartien einher, die für das intendierte Verhalten gebraucht werden.

Der Situationskreis ist in dieser Form ein relativ primitives Modell. Er beschreibt aber Elemente, aus denen auf einer höheren Integrationsstufe, als der rein somatischer Prozesse, ein neues System entsteht: „Die Situation", in der wir unseren Körper und unsere Umgebung als unsere individuelle Wirklichkeit erleben. Unsere individuelle Wirklichkeit bildet für jeden von uns die Bühne, auf der sich sein Lebensdrama abspielt, und wir dürfen nicht vergessen, daß wir bei der Begegnung mit einem Kranken auf dessen Bühne und nicht auf der unseren auftreten. Wenn diese Bühne von unterdrückten Aggressionen in provozierenden Farben beleuchtet ist, die alles, was an Autorität erinnert, als Bedrohung erscheinen läßt, gerät der Arzt, wie in unserem ersten Beispiel, rasch in die Rolle eines gefürchteten Vaters, gegen den sich nur der Blutdruck aufzulehnen wagt. Deshalb ist es so wichtig, den Kranken in seiner biografisch entstandenen Lebenssituation und uns Ärzte nicht als unbeteiligte Zuschauer, sondern als Mitspieler in dem Drama zu sehen, das auf seiner Lebensbühne gespielt wird.

Psychopathologie

Wir können uns dann die Frage vorlegen, wie die Programme aussehen, nach denen Signale aus der Außenwelt und aus dem Körperinneren in Kreislaufsignale verwandelt werden, die zu Blutdruckerhöhungen führen, und wie ein „Es" ein „Ich" und ein „Überich" als Teilkomponenten des psychoanalytischen Modells bei dem Erwerb und dem Ablauf solcher Programme zusammenarbeiten. Auf diese Frage gaben unsere damaligen Untersuchungen zwei allgemeine Antworten:

1. Situationen, in denen der Blutdruck ansteigt, betreffen Ereignisse, welche die Patienten selbst angehen. Ihr „Ich" ist herausgefordert.

2. Diese Ereignisse werden emotional als Bedrohung, Kränkung oder Beeinträchtigung erlebt, gegen die man sich aus äußeren oder inneren Gründen nicht zur Wehr setzen kann. Es besteht ein unlösbarer Zwiespalt zwischen dem Wunsch sich zu verteidigen und dem Unvermögen, diesen Wunsch in die Tat umzusetzen.

Die Tochter war gegen die ungerechte Mutter, die Krankenschwester gegen die psychiatrischen Patienten wehrlos.

Diese Interpretationen stimmen weitgehend mit den Thesen überein, welche von Psychoanalytikern über die Psychodynamik von Patienten mit essentieller Hypertonie aufgestellt worden sind. *Alexander* (1951) fand bei seinem psychoanalytisch untersuchten Hypertoniepatienten einen „spezifischen Konflikt" zwischen aggressiven Tendenzen und innerer Abhängigkeit von den Objekten, denen die Agressionen galten. In einem solchen Konflikt werden die Aggressionen gegen die Person, von der man innerlich abhängig ist, als Gefahr erlebt, die Angst und Schuldgefühle auslöst. In den Biografien solcher Patienten findet sich häufig ein Konflikt zwischen dem heranwachsenden Kind und einem autoritären, die Autonomie des Kindes unterdrückenden Vater. Diese Psychodynamik ist als „strenges und starres Überich" beschrieben worden. *Bastiaans* (1963) spricht von einem „Law-and-order-Super-Ego".

Die Allgemeingültigkeit dieser These blieb nicht unbezweifelt. *Cochrane* (1973) stellte aufgrund epidemiologischer Untersuchungen die These auf, Hypertoniker, die psychotherapeutisch untersucht und behandelt werden, seien eine selektive Gruppe mit besonderen neurotischen Symptomen. *Ostfeld* (1973) schloß sich dieser Kritik an und forderte flexiblere Hypothesen zum Verständnis der psychodynamischen Zusammenhänge.

Unter diesem Aspekt ist ein zweiter Gesichtspunkt bedeutsam: danach haben Hypertoniker eine unrealistische, zwanghaft perfektionistische Einstellung zu ihrer eigenen Leistung. **Sie sind oft unfähig,** die Ergebnisse ihrer Bemühungen objektiv zu beurteilen und empfinden ihre Tätigkeit mehr als eine von einer höheren Autorität auferlegte Pflicht als den Versuch eigene Wünsche zu befriedigen. Diese Befunde decken sich weitgehend mit den Beobachtungen über das sog. Typ-A-Verhalten nach *Rosenman* u. *Friedman* (1968, 1974).

Schließlich gibt es drittens die Hypothese, daß die essentielle Hypertonie eine Adaptationskrankheit, und der erhöhte Blutdruck ein Ausdruck für chronischen Streß sei.

Alle drei Hypothesen ließen sich in zahlreichen Untersuchungen bestätigen, was nicht weiter verwundert, wenn man bedenkt, daß sie sich keineswegs ausschließen, sondern eher verschiedene Aspekte ein und desselben Geschehens beschreiben.

Im Rahmen des Situationskreismodells **läßt sich** „Streß" **als eine** Situation **definieren,** in der dem Individuum die Programme fehlen, die zur Lösung der gestellten Probleme erforderlich sind (*v. Uexküll* u. *Wesiak* 1979). Eine derartige Situation wird als unheimlich und gefährlich erlebt. Sie erweckt Angst und aggressive Tendenzen. Das kann eine Auseinandersetzung mit einem autoritären Vorgesetzten sein oder mit einer Person, von der man nur innerlich abhängig ist. Das kann aber auch eine Situation sein in der, z. B. in einem Examen, der Erfolg der eigenen Leistung über Zukunftspläne entscheidet. Hier wird die Reaktion des einzelnen davon abhängen, wieweit er sich mit den Zielen identifiziert, die durch seine Leistung erreicht werden sollen.

Dafür will ich zum Abschluß der Überlegungen über die Rolle der psychologischen Faktoren für die Situationshypertonie noch ein Beispiel bringen (Abb. 4):

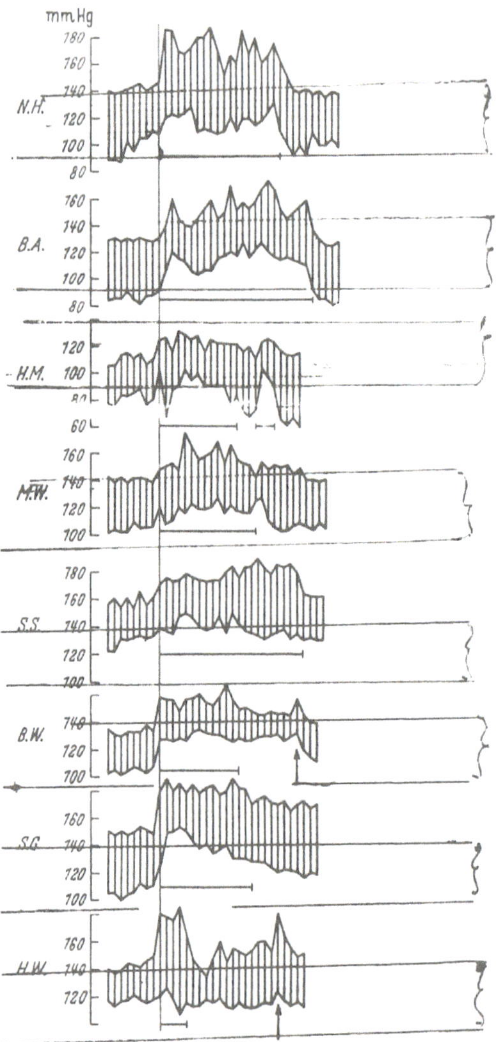

Abb. 4. Blutdruckwerte von Studenten während des Staatsexamens. Der senkrechte Strich bezeichnet den Zeitpunkt, an welchem die einzelnen Studenten gefragt wurden.
Dauer der Befragung. ↑ nochmalige Frage an den Kandidaten. (Bei 5 Studenten war der Blutdruck bereits erhöht, ehe Fragen an sie gerichtet wurden)

Von 8 Medizinstudenten wurden während ihres Staatsexamens, das damals noch eine mündliche Prüfung war, die Blutdruckkurven, registriert. Bei 5 Studenten war der Blutdruck schon in der Erwartungsphase vor dem Beginn der Fragen des Examinators erhöht. Die unterschiedlichen emotionalen und kardiovaskulären Reaktionen der einzelnen Studenten ließen sich sehr gut mit der unterschiedlichen Identifikation mit ihren Zukunftsplänen interpretieren. Der Student, dessen kardiovaskuläre Reaktionen trotz recht mittelmäßiger Leistungen sehr wenig ausgeprägt waren, erklärte bei der nachträglichen Befragung, es sei ihm egal gewesen, wenn er nicht bestanden hätte.

Therapeutische Konsequenzen

Was bedeutet das alles für die Therapie der essentiellen Hypertonie? Wir stehen heute vor der paradoxen Tatsache, daß hoher Blutdruck trotz wirksamer, kaum belastender Behandlungsmöglichkeiten noch immer an erster Stelle der Todesursachenstatistik liegt. Herz-Kreislauf- und Nierenschäden sowie Schlaganfälle als Folge eines erhöhten Blutdrucks töten mehr Menschen als Krebs und Unfälle zusammen (*Hermann* et al. 1979). Die Diskussionen über mangelnde „Patienten-Compliance" unterstreichen nur die Tatsache, daß eine lediglich auf die Krankheit zentrierte, somatische Behandlung das Problem nicht lösen kann. Auf der anderen Seite ist die Forderung einer psychotherapeutischen Behandlung aller Hypertoniker wirklichkeitsfremd. Darüber hinaus hat sich gezeigt, daß eine nur psychotherapeutisch ausgerichtete Behandlung bei fortgeschrittenen Hypertonikern keinen Erfolg hat. Daher ist die essentielle Hypertonie ein Exemplarisches Beispiel für die Bedeutung einer psychosomatischen Medizin, die eine krankheitszentrierte durch eine krankenzentrierte Betrachtungsweise ergänzt, wie oben definiert wurde.
Dafür muß sich der Arzt klarmachen, wie

schwer es ist, Menschen, die keine Beschwerden haben, für eine Behandlung zu gewinnen, die sich über Jahre erstrecken muß, und die anfangs zu Nebenwirkungen führen kann, die gerade Hypertoniker übermäßig beunruhigen. Sie fürchten schon bei relativ leichten orthostatischen Erscheinungen die Kontrolle über sich und über ihre Umgebung zu verlieren, die sie zur Aufrechterhaltung ihres inneren Gleichgewichts so dringend brauchen. Der Arzt muß auch wissen, daß Hypertoniker mehr um dem Arzt zu gefallen als aus eigenem Antrieb kooperativ sind, und daß ein autoritärer Behandlungsstil in den zur Abwehr ihrer aggressiven Tendenzen übergepaßten Patienten Angst auslöst, welche das Vertrauensverhältnis zum Arzt zerbricht.

Der Arzt sollte daher versuchen, die Patienten als Kotherapeuten zu gewinnen, die mit ihm zusammen die Behandlung ihrer Krankheit übernehmen. Deshalb kommt der Verschreibung von Selbstmeßgeräten eine besondere Bedeutung zu: Sie geben dem Patienten nicht nur die Möglichkeit zu eigener Kontrolle, sondern auch die Möglichkeit die Situationen zu identifizieren, die immer wieder mit einer Erhöhung ihres Blutdrucks einhergehen und deren psychotherapeutische Bearbeitung von entscheidender Wichtigkeit ist.

Das ergibt sich aus einer sehr einfachen Überlegung:

Es wird viel zu wenig beachtet, daß ein wirklich fixierter Hochdruck eine Rarität ist. Fast immer haben wir es mit einer labilen Hypertonie zu tun, die den Arzt oft vor ein Problem stellt, das nur medikamentös nicht zu lösen ist; denn in diesen Fällen kann jede Verschreibung entweder zu hoch oder zu niedrig dosiert sein. Daher kommt der Frage nach den auslösenden Faktoren situativer Blutdruckanstiege und deren psychotherapeutischer Bearbeitung eine entschiedende Bedeutung zu.

Spekulative Schlußbetrachtung über den „Sinn" der Situationshypertonie

Ich will meine Darstellung mit einer Überlegung über einen möglichen biologischen Sinn der Situationshypertonie abschließen. Diese Frage drängt sich deswegen auf, weil wir es mit einer ubiquitären Reaktion zu tun haben. Bisher sieht man den biologischen Sinn der Blutdruckerhöhung nur in einer Bereitstellung des Körpers für Auseinandersetzungen, die mit erhöhter physischer Belastung einhergehen und spekuliert über ein phylogenetisches, imgrunde anchronistisches Erbe.

Untersuchungen von *Lacey* u. *Lacey* (1970) sprechen aber dafür, daß Blutdruck und Herzfrequenz nicht nur Endglieder in der Kette eines psychosomatischen Steuerungsgeschehens sind, sondern im Sinne einer Rückkoppelung von dem kleinen zum großen Regelsystem eine somatopsychische Regelwirkung entfalten. Die Autoren fanden, daß Blutdruck und Puls in Situationen ansteigen, deren Probleme besondere geistige Konzentration verlangen und stellten die These auf, daß Blutdruck- und Herzfrequenzanstiege zentral eine „Stimulusbarriere" induzieren würden, die das Individuum gegen ein Überflutetwerden durch störende Reize abschirmt. Das würde verständlich machen, warum Hypertoniker über weniger Beschwerden klagen als die Durchschnittsbevölkerung und daß sie – wie einige Untersuchungen zeigen – aggressiv gefärbte Ereignisse nicht als solche wahrnehmen.

Schmidt (1975) bestätigte die Befunde von *Lacey* und stellte zusätzlich fest, daß der blutdrucksteigernde Effekt solcher Problemsituationen durch einen Ganglienblocker (Propanolol) nicht aufgehoben werden kann. Er bestätigt damit auch die Unwirksamkeit einer antihypertensiven Therapie für situative Blutdruckanstiege.

Die Hypothese über den biologischen Sinn der Situationshypertonie besagt dann, daß hoher Blutdruck unter Umständen auch ein Schutzmechanismus sein kann, der Menschen vor der Konfrontation mit Problemen bewahrt, denen sie aus psychodynamischen Gründen nicht gewachsen sind. Die Hypertonie

wäre auf diese Weise ein somatisches Äquivalent psychischer Abwehr- und Verdrängungsvorgänge. Das würde uns gen eine Behandlung, die ihren erhöhten Blutdruck normalisiert, verständlicher machen. Eine solche Behandlung würde sie eines Schutzes gegen Stimuli berauben, die sie aufgrund ihrer psychischen Struktur nicht bewältigen können.

Literatur

Alexander F (1951) Psychosomatische Medizin. DeGruyter, Berlin

Bastianns J (1963) Emotiogene Aspekte der essentiellen Hypertonie. Verh Dtsch Ges Inn Med 69: 7

Cannon WB (1975) Bodily changes in pain, hunger, fear and rage (1915) Wut, Hunger, Angst und Schmerz. Urban & Schwarzenberg, München

Cochrane R (1978) Hostility and neuroticism among unselected essential hypertensives. J Psychosom Res 17: 215

Ehrström MCh (1945) Acta Med Scand 122: 546

Folkow W (1975) Vacular changes in hypertension – review and recent animal studies. In: *Berlund G, Hannson L, Werkö L* Physiology and management of arterial hypertension. (eds) Lindgren & Söner AB, Möndal (Sweden), pp 95–113

Graham IDP (1945) Lancet I: 239

Herrmann MJ, Rassek M, Schäfer N, Schmidt ThH, Uexküll Th von (1979) Essentielle Hypertonie. In: *Uexküll Th von* (Hrsg) Lehrbuch der Psychosomatischen Medizin. Urban & Schwarzenberg, München, S. 595–616

Köpchen HP (1972) Kreislaufregulation, In: *Gaier, Kramer, Jung:* Physiologie des Menschen. Bd. 3. Urban & Schwarzenberg, München

Lacey JI, Lacey BC (1970) Some automatic central nervous system interrelationship. In: *Black P* (ed) Physiological correlates of emotions. Academic Press, New York

Lang RE, Rascher W, Unger T, Ganter D (1981) Volkskrankheit Bluthochdruck. Dtsch Ärztebl 16: 759

Menzel W (1961) Med Welt 560

Ostfeld AM (1973) What's the payoff in hypertension research? Psychosom Med 35: 1

Rosenmann RH, Friedman M (1974) Neurogenic factors in pathogenesis of coronary heart disease. Med Clin North Am 58: 259–269

Rosenman RH, Friedman M, Strauss R et al. (1970) Coronary heart disease in the western collaborative group study. J Chronic Dis 23:

Schmidt TH (1981) Koronargefährdende Verhaltensweisen und Situationshypertonie. In: *Dembroski T, Halhuber MJ* (Hrsg) Psychosozialer Streß und koronare Herzkrankheit. Springer, Berlin, Heidelberg, New York, S. 129–168

Schmidt T, Schonecke OC, Herrmann JN, Krull S, Selbmann HK, Schäfer W, Uexküll Th von, Werner F (1975) Psychophysiologische Untersuchung zum Verhalten hämodynamischer Kreislaufparameter in verschiedenartigen Aufgabensituationen. Verh Dtsch Ges Inn Med 81: 1747

Uexküll J von (1970) Streifzüge durch die Umwelten von Tieren und Menschen, 2. Aufl. S. Fischer, Frankfurt

Uexküll Th von, Wesiack W (1979) In: *Uexküll Th von* (Hrsg) Lehrbuch der Psysomatischen Medizin. Urban u. Schwarzenberg, München

Uexküll Th von, Wick E (1962) Die Situationshypertonie. Arch Kreislaufforsch 39: 236

Weiner H (1977) Psychobiology and human disease. Elsevier, Amsterdam

Noncompliance – Probleme der Arzt-Patient-Beziehung bei der Hypertonie-Dauerbehandlung

Von G. Maass

Ausmaß der Noncompliance

In der Bundesrepublik rechnet man mit 6,3 Millionen Menschen, die an essentieller Hypertonie und ihren Folgen leiden (*Pflanz* 1977). Bei nur 50% dieser Menschen wird die Hypertonie festgestellt. Wird die Hypertonie diagnostiziert, kommt es nur in 25% zu einer ausreichenden Behandlung, die wiederum von 50% der Patienten nach 6 Monaten abgebrochen wird (Abb. 1). In einer schwedischen Mehrjahresstudie an 232 Hypertonikern sank der Anteil der Patienten mit regelmäßiger Therapie und Kontrolle nach 3 Jahren auf 34%. In einem deutschen Sanatorium nahmen 40% der Hypertoniekranken regelmäßig ihre Medikamente ein, bei einem sehr motivierten und interessierten niedergelassenen Arzt mit demselben Prüfpräparat waren es dagegen 90% (*Schrey* 1981). Untersuchungen an einer deutschen Medizinischen Universitätsklinik (1977) ergaben, daß durchschnittlich 66% der Hypertoniker ihre Medikamente nicht oder nicht regelmä-

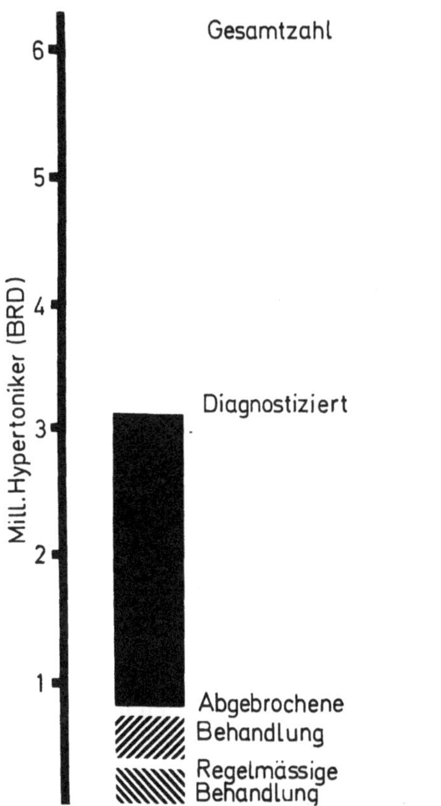

Abb. 1. Häufigkeit und Therapieverhalten von Hypertonikern (BRD)

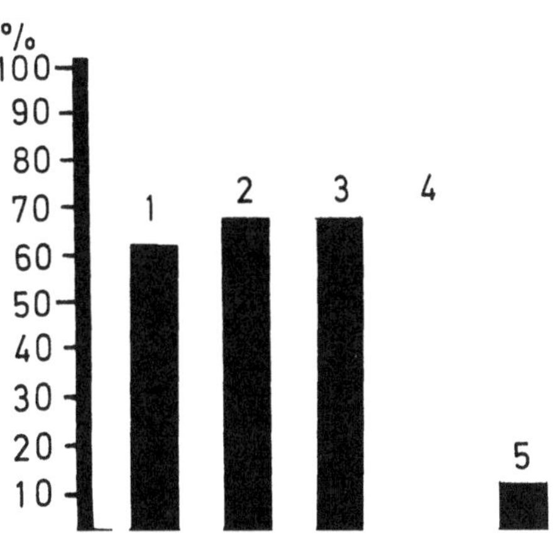

Abb. 2. Noncompliance-Rate bei Hypertonikern (BRD). 1. Sanatorium (Schrey A.); 2. Schwedische Dreijahresstudie (zit n. Schrey); 3. Med. Univ.-Klinik (Gundert-Remy, U.); 4. (Gehmacher, E.); 5. Sehr interessierter, motivierter Hausarzt (Schrey)

ßig einnahmen, also „non-compliant" waren, stärker als Patienten mit anderen Krankheiten im Gesamtkollektiv (*Gundert-Remy* 1977) (Abb. 2).

Ursachen für die mangelnde Kooperationsbereitschaft oder -fähigkeit (Noncompliance) der Hypertoniekranken

Patientenbedingte Störfaktoren (Noncompliance) bei der Hypertonie-Dauerbehandlung

- Fehlender Leidensdruck
- Dissimulation/Bagatellisierung von Beschwerden und Befunden
- Trauer durch Verlust der Gesundheit
- Bedrohung des Selbstwertgefühls („Narzisstische Kränkung")
- Vorstellungen verkürzter Lebenserwartung (Todesängste)
- Einschränkung der Lebensqualität (Erlebnis- und Genußmöglichkeiten)
- Scham, seelische Spannungen zu haben
- Lebenslängliche Abhängigkeit vom Arzt
- Mißtrauen oder Abneigung gegen den Arzt
- Informationen wurden nicht verstanden
- Zuviel Medikamente (> 1 Tablette) täglich
- Angst vor Nebenwirkungen der Dauermedikamente

Bei der Dauerbehandlung der Hypertonie ist also mit mehreren Störfaktoren und Schwierigkeiten zu rechnen, die sowohl beim Patienten als auch beim Arzt liegen können. Eine erfolgreiche und wirksame Dauerbehandlung der Hyper-

tonie ist also nicht nur eine Frage eines richtigen Rezepts und guter Anweisungen, sondern einer intensiven Arbeit an der Arzt-Patient-Beziehung („Arbeitsbündnis") in der Sprech-Stunde.

Die essentielle Hypertonie wird in ihren Anfangsstadien nicht als „Krankheit" im engeren Sinne – mit entsprechenden Beschwerden – erlebt, die den Patienten zum Arzt führen. Der Bluthochdruck wird oft zufällig als Nebenbefund festgestellt und in den frühen Stadien subjektiv nicht wahrgenommen. Der Patient steht zunächst noch nicht unter subjektivem Leidensdruck, der ihn zu einer Behandlung motivieren könnte. Er ist der Träger eines nicht oder kaum spürbaren pathologischen physikalischen Befunds und oft eines oder mehrerer Risikofaktoren.

Der Arzt teilt dem Patienten diesen Befund mit. Er klärt ihn über die Krankheit auf und macht ihn auf die Notwendigkeit einer gewissenhaft durchgeführten und kontrollierten Dauermedikation und den Abbau vorhandener Risikofaktoren aufmerksam. Da die Feststellung des Bluthochdrucks oft im mittleren Lebensalter geschieht, in dem sich die Patienten oft noch auf der Höhe ihrer Lebensmöglichkeiten fühlen, ist es verständlich, wenn sie auf die Mitteilung der Diagnose mit Angst, Trauer und schützenden Abwehrmechanismen reagieren. Auf den anfänglichen Schock, einer möglicherweise bedrohlichen Krankheit für den Rest des Lebens ausgeliefert zu sein, reagieren sie oft mit Verleugnung und Bagatellisierung ihrer Krankheit. Die Verleugnung der Realität der Krankheit wird häufig verstärkt durch die ohnmächtige Wut über die Einschränkung ihrer Lebensqualität: der „dicke Genießer" soll sich nun plötzlich im Essen und Würzen einschränken, auf sein geliebtes Bier verzichten. Dem leidenschaftlichen Raucher wird nahegelegt, auf seine geliebten Zigaretten zu verzichten – um nur wenige Beispiele zu nennen. Wir Ärzte wissen um die Notwendigkeit präventiver Maßnahmen – und wie selten befolgen wir selbst die Ratschläge, die wir unseren Patienten geben. Es wird also gut sein, die Not des Patienten zu verstehen, in die er plötzlich gerät, und ihm nicht sogleich übermenschliche Opfer abzuverlangen. Dies würde auch für die Arzt-Patient-Beziehung verhängnisvolle Folgen haben, die ein vertrauensvolles und wirksames Arbeitsbündnis zwischen Arzt und Patient stören und gefährden können. Für den Patienten ist es wichtig, daß seine Angst, Trauer, Wut, Schock und Abwehr verstanden und vom Arzt ernst genommen wird. Und für den Arzt ist es wichtig, mit diesen Reaktionen des Patienten zu rechnen und mit ihnen umgehen zu lernen. Die Widerstände des Patienten sind nicht persönliche Angriffe gegen den Arzt, sondern Ausdruck seiner Ängste und ihrer Abwehr.

Frau *Kübler-Ross* hat die Kette emotionaler Reaktionen des unheilbar Kranken auf die Wahrnehmung seiner tödlichen Erkrankung beschrieben. Es sind die 5 Stadien des Schocks, der Verleugnung, der Wut und Depression, des „Feilschens" und der Annahme der tödlichen Erkrankung und des Sterbens. Diese Stadien finden nicht immer in vorgenannter Reihenfolge statt, sind aber häufig in unterschiedlichem Ausmaß und Wechsel zu beobachten. Ähnliche Reaktionen können wir auch bei chronisch Kranken nach Mitteilung oder Wahrnehmung ihrer oft lebensverkürzenden Krankheit beobachten. Auch wir Ärzte müssen mit schützenden Abwehrmechanismen gegen unsere schwierigen, undankbaren, leichtsinnigen und unkooperativen Patienten rechnen: mit Vermeidung (Abholung des „Wiederholungsrezepts" bei der Sprechstundenhelferin), Verleugnung, Flucht in die Überaktivität, Entmündigung, Verkindlichung und Versachlichung bis zur Resignation mit Abbruch der Therapie (*Köhle* 1979). Es sind oft Reaktionen, die sehr viel mit der seelischen Situation des

Kranken zu tun haben. Hier beginnt die oft schwierige, aber lohnende Arbeit des Umgangs mit dem chronisch Kranken, des reflektierten Umgangs nicht nur mit den Abwehrmechanismen bei Patient und Arzt, sondern mit den Problemen der Angst und Hoffnung, der Abhängigkeit und Autonomie, Anhänglichkeit und Aggression, der Leistungsideale und des gestörten Selbstwertgefühls.

Wie können wir nun diese Schwierigkeiten bewältigen?

Nachdem wir uns zunächst ein Bild von den Reaktionen des Patienten auf die Mitteilung oder Wahrnehmung seiner Krankheit sowie des Arztes auf seinen „schwierigen" Patienten zu machen versuchten, soll nun im folgenden Abschnitt versucht werden, die Persönlichkeitsstruktur des Hypertoniekranken darzustellen, wie sie in der Literatur beschrieben wurde.

Die Persönlichkeitsstruktur des Hypertoniekranken

Bei Hypertoniekranken wurden häufig Persönlichkeitsmerkmale beobachtet, die jedoch keineswegs spezifisch für die Hypertonie sind und nicht als die einzige Ursache der Hypertonie angesehen werden können, da genetische Faktoren und soziokulturelle Bedingungen eine wichtige Rolle zu spielen scheinen.

Alexander (1951) beschrieb als erster einen für den Hypertoniker typischen Kernkonflikt zwischen passiv-abhängigen und aggressiv-konkurrierenden Tendenzen, die zu Angst und Schuldgefühlen sowie überkompensierendem, konkurrierendem Leistungsstreben führt. Die aggressiven, feindseligen Impulse führen zu einer Erregung des sympathischen Nervensystems mit Bereitstellung der Organe für Kampf oder Flucht. Ängste blockieren jedoch die Kampf- oder Fluchtreaktion, so daß eine sympathische Dauererregung mit Blutdruckerhöhung resultiert. Obwohl diese These heute überholt ist und der Auffassung von einem sehr komplexen mehrdimensionalen Bedingungsgefüge der Hypertonie gewichen ist, so haben doch viele Untersucher einzelne Aspekte des Alexander-Konzepts bestätigt und ausgearbeitet.

Bei vielen Hypertonikern wurde in der biographischen Anamnese eine „Temperamentänderung" beobachtet: Aus temperamentvollen Kleinkindern wurden mit der Entwicklung der „Über-Ich-Struktur" vor dem Schulalter stille, ängstliche, überempfindliche und übermäßig fügsame Kinder (*Bastiaans* 1963, *Saul* 1939). Andere Autoren beschrieben ein besonderes Leistungsverhalten mit unrealistisch hohem Anspruchsniveau. Leistung wird häufig als eine von einer Autorität (von der man abhängig ist) auferlegte Pflicht erlebt oder als Mittel zur Anerkennung, zur Erhöhung des durch Schuldgefühle beeinträchtigten Selbstwertgefühls. Interessant ist in diesem Zusammenhang ein Experiment von *Sapira* et al.: Normotonikern und Hypertonikern wurde zunächst ein Film gezeigt, in dem sich ein Arzt gegenüber seinem Patienten aggressiv und kränkend verhielt. Im zweiten Teil des Films verhielt sich der gleiche Arzt gegenüber dem gleichen Patienten freundlich und höflich. Während die Normotoniker den Unterschied erkannten, konnten die Hypertoniker keinen Unterschied wahrnehmen.

Wir werden also bei unseren Hypertoniekranken damit rechnen müssen, daß sie nicht nur Schwierigkeiten haben, ihre Krankheit wahr- und anzunehmen, sondern auch, ihre aggressiven Gefühle gegenüber dem behandelnden Arzt zu erleben und zu äußern, von dem sie sich abhängig fühlen.

Auslösende Situationen

Der Einfluß seelischer („Streß"-)Faktoren auf das Kreislaufsystem im Sinne eines Blutdruckanstiegs ist wissenschaftlich gesichert. Weitere auslösende Bedingungen (nicht Ursachen!) psychischer, psychosomatischer oder somatischer Krankheiten sind nach *Engel* u. *Schmale* (1969) reale, drohende, phantasierte oder symbolische Objektverluste in einer Stimmung der Hilf- und Hoffnungslosigkeit. Es handelt sich dabei also um Ereignisse, die emotionell als Bedrohung, Kränkung oder Beeinträchtigung erlebt werden, gegen die sich der Patient aus äußeren oder inneren Gründen nicht zur Wehr setzen kann. Häufig finden sich als Auslöser konflikthafte Lebensumstände, die Feindseligkeit und den Wunsch nach Selbstbehauptung mobiliseren, gleichzeitig aber die Realisierung dieser Regungen und Wünsche verbieten.

Für den Umgang mit Hypertonikern ist es wichtig zu wissen, daß eine typische Auslösesituation für eine Verschlimmerung der Hypertonie einen plötzlichen Verlust von Selbstsicherheit gegenüber Autoritätspersonen (also auch Ärzten, von denen der Patient abhängig ist) darstellt (*Binger* 1945), oder wenn der Patient fühlt, daß seine Kooperationsbereitschaft nicht anerkannt wird (*Quint* 1976).

Der chronisch Kranke leistet of psychische, unbewußte Schwerarbeit, um sich durch komplizierte und komplexe Abwehr- und Anpassungsmechanismen in einem labilen Gleichgewicht zu halten. Wird dieses Gleichgewicht durch äußere Einflüsse oder Kränkungen gestört, so kann es zu einer Verschlimmerung der Krankheit kommen.

Was hat dies nun für Konsequenzen für die ärztliche Praxis?

> Das „Arbeitsbündnis" bei der Hyperto-
> nie-Dauerbehandlung
>
> - Aufklärung („kognitiver" Aspekt)
> - Anweisung („pragmatischer" As-
>   pekt)
> - Beziehung („emotionaler" Aspekt)

Der therapeutische Umgang mit dem chronisch Kranken

Aufklärung („kognitiver" Aspekt)

Die Feststellung einer chronischen Krankheit hat für jeden Menschen eine einschneidende und schwerwiegende Bedeutung. Die Diagnose einer Hypertonie ist zunächst noch nicht identisch mit einer chronischen Krankheit. Eine sog. „Situationshypertonie" wird häufig bei jungen Menschen mit Identitätskrisen gefunden. Sie sind häufig vorübergehender Natur und indizieren keine Dauermedikation, sondern Verfahren der „kleinen Psychotherapie". Wir finden diese vorübergehenden Blutdruckerhöhungen häufig bei Konflikten in der Berufs- und Partnerwahl, Trennung vom Elternhaus sowie vor wichtigen Prüfungen.

Diesen jugendlichen Hypertonikern werden wir die Möglichkeit einer vorübergehenden Situationskrise mit Blutdruckerhöhung nennen und mit ihnen über ihre Konflikte und Ängste sprechen, sofern sie hierzu bereit sind. Sollte die Blutdruckerhöhung mit Mitteln der „kleinen Psychotherapie" nicht zu beeinflussen sein, so ist bei einer kleinen Gruppe von jugendlichen Hypertonikern eine analytische „große Psychotherapie" angezeigt, wenn folgende Voraussetzungen vorliegen: Alter nicht über 35 Jahre, Blutdruckerhöhung nicht länger als 2 Jahre, systolische Werte nicht über 180 mm Hg, diastolische Werte nicht über 110 mmHg, Motivation und Eignung für eine analytische (konfliktbearbeitende) Psychotherapie.

Bei jugendlichen Patienten steht die Aufklärung über den möglicherweise passageren Charakter einer Blutdruckerhöhung wie auch die Möglichkeiten einer psychotherapeutischen Beeinflussung stärker im Vordergrund als die Aufklärung über die Bedeutung der Risikofaktoren und die Prognose einer Hypertonie bei der großen Gruppe der chronisch Hypertoniekranken. Die ärztliche Aufklärung bei diesen Kranken setzt beim Arzt jedoch zwei notwendige Bedingungen voraus: Aufrichtigkeit und Selbstkritik. Wir wissen aus Untersuchungen über die „Droge Arzt" (*Balint* 1957), daß der Patient sehr genau fühlt, wenn der Arzt nicht aufrichtig ist. Der Patient hat ein Recht darauf, von uns zu erfahren, wie es um ihn steht, was er tun und welche Hoffnung er haben kann. Da Verlauf und Bedeutung der Risikofaktoren sehr unterschiedlich sein können, ist eine sichere Prognose nie möglich. Für den Patienten ist es jedoch wichtig, zu wissen, was er für sich und seine Gesundheit tun kann.

Wir werden unsere Hypertoniekranken also über den Zusammenhang zwischen Risikofaktoren, Hypertonie, Arteriosklerose und Lebenserwartung aufklären. Dabei ist es hilfreich, dem Patienten den vorläufigen Charakter der bisherigen wissenschaftlichen Forschung wie auch der Therapiemethoden offen zu benennen. Die Patienten sind oft sehr gut aufgeklärt und informiert. Sie wissen, daß die wissenschaftlichen Forschungsergebnisse und die daraus gezogenen Konsequenzen oft rasch und unerwartet – wie die Mode – wechseln. Wurde gestern noch für die reine Pflanzenmargarine mit ungesättigten Fettsäuren im tiefsten Brustton der Überzeugung plädiert, so wird morgen das Hohe Lied der guten alten Butter gesungen. Wurde gestern noch leidenschaftlich von Ärzten und Patienten um das „Idealgewicht" gerungen, so hören wir heute von Ergebnissen der *Framingham*-Studie, daß Menschen mit Untergewicht und „Idealgewicht" eine höhere alterskorrigierte Mortalität haben als viele Übergewichtige *(Sorlie)*. Der Risikofaktor „Raucher" ist bei den Untergewichtigen mit 80%, bei den Übergewichtigen nur mit 50% vertreten. Vorgestern wurde bei dem Risikofaktor „erhöhte Blutfettwerte" die Notwendigkeit einer medikamentösen Behandlung eindringlich gefordert, gestern wegen schädlicher Nebenwirkungen verworfen, heute wieder als doch unschädlich wieder befürwortet. Welcher Arzt und welcher Patient soll sich in diesem Dilemma und Labyrinth der Möglichkeiten und Gefahren noch zurechtfinden?

Grundlage der erfolgreichen Arzt-Patient-Beziehung ist Vertrauen. Wir werden also unsere Patienten so gut aufklären, wie wir es heute wissen und können. Wir werden ihm aber auch ebenso offen die Grenzen und Irrtumsmöglichkeiten unserer Informationen darlegen, wie auch auf Fragen und Kritik des Patienten eingehen, um ihm das Gefühl zu geben, daß wir ihn als Partner in unserem Arbeitsbündnis ernst nehmen und nicht von einem abhängigen Patienten blinden Gehorsam verlangen, da dies nur ein vorübergehender Scheinerfolg wäre und – wie in einer Ehe – bald zur Auflehnung des durch die Unterwerfung gekränkten Partners führen würde. Diese Auflehnung würde zum Widerstand und damit zu einer Gefährdung der Behandlung führen.

Vorteilhaft ist die Einbeziehung der wichtigen Lebenspartner, die mit unserem Patienten zusammenleben und einen wichtigen Einfluß auf die Lebensgewohnheiten haben könnten. Sie können durch Änderungen der Ernährungs- und Lebensgewohnheiten zu einer wesentlichen Reduzierung der Risikofaktoren beitragen. Unser Patient wird jedoch diese Hilfe nur dann annehmen können, wenn seine Autonomiewünsche dadurch nicht zu sehr eingeschränkt werden.

Neben der Aufklärung über Art und Bedeutung der Risikofaktoren, Krankheit und Behandlung, ist es für den Patienten wie auch für die Arzt-Patient-Beziehung wichtig, über physische und psychische Nebenwirkungen aufzuklären.

Aufklärung

1. Art, Verlauf und Prognose der Krankheit
2. Bedeutung der Reduzierung von Risikofaktoren
3. Art, Dauer und Notwendigkeit der Medikation
4. mögliche Nebenwirkungen der Medikamente
5. einfache, anschauliche Sprache des Arztes
6. Aufrichtigkeit des Arztes
7. Fragen, Vorstellungen, Zweifel des Patienten haben Priorität

Physische und psychische Nebenwirkungen

Für den Patienten ist es hilfreich und entlastend – trotz der damit verbundenen Ängste – wenn er weiß, daß er mit möglichen Nebenwirkungen rechnen muß. Bei medikamentöser Behandlung treten oft am Anfang Schwindelzustände auf, ebenso Schwächezustände und das Gefühl, die Kontrolle über die Umgebung und sich selbst zu verlieren. Es erleichtert den Patienten, wenn er von uns am Beginn der Behandlung erfährt, daß er bei den ersten auftretenden Nebenwirkungen in Versuchung kommen wird, die Therapie abzubrechen. Gerade in dieser für ihn schwierigen Situation braucht er jedoch das Gespräch mit uns. Wir können ihm erklären, daß diese Nebenwirkungen normal und vorübergehend sind, da der Organismus sich erst auf das neue niedrigere Blutdruckniveau einstellen und anpassen muß. Gerade zu diesem Zeitpunkt wäre sein Durchhalten wichtig. Sollten sich später neu oder erneut Nebenwirkungen einstellen, so sollten wir überlegen, ob das Medikament oder die Dosierung zu ändern ist, damit der Patient sicher sein kann, daß wir ihn mit seinen Beschwerden ernst nehmen.

Es ist bekannt, daß die Patienten selbst bei noch so klar und anschaulich vorgetragenen Instruktionen die Medikamente nicht regelmäßig einnehmen. Oft gelingt dies nur bei einem Drittel der Patienten. Wir werden ihm deswegen nicht den Behandlungsvertrag aufkündigen, sondern ihm zu helfen versuchen indem wir für die günstigste Medikation sorgen: z. B. ist ein lang wirkendes Präparat 1x täglich regelmäßig genommen bei manchen wirksamer als bei einer Verordnung von „3x täglich 1", wenn auch nur eine Dosis unregelmäßig genommen wird.

Die Noncompliance-Rate liegt dabei unter 7%, bei 2 Tabletten/Tag schon bei 30%, bei 4 Tabletten bei 70% (*Gundert-Remy* 1977, Abb. 3).

Eine Dauermedikation hat oft erhebliche psychische Nebenwirkungen durch die Abhängigkeit, die der Patient durch das Medikament in der Beziehung zu seinem Arzt erfährt. Der Patient muß durch den Arzt informiert werden, daß mit dem Auftreten einer Krise in der Behandlung gerechnet werden muß. Die Abhängigkeit wird von Patienten oft so belastend und kränkend erlebt, daß sie die Therapie abbrechen oder die persönliche Beziehung zum Arzt vermeiden. Der Konflikt zwischen Abhängigkeit und Auflehnung wird oft zum stabilen Kompromiß: der Patient meidet die Nähe zum Arzt, von dem er sich abhängig fühlt, indem er die Grenze zwischen Vorzimmer und Sprechzimmer nicht überschreitet. Er holt sich das „Wiederholungsrezept" (*Balint* 1957) von der Sprechstundenhelferin und vermeidet damit die Gefahr, in der persönlichen Begegnung mit dem Arzt von seinen Haßgefühlen überschwemmt zu werden, die bei ihm zu Schuldgefühlen führen und Ängsten, hilflos der Rache des Arztes ausgeliefert zu sein. Aus diesen Gründen ist es für eine gute Zusammenarbeit wichtig, das neue Rezept zum Anlaß zu nehmen, mit dem Patienten über seine Ängste, Konflikte und Sorgen zu sprechen. Er wird uns oft zur Last legen, daß wir ihn

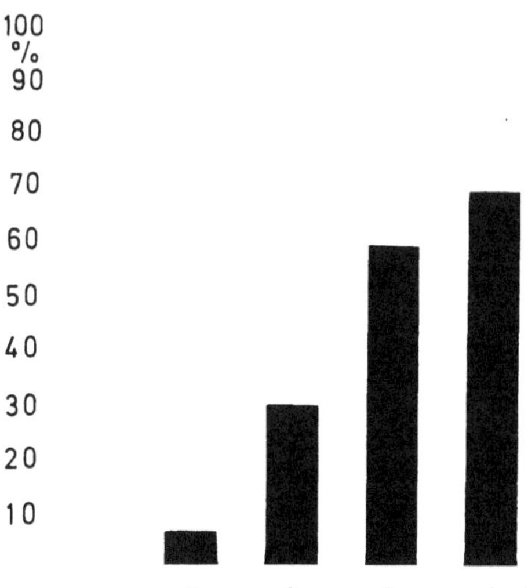

Abb. 3. Dosisabhängige Noncompliance-Rate (bei Psychopharmaka)

wesentlich in seiner Lebensqualität einschränken und verständlicherweise wütend auf uns sein. Wir werden hierfür Verständnis haben und es unserem Patienten möglich machen, über seine Wut und Enttäuschung mit uns zu sprechen. So wird er allmählich Vertrauen und Mut finden, auch in zukünftigen schwierigen Konfliktsituationen seine Widerstände gegen die Behandlung mit uns zu bearbeiten.

Das Arbeitsbündnis

Nach der Aufklärung des Patienten über seine Krankheit, die Bedeutung der Risikofaktoren, die Behandlung mit den möglichen physischen und psychischen Nebenwirkungen und die Notwendigkeit einer engen Zusammenarbeit kann der Patient sich für oder gegen die Therapie entscheiden. Hat er sich für die Therapie entschieden, so muß er wissen, daß ihn harte Arbeit und schwierige Zeiten erwarten, er sich aber immer des Verständnisses und der Hilfe des Arztes sicher sein kann, gerade dann, wenn er glaubt, die Therapie nicht mehr durchhalten zu können oder abbrechen möchte, weil er sich nicht „richtig" krank fühlt. Der Patient kann von uns erwarten, daß wir seinen Ängsten, seiner Wut über die Abhängigkeit oder dem Sinken seiner Hoffnung die richtige Beachtung schenken und uns Zeit nehmen, mit ihm darüber zu sprechen.

Eine psychotherapeutische Behandlung im engeren Sinne ist bei den meisten Hochdruckkranken oft nicht möglich, da ihnen seelische pathogene Konflikte oft nicht bewußt und daher im Gespräch nicht zugänglich sind. Die ärztlichen Gespräche werden sich mehr auf die aktuelle Situation beschränken. Dabei sind die Gefühle des Patienten in der Beziehung zum Arzt ein wichtiger Bestandteil der Gespräche: seine Ängste und Wut, Abhängigkeit, Hoffnungslosigkeit, Auflehnung und Wünsche nach Unabhängigkeit, seine hohen Leistungsideale und oft belasteten Selbstwertgefühle.

> *Anweisung*
>
> 1. langfristiger, zeitlich abgestufter und zumutbarer Zeitplan für die Reduzierung von Risikofaktoren
> 2. möglichst nur eine Einzeldosis täglich
> 3. Blutdruckselbstmessung 2 × täglich
> 4. Einbeziehung der Lebenspartner in die Therapie
> 5. Entspannungsübungen (Autogenes Training usw.)
> 6. regelmäßige Sprechstundenbesuche mit Blutdruckkontrollen und Gesprächen

Anweisung („pragmatischer" Aspekt)

Die ärztlichen Anweisungen ergeben sich aus den gegebenen Informationen und orientieren sich an der intellektuellen Verständnismöglichkeit und der emotionalen Bereitschaft des Patienten, Veränderungen der Lebensgewohnheiten (Reduzierung der Risikofaktoren) und der Befindlichkeit (Nebenwirkungen) auf sich zu nehmen und sich mit der Realität seiner Krankheit auseinanderzusetzen. Die Anweisungen bestehen in:

1. Aufstellung eines gestuften, langfristigen und für den Patienten zumutbaren Zeitplans der Reduzierung von Risikofaktoren, der im offenen Dialog mit dem Patienten erarbeitet ist und sich an seinen Bedürfnissen und Möglichkeiten orientiert. Ist der Patient überfordert, verweigert er die Zusammenarbeit.
2. Verordnung von möglichst nur einem Medikament in einer Gabe an einem Tag. Die Noncompliance-Rate liegt dabei unter 7%, bei 2 Tabletten/Tag schon bei 30%, bei 4 Tabletten bei 70%.

3. Mindestens zweimalige Blutdruck-selbstmessung täglich zu möglichst konstanten Zeiten: nach dem Frühstück und vor dem Abendessen. Die gemessenen Werte sollten auf einer Kurve ebenso eingetragen werden wie besondere körperliche und seelische Belastungen. Die Wahrnehmung der realen Blutdruckwerte und ihrer Steigerung bei körperlicher oder seelischer Belastung ist eine starke und positive Motivation für ein erfolgreiches und langfristiges Arbeitsbündnis.
4. Einbeziehung der Lebenspartner in das Therapieprogramm.
5. Anleitung zu Entspannungsübungen (Autogenes Training usw.).
6. Regelmäßige Gespräche mit dem Arzt und Kontrolluntersuchungen.

Beziehung („emotionaler" Aspekt)

Wenn der Patient sich für das Therapieprogramm und Arbeitsbündnis entschieden hat, so entscheidet er sich für Selbst- und Mitverantwortung. Er muß wissen, daß harte Arbeit, Krisen und Zweifel auf ihn zukommen werden, in denen der Arzt ihm ein verläßlicher und verständnisvoller Bündnispartner ist. Der Arzt wird mit Ängsten des Patienten rechnen, der immer wieder feindselige Gefühle aus seiner Abhängigkeit und seinen Schuldgefühlen gegenüber dem Arzt entwickeln wird. Die Bearbeitung dieser Konflikte in der Arzt-Patient-Beziehung ist die wesentliche Grundlage eines stabilen Arbeitsbündnisses. Ebenso muß der Patient in der Sprechstunde ausreichend Gelegenheit haben, Fragen zur Behandlung oder seinem Krankheitsverlauf zu stellen. Vor allem aber ist dem Patienten Gelegenheit zu geben, über seine emotionalen Belastungen und Konflikte am Arbeitsplatz und in seiner Familie zu sprechen – auch und gerade dann, wenn es dem Patienten schwer fällt.

> *Beziehung*
> – Gespräche über seelische Belastungen am Arbeitsplatz
> – Gespräche über seelische Belastungen in der Familie
> – Gespräche über seelische Konflikte und Krisen in der Arzt-Patient-Beziehung
> – Gespräche über Fragen zur Krankheit und Behandlung

Rückschläge, Krisen, Zweifel gehören zu einem normalen Behandlungsverlauf, ihre Bearbeitung oder Bewältigung zur Arbeit des Patienten und Arztes. Gerade in dieser Arbeit erlebt der Patient seine spezifischen Verletzlichkeiten, die Angst und Wut mobilisieren. Sie ihm aufzuzeigen, macht ihn unabhängiger und freier, so daß er die pathogenen Situationen besser bewältigen kann. Die Vorstellung, den Patienten zur kräftigen Äußerung seiner Wut zu ermutigen und dabei alle Hemmungen fallen zu lassen, um auf diesem Wege verdrängte pathogene Affekte zu beseitigen, ist gut gemeint, aber falsch: der Patient würde unter Schuldgefühlen und Bestrafungsängsten leiden. Wohl aber können wir ihn ermutigen, aufrichtig seine kontrollierten Gefühle zu äußern. Ebenso kann noch so wohlgemeintes autoritäres Auftreten den Patienten eher erschrecken und ihm das Gefühl der Bevormundung und Abhängigkeit geben. Statt ihm ohne Berücksichtigung seiner sozialen Situation und psychischen Möglichkeiten unzumutbare Einschränkungen aufzuerlegen, sollte er als Partner am Therapieplan mitwirken, um seine Autonomie und damit seine Motivation zur Kooperation zu fördern. Ziel eines stabilen Arbeitsbündnisses zwischen Patient und Arzt ist es, die oft schwere und entbehrungsreiche Arbeit in partnerschaftlicher Zusammenarbeit mit weitgehender Erhaltung der Autonomie und positiver

Selbstwertgefühle des Patienten zu sichern und ihn mit der Hoffnung auf eine langfristig gute Lebensqualität zu belohnen.

Literatur

Alexander F (1951) Psychosomatische Medizin. De Gruyter, Berlin

Balint M (1957) Der Arzt, sein Patient und die Krankheit. Klett, Stuttgart

Bastiaans J (1963) Emotiogene Aspekte der essentiellen Hypertonie. Verh Dtsch Ges Inn Med 69:7

Becker D (1979) Zur Psychosomatik der essentiellen Hypertonie. Vortrag Fortbildungsakademie LÄK Hessen, Kassel

Beckmann D (1979) Wesentliche Voraussetzungen für ein langfristiges Arbeitsbündnis zwischen Arzt und Patient. In: Bock KD, Haehn KD, Vaitl D (Hrsg) Arzt und Hypertoniker. Vieweg, Braunschweig Wiesbaden, pp 149–153

Binger CAL (1945) Personality in arterial hypertension. Psychosom Med Monographs. Am Soc Res Psychosom Probl N.Y.

Engel G, Schmale AH (1969) Eine psychoanalytische Theorie der somatischen Störung. Psyche 23:241–261

Gundert-Remy U (1977) Compliance stationärer u. ambulanter Patienten. In: *Weber E* (Hrsg) Patienten Compliance. Witzstrock, Baden-Baden Köln New York

Herrmann JM, Rassek M, Schäfer N, Schmidt TH, von Uexküll T (1979) Essentielle Hypertonie. In: von Uexküll (Hrsg) Lehrbuch der Psychosomatischen Medizin. Urban & Schwarzenberg, München Wien Baltimore S 595–615

Köhle K, Simons C, Urban H (1979) Zum Umgang mit unheilbar Kranken. In: *Uexküll Thr* (Hrsg) Lehrbuch der psychosomatischen Medizin. Urban & Schwarzenberg, München Wien Baltimore, S 811–829

Kloska G, Quint H (1976) Der Hypertoniker in psychodynamischer Sicht. In: *v. Eiff A.W.* (Hrsg) Essentielle Hypertonie. Thieme, Stuttgart

Sapira JD, Eileent S, Heib BA, Moriarty R, Shapiro AP (1973) Differences in perception between hypertensive and normotensiv populations. Psychosom Med 33:3

Saul LJ (1939) Hostility in cases of essential hypertension. Psychosom Med 1: 153–159

Schrey A (1981) Patienten-Compliance als Teilproblem der Arzneitherapie. Med Welt 32: 214–218

Psychologische Behandlungsmöglichkeiten bei essentiellen Hypertonikern*

Von D. Kallinke, B. Kulick und P. Heim

Zusammenfassung

Essentielle Hypertoniker werden in der Regel medikamentös behandelt, psychotherapeutische Behandlungsansätze spielen fast keine Rolle. Seit einigen Jahren gibt es jedoch Anzeichen dafür, daß sich der Blutdruck mit verschiedenen Entspannungsverfahren in klinisch bedeutsamer Weise senken läßt. Genauso wie bei einer symptomatischen Medikotherapie haben diese Behandlungsergebnisse jedoch nur dann Bestand, wenn der Patient die Entspannungsübungen dauerhaft „anwendet".

An Stelle dieser symptomatischen Therapieform erscheinen jedoch auch ursächliche psychologische Behandlungsansätze möglich. Als Ausgangspunkt kann die bisher weitgehend vernachlässigte Blutdruckvariabilität dienen, aus der Hinweise über psychologische Ursachen von Blutdruckanstiegen ableitbar sind. Bei diagnostischen Untersuchungen an ca. 120 Hypertonikern zeigte sich, daß sie ein Verständnis für psychologisch verursachte Blutdruckanstiege gewinnen und dadurch motiviert werden können, sich mit ihrer Hyperreaktivität im allgemeinen und ihren Hyperreaktionen in spezifischen, belastenden Situationen auseinanderzusetzen. Über die Behandlung von 48 Patienten und Nachuntersuchungsergebnisse nach 1 Jahr wird berichtet.

* Diese Untersuchung wurde im Rahmen des Förderungsschwerpunktes „Humanisierung der Arbeitswelt" aus Mitteln des Bundesministeriums für Forschung und Technologie gefördert

Der derzeitige Stellenwert medizinischer und psychosomatischer Behandlungsansätze bei der Therapie der essentiellen Hypertonie

Die essentielle Hypertonie stellt eine diagnostische Residualkategorie dar, die dadurch definiert ist, daß das Vorliegen einer der bekannten sekundären Hypertonieformen ausgeschlossen worden ist. Bereits damit ist wenig wahrscheinlich, daß sich hinter dem Namen „essentielle Hypertonie" eine homogene Gruppe von hypertonen Störungen verbirgt. Ein Blick auf die vielfältigen und zu verschiedenen Zeitpunkten des Krankheitsprozesses unterschiedlich stark im Vordergrund stehenden Pathomechanismen zeigt überdeutlich, daß die essentielle Hypertonie multifaktoriell prädisponiert, ausgelöst und aufrechterhalten wird (*Weiner* 1977) und daß dabei psychophysiologische Mechanismen eine im einzelnen noch nicht abschließend geklärte, jedoch unübersehbare Rolle spielen (*Brod* 1973; *Julius* 1976).

Dessen ungeachtet laufen Behandlungsempfehlungen monoton auf ein medikamentöses Behandlungsschema hinaus, das einige Autoren durch eine allgemeine Basistherapie in Form von „Vermeidung geistiger und körperlicher Überforderung insbesondere durch den Beruf" bzw. in Form von körperlicher Bewegung ergänzt wissen wollen (*Sarre* 1971 bzw., sehr eingeschränkt, auch *Pickering* 1968).

In psychosomatischen Abhandlungen, die die Hypertonie vor gar nicht langer Zeit noch zu den psychosomatischen Krankheiten i.e.S. zählten, wird heute durchweg ausführlich auf die Psychophysiologie von situativen Blutdruckanstiegen bzw. mögliche Persönlichkeitsmerkmale von Hypertonikern eingegangen (vgl. *Bräutigam* u. *Christian* 1973; *Freyberger* 1977; *Petzold* u. *Reindell* 1980), während, außer etwa bei *Wittkower* u. *Warnes* (1977), psychotherapeutische Interventionen zurückhaltend bewertet bzw. nur im Zusammenhang mit der Behandlung konfliktbedingter Blutdruckkrisen als sinnvoll beurteilt werden (*Herrmann* et al. 1979).

Psychologische Behandlungsansätze

Psychologische Behandlungsansätze zur symptomatischen Blutdrucksenkung durch Entspannungstechniken

Recht pragmatisch und ohne besonderen Bezug auf die eingangs erwähnten internistischen bzw. psychosomatischen Einschätzungen wird in den letzten Jahren vor allem in der klinisch-psychologischen und verhaltensmedizinischen Literatur die Hoffnung genährt, daß man *den* essentiellen Hypertonus mit psychologischen Techniken, insbesondere der Entspannung, in klinisch bedeutsamer Weise be– davon abhängen, daß der Patientsend: *Blanchard* u. *Miller* (1977) bzw. *Patel* (1977) bzw. *Shapiro* et al. (1977) bzw. *Steptoe* (1977); *Frumkin* et al. (1978) bzw. *Kallinke* 1979]. Die berichteten Ergebnisse sind noch widersprüchlich, jedoch insgesamt ermutigend. Unbefriedigend ist, daß man auch hier den essentiellen Hypertonus als *eine* nosologische Einheit behandelt, dem man mit *einer* Interventionsform gerecht zu werden meint, bzw. daß die Effekte dieser psychologischen Interventionen – nicht anders als die einer Medikotherapie – davon abhängen, daß der Patient anhaltend mitarbeitet, indem er Entspannungsübungen bzw. andere während der Therapie erlernte Verhaltensweisen auch nach Beendigung der Einübungsphase weiter praktiziert (d.h. Compliance zeigt).

Die Compliance-Problematik bei dieser Art von psychologischen Interventionen scheint u. E. wesentlich damit zusammenzuhängen, daß die zumeist verwendeten Entspannungstechniken im Sinne von „übenden Verfahren", d.h. symptomatisch zur Senkung des durchschnittlichen Blutdruckniveaus eingesetzt werden. Da Hypertoniker jedoch in frühen Stadien der Erkrankung keine subjektiven Beschwerden haben, fällt es ihnen erfahrungsgemäß schwer, gewissenhaft und ziehbare Bedrohung abzuwenden. Wenn Patienten einer Entspannungsbehandlung dennoch eher als einer Medikotherapie treu bleiben, dann am ehesten, weil sie Gefallen an den angenehmen Begleiterscheinungen von Entspannungsübungen finden und sich *deshalb* Zeit dafür nehmen.

Psychologische Behandlungsansätze zur ursächlichen Beeinflussung psychologisch bedingter Blutdruckanstiege und ihre Voraussetzungen

Kein Arzt wird sich mit symptomatischen Maßnahmen gegen eine körperliche Störung begnügen, wenn es ursächliche Behandlungsmöglichkeiten gibt. Dies sollte auch für die Beeinflussung von Zuständen gelten, die wesentlich psychologische

Ursachen haben bzw. in ihrem Verlauf u. a. auch von psychologischen Faktoren beeinflußt werden, wie dies z. B. bei einer großen Zahl von essentiellen Hypertonikern der Fall ist (s. S. 80).

Auch hier sollte man nicht bei symptomatischen Maßnahmen stehenbleiben, die ex iuvantibus bzw. durch ihren plausiblen Bezug zum Konstrukt der Hyperreagibilität des Hypertonikers sinnvoll erscheinen (Hyperreagibilität = Neigung zu kardiovaskulärer Aktivierung; Entspannung = Förderung von Desaktivierung). Auch hier sollte man die Frage nach möglichen psychologischen Ursachen für kardiovaskuläre *Hyperreaktionen* stellen und diesen Ursachen mit angemessenen Mitteln begegnen.

Die Voraussetzungen dafür sind freilich erst zu schaffen.

Methodische Voraussetzungen für eine ursächliche Behandlung von psychologisch bedingten Blutdruckanstiegen

Auf der Suche nach neuen Behandlungsansätzen empfiehlt sich zunächst ein kritischer Blick auf das derzeitige Vorgehen bei der Blutdruckmessung bzw. bei der Definition eines Menschen als Hypertoniker. Der Bluthochdruck wird, auf Empfehlung der WHO, landläufig nach der Ätiologie (sekundär, primär), dem Ausmaß des Gewebeschadens und insbesondere nach dem Blutdruckniveau klassifiziert. Bei der für die Behandlung des Patienten entscheidenden Einstufung nach der Blutdruckhöhe werden aus Gründen der Standardisierung der Meßsituation zwei folgenreiche methodische Vorschriften gemacht:

1. maßgebend ist der in der Arztpraxis erhobene Meßwert,
2. bei variierenden Werten wird ein Mittelwert aus mehreren Messungen errechnet.

Diese Meßvorschriften rufen Bedenken insbesondere bei Verhaltenstherapeuten

hervor, die sich der ausgeprägten Situationsabhängigkeit jedes Verhaltens bewußt sind und deshalb diagnostisch und therapeutisch gerade nicht bei einem „durchschnittlichen" Verhalten anzusetzen pflegen, sondern bei konkreten Verhaltensproblemen bzw., wenn autonom-nervöse Regulationen gestört sind, bei spontanen oder situationsabhängigen Veränderungen der problematischen Meßgröße (z. B. des Blutdrucks).

Aus diesem Blickwinkel stellt sich die bekannte, zumeist aber nur als Störvariable behandelte bzw. sogar ignorierte Situationsabhängigkeit (v. *Uexküll* u. *Wick* 1962) bzw. Variabilität (*Krönig* 1976) des Blutdrucks und die damit zusammenhängende fragliche Repräsentativität der in der Arztpraxis gemessenen Blutdruckwerte (*Sokolow* 1979, b; *Abetel* 1980) mit einem Male als hochinteressanter Ansatzpunkt für mögliche Innovationen auf dem Gebiet der Blutdruckmessung und -behandlung dar.

Sensibilisierung der Patienten für die Variabilität des Blutdrucks

Während der Arzt normalerweise unterschiedliche, in der Praxis ermittelte Blutdruckwerte durch Bildung eines Mittelwerts zu „neutralisieren" versucht, sollte jede Beratung und Behandlung besser damit beginnen, daß der Patient die außerordentliche Variabilität des Blutdrucks ausdrücklich kennenlernt (z. B. durch gezielte Information bzw. durch Erfahrungen mit Meßwerten aus möglichst vielen verschiedenen Meßsituationen).

Allein durch diesen veränderten „Einstieg" in die Behandlung gelingt es, die Patienten für den möglichen Einfluß des eigenen Verhaltens auf die Variabilität des Blutdrucks zu interessieren und besser als sonst zum Mitdenken und Mittun bei der Behandlung zu motivieren.

Das Konzept, daß der Blutdruck eine durch das individuelle Verhalten mitbestimmte dynamische Größe ist, scheint den Autoren eine hilfreiche Instruktionsvariable, jedoch keine Gewähr dafür zu sein, daß ein Hypertoniker die für die Bewältigung seiner chronischen Krankheit lebenslang erforderliche Selbstdisziplin zur Mitarbeit bei der Behandlung aufbringt. Hierzu bedarf es weiterer Einsichten bzw. nachhaltig wirkender Erfahrungen mit der Variabilität des Blutdrucks, also langfristig verhaltensverändernder Kräfte, wie sie uns von konfrontierenden, die Bedingungen des problematischen Verhaltens aufdeckenden Therapien bekannt sind.

Funktionale Verhaltensanalysen zur Sensibilisierung des Patienten für den Einfluß des eigenen Verhaltens auf den Blutdruck

Die Behandlung von psychosomatischen Patienten – nicht eben eine Domäne, in der dem Therapeuten die Erfolge in den Schoß fallen – vollzieht sich in der Regel in 2 Phasen:

1. Die vom Patienten vorgebrachten körperlichen Beschwerden werden in verhaltensanalytischen Gesprächen so oft und so lange mit den situativen Gegebenheiten ihres Auftretens in Zusammenhang gebracht, bis sich dem Patienten der für Auftreten bzw. Zunahme der körperlichen Beschwerden relevante Lebenskontext bzw. die eigene Involviertheit als Thema für die weitere therapeutische Arbeit geradezu aufdrängen.
2. Erst wenn dieser Lernschritt vollzogen ist, kann der Akzent der Behandlung in Richtung auf die Frage wandern, wieso der Patient die Anforderungen bestimmter Situationen nicht bzw. nur so bewältigen kann, daß es zu Beanspruchungsreaktionen an einem oder mehreren Organsystemen kommt.

Für die psychotherapeutische Behandlung von Hypertonikern mit psychologisch bedingten Blutdruckanstiegen bedeutet dies, daß die Patienten zunächst einmal den Zusammenhang zwischen Lebensumständen einerseits und psychosomatisch, d.h. psychophysiologisch vermittelten Blutdruckvariationen zu erfassen lernen müssen, bevor an Veränderungen von ursächlichen Verhaltensproblemen zu denken ist.

Funktionale Verhaltensanalysen sind bei Hypertonikern allerdings dadurch erschwert, daß diese Patienten im Gegensatz zu Menschen mit anderen psychosomatischen Störungen in der Regel keine subjektiven Beschwerden haben, von denen man bei der Analyse von Zusammenhängen zwischen autonom-nervösen Körperreaktionen einerseits und bestimmten Auslösebedingungen andererseits ausgehen könnte. Deshalb muß der Hypertoniker zusätzlich zu den üblichen Therapieschritten **(Identifizierung einer tion)** zunächst einmal lernen, welche dem Erleben zugängliche Veränderungen des Befindens mit Blutdrucksteigerungen einhergehen, damit er wenigstens *mittelbar* beobachten kann, welche belastenden Lebensumstände mit hoher Wahrscheinlichkeit Blutdruckanstiege auslösen.

Ein verhaltensanalytisch fundiertes Konzept zur verhaltenstherapeutischen Behandlung von essentiellen Hypertonikern mit psychologisch bedingten Blutdruckanstiegen

Auf der Grundlage der vorausgehenden Überlegungen haben die Autoren ein Behandlungskonzept entwickelt, mit dem schwerpunktmäßig die folgenden 4 Interventionsziele verfolgt werden: Sensibilisierung der Patienten für die Dynamik des Blutdrucks; Sensibilisierung für die Beeinflußbarkeit des Blutdrucks; Schulung der Körperwahrnehmung bzw. Erwerb von innerer Ruhe **durch muskuläre Tiefenentspannung,** Selbstberuhigung, und Selbst-Desensibilisierung und, schließlich, Anstöße zur aktiven und problemlösenden Auseinandersetzung mit blutdrucksteigernden Alltagssituationen.

Die wichtigsten Interventionsziele des Behandlungskonzepts

Sensibilisierung für die Dynamik des Blutdrucks

Dieser Prozeß beginnt bei den diagnostischen Untersuchungen und vermittelt dem in der Regel beschwerdefreien Patienten, daß der Blutdruck keine Materialkonstante ist, sondern in seiner Höhe stark von den Tätigkeiten und Lebensumständen des Patienten abhängt. Im einzelnen werden folgende Messungen durchgeführt:

1. Häufige ‚gelegentliche‘ Blutdruckmessungen (Messungen wie in der ärztlichen Praxis).
2. Häufige Selbstmessungen des Blutdrucks mit Ereignis- und Befindensprotokollierung (Abb. 1).
3. Ein ca. 1½stündiges, halbstrukturiertes psychophysiologisches Verhaltensinterview, bei dem der Patient unter in einminütigen Abständen erfolgender automatischer Blutdruckaufzeichnung angeregt wird, über belastende berufliche und private Lebensumstände zu berichten (Abb. 2).
4. Ein auf der Basis von Hypothesen aus der Literatur entwickelter Belastungs-

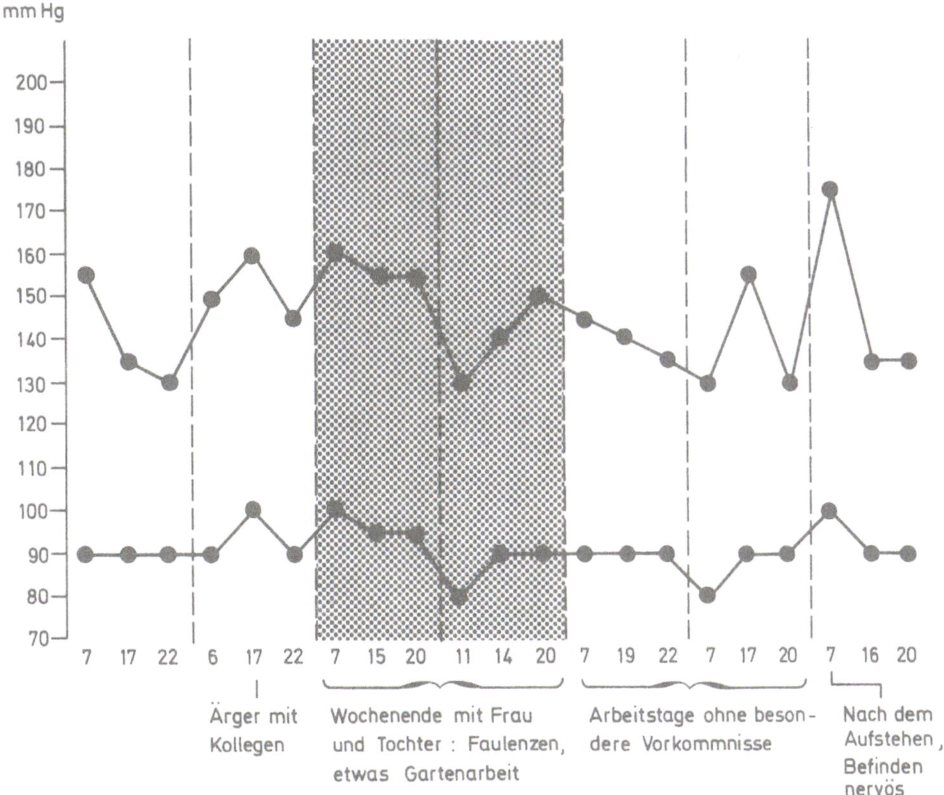

Abb. 1. Selbstmessungen des Patienten L., 37 Jahre, Werkzeugmacher (beim Arzt konstante Blutdruckwerte: 230/120 mm Hg)

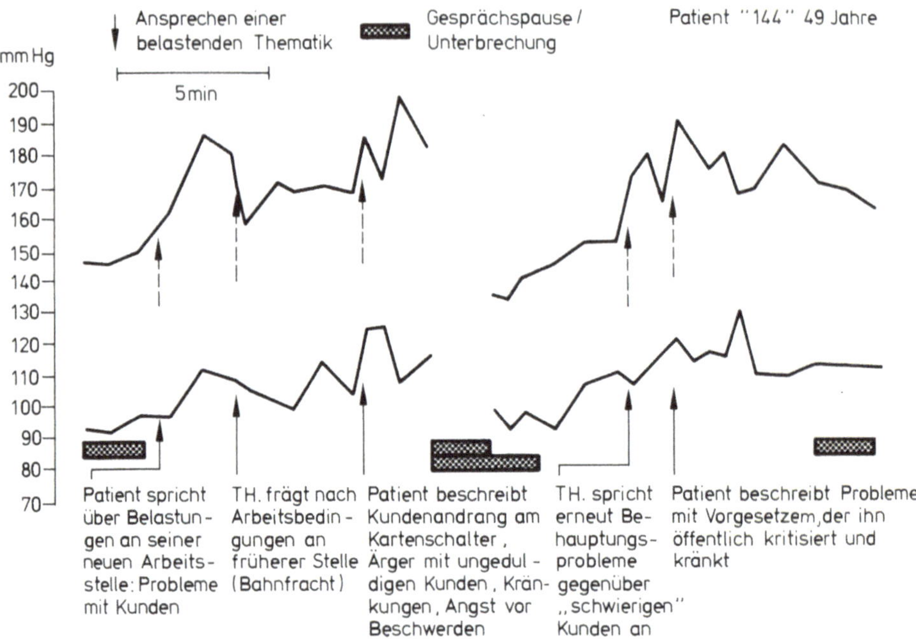

Abb. 2. Blutdruckverlauf während eines psychophysiologischen Interviews

test, bei dem der Patient unter Aufzeichnung von systolischem und diastolischem Blutdruck in ein- bzw. halbminütigem Abstand und unter kontinuierlicher Registrierung von Herzrate, EMG und Hautleitfähigkeit (Abb. 3) folgende Belastungssituationen zu bewältigen hat:

- Kopfrechnen unter Zeitdruck,
- Abwehr einer ungerechtfertigten Kritik von seiten eines Vorgesetzten (im Rollenspiel mit dem Versuchsleiter,
- Stegreifrede, in der der Patient seine Meinung zu einem definierten Thema laut sprechend zu vertreten hat.

Die Untersuchungsergebnisse wurden im Rahmen der auf S. 84ff. beschriebenen Behandlungen mit jedem Patienten in einem individuellen Beratungsgespräch erörtert. Eine kleinere Gruppe von essentiellen Hypertonikern (in unserer Untersuchung n = 17 von 100) zeigte keine oder nur geringgradige Blutdruckreaktio-

nen auf psychologische Belastungen und kam damit für psychologische Interventionen eher nicht in Frage. Die meisten Patienten mußten jedoch beim Betrachten der Aufzeichnungen überrascht feststellen, daß sie auch in Situationen, die sie als völlig unproblematisch erlebt hatten, mit z. T. erheblichen Blutdruckanstiegen reagieren.[1]

Der Untersucher unterstrich die Bedeutung dieser Befunde und regte den Patienten an, auf subjektiv belastende Lebenssituationen zu achten und möglichst oft selbst den Blutdruck zu messen.

Mit dem Beginn der Behandlung wurde

---

1 Über Untersuchungsergebnisse bei einer Teilstichprobe bzw. aus der abschließenden Auswertung von n = 100 psychophysiologischen Verhaltensanalysen, n = 84 Selbstmessungsserien bzw. n = 116 Belastungstests wurde an anderer Stelle berichtet (*Kallinke* et al. 1980; 1982)

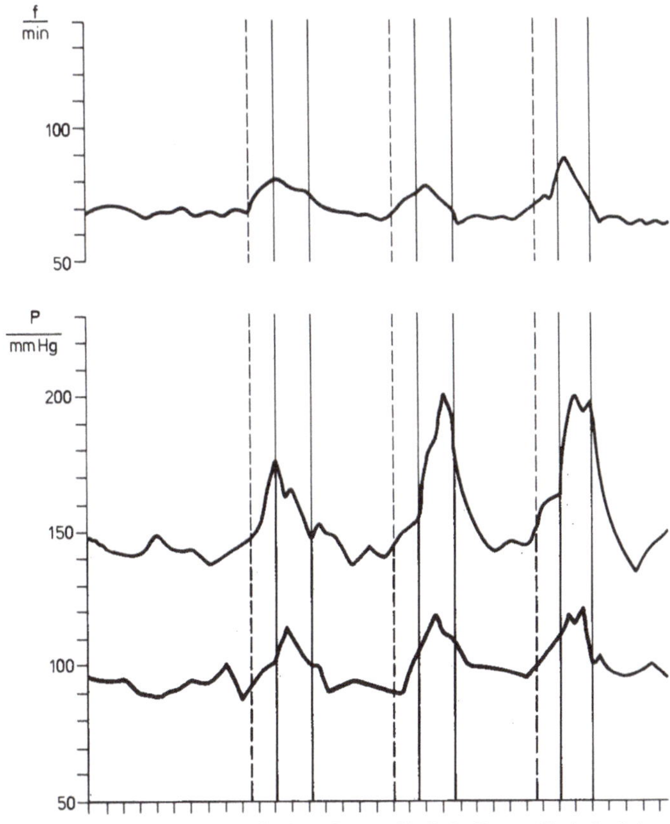

Abb. 3. Meßwertverläufe von Blutdruck und Herzfrequenz des Patienten „159" während des Belastungstests (Streß 1: Kopfrechnen – Streß 2: Rollenspiel – Streß 3: Rede halten)

dieser Sensibilisierungsprozeß dadurch intensiviert, **daß die Patienten** während der Woche auftretende belastende, möglicherweise den Blutdruck steigernde Situationen aufzeichneten und in der Gruppe bedingungsanalytisch zu interpretieren lernten (Einzelheiten des Vorgehens s. S. 85).

Sensibilisierung für die Beeinflußbarkeit des Blutdrucks

Von der Einsicht, daß Mißbefinden und Blutdruckreaktionen erheblich vom eigenen Verhalten abhängen können, bis zu einer praktischen Konsequenz aus dieser Erkenntnis ist meist noch ein längerer Weg zurückzulegen. Die meisten Patienten machen geltend, daß die Sachzwänge der Situation <u>kein</u> anderes als ihr übliches Verhalten zulassen.

Hier muß der Therapeut bzw. Gruppenleiter durch sein Beispiel (Modellfunktion) helfend eingreifen, indem er die Möglichkeit anderer Reaktionen dadurch zur Diskussion stellt, daß er die gewohnten, reflexhaften Verhaltensmuster immer wieder folgendermaßen hinterfragt:

– Kann man nicht erst mal tief Luft holen, ein wenig Abstand kriegen, bevor man reagiert?
– Kann man nicht doch ein wenig Einfluß nehmen, damit Anspannung und Hektik im Arbeitsalltag vermindert werden?
– Sollte man nicht mit „den Kräften haushalten" bzw. sein eigenes Tempo finden, anstatt sich zu überfordern, zu erschöpfen und Alarmsignale des Körpers zu mißachten?

- Ist es nicht besser, „etwas freundlicher mit sich umzugehen", anstatt sich selbst laufend durch übersteigerte Selbstkritik unter Druck zu setzen?
- Muß man sich ausschließlich an gängigen Verhaltensweisen und Leistungsnormen orientieren, auch wenn man dabei seine Gesundheit aufs Spiel setzt?
- Sollte man nicht unter persönlichen Gesichtspunkten zwischen Wesentlichem und Unwesentlichem unterscheiden, anstatt sich für alles und jedes zuständig zu fühlen?
- Ist es in kritischen Situationen nicht oft lohnender, „ruhig Blut" und Besonnenheit zu bewahren, als sich von anderen verrückt machen zu lassen?

Schulung der Körperwahrnehmung bzw. Erwerb von innerer Ruhe durch muskuläre Tiefenentspannung, Selbstberuhigung und Eigen-Desensibilisierung

Personen, die auf eine Vielzahl alltäglicher Anforderungen ohne jede Gelassenheit reagieren, profitieren von Bewältigungstechniken, die auf symptomatische Weise zu einer allgemeinen Dämpfung körperlicher und psychischer Erregung führen. Dies trifft in besonderer Weise auch für Hochdruckpatienten zu, die durch eine erhöhte Blutdruckreagibilität charakterisierbar sind.

Deshalb lernten die Teilnehmer, sich **nach der** Methode der progressiven Muskelentspannung von *Jacobson* **zu** entspannen, die in jeder Sitzung und täglich zuhause mit Hilfe von Tonbandkassetten geübt wurden.

Die Entspannungstechnik ist wie jede andere körperliche Fertigkeit erlernbar und fördert das Bewußtsein von Selbstkontrolle. Durch den deutlichen Kontrast zwischen Muskelanspannung und Entspannung erlebt der Übende oft zum ersten Male bewußt ein positives Körpergefühl, was die Wahrnehmung muskulärer Verspannungen unter belastenden Bedingungen deutlich verbessert. Schließlich kann der mit der vollen Entspan-

nungstechnik Vertraute rasch eine verkürzte Form der Entspannung erlernen, die sich in vielen Alltagssituationen zur Unterbrechung und Dämpfung konditionierter Aktivierungsreaktionen nutzen läßt.

Als weitere Möglichkeit eines blutdrucksenkenden Abbaus innerer Erregung wurde den Teilnehmern die Anwendung der Eigen-Desensibilisierungsmethode empfohlen, die sich mit der täglichen Tiefenentspannung verknüpfen läßt. Diese Variation der bewährten Systematischen Desensibilisierung bietet sich geradezu zur Behandlung von Erwartungsängsten an. Ihr liegt das einfache Prinzip zugrunde, daß Angst- und Entspannungsreaktionen unvereinbar sind, d.h., daß es nahezu unmöglich ist, tief entspannt und gleichzeitig ängstlich, nervös und unruhig zu sein. Diese Unvereinbarkeit wird genutzt, indem sich der Patient zunächst in einen Zustand völliger Muskelentspannung versetzt und sich dann möglichst konkret, wirklichkeitsnah und in allen Einzelheiten Streßsituationen vorstellt, die bei ihm normalerweise Anzeichen von Nervosität, Unruhe oder Angst auslösen. Sobald während der Vorstellung Erregungszeichen spürbar werden, wird die Vorstellung abgebrochen und das Augenmerk auf die Vertiefung der muskulären Entspannung zurückgelenkt, bis der Zustand völliger Entspannung wieder erreicht ist. Dieser Vorgang wird so häufig wiederholt, bis der Patient die Streßsituation in der Vorstellung durchleben kann, ohne bei sich noch Zeichen von Erregung zu beobachten. Erfahrungsgemäß tritt bei hinreichender Gewöhnung an die Vorstellungsinhalte eine Übertragung der gewonnenen Gelassenheit auf die entsprechende Realsituation ein, und der Patient kann die vormals belastende Situation nun spannungsfreier meistern. Im Behandlungsprogramm wurde die Eigen-Desensibilisierung zunächst unter Anleitung geübt und von den Teilnehmern vornehmlich zum Abbau von Erwartungsängsten bei häufig wiederkehrenden Problemsituationen (z. B. vor öffentlichen Auftritten, vor schwierigen Mitarbeiter- oder Kundengesprächen, vor Begegnungen mit autoritären oder aggressiven Personen) genutzt.

Zu den symptomatischen Eigensteuerungsmaßnahmen gehört schließlich auch die gedankliche Selbstberuhigung, auf die der Therapeut bei der Besprechung der individuellen Problemsituationen immer wieder aufmerksam machte. Es wurden Anregungen gegeben, streßverstärkende Gedanken wie „Das schaffe ich nie!" oder „Ich darf mir keinen Fehler leisten!" durch beruhigende und rückversichernde Selbstkommentare wie „Laß dich nicht verrückt machen!" oder „Du hast schon ganz andere Sachen gemeistert!" zu ersetzen.

Anstöße zur aktiven und problemlösenden Auseinandersetzung mit blutdrucksteigernden Alltagssituationen

Bei den meisten essentiellen Hypertonikern reicht der Einsatz erregungsdämpfender Strategien nicht aus, um alle wichtigen Anforderungssituationen des Alltags ohne gefährliche Blutdrucksteigerungen zu meistern. Es können immer wieder Problemsituationen auftreten, für deren Bewältigung der einzelne nicht ausreichend gerüstet ist und die für ihn so lange eine Belastungsquelle bleiben, wie er nicht über die notwendigen Fertigkeiten für einen entspannteren Umgang mit der Anforderungssituation verfügt. In vielen Fällen handelt es sich dabei um relativ umschriebene Belastungssituationen, die eine aktive, problemlösende Auseinandersetzung erfordern, wie z. B. um subjektive Überforderungszustände infolge mangelnder Arbeitsorganisation, um Redeangst bei öffentlichen Auftritten, um Durchsetzungsschwierigkeiten gegenüber Vorgesetzten oder um eine lei-

stungsorientierte Freizeitgestaltung etc. Der Betroffene erlebt sie unmittelbar als belastend und kann sie zumeist leicht definieren, so daß auch im Rahmen eines kürzeren Behandlungsprogramms Lösungsansätze erarbeitet und im Alltag erprobt werden können. Auch stärker beeinträchtigte neurotische Patienten können von den vermittelten Problemlösestrategien profitieren, obwohl für die Beeinflussung gravierender oder stark generalisierter Verhaltensprobleme (z. B. Persönlichkeitsstörungen mit deutlich soziophobischen, depressiven oder zwanghaftperfektionistischen Symptomen) in der Regel längere Behandlungszeiten anzusetzen sind. Im Verlauf der Behandlung werden die Teilnehmer vom Gruppenleiter ermutigt, über ihre Streßprobleme so zu sprechen, daß eine Definition und Eingrenzung des Problems, eine Aufdeckung der funktionalen Zusammenhänge und eine Planung von Zielen für die angestrebte Veränderung erleichtert und erreicht wird. Nach Sammlung aller wichtigen Informationen überlegt die Gruppe unter Anleitung des Therapeuten gemeinsam Lösungsmöglichkeiten und Schritte zum Abbau der jeweiligen Streßsituation. Meistens hat wenigstens einer der Teilnehmer ähnliche Erfahrungen gemacht und kann dem Betroffenen Vorschläge zum konkreten Vorgehen bei der Situationsbewältigung machen.

In der Gruppendiskussion kann einerseits immer wieder am Beispiel konkreter Einzelfälle eine problemlösende Auseinandersetzung geübt werden, andererseits erfährt aber auch der jeweils Betroffene durch die Gruppe die nötige wohlwollende Unterstützung, die ihm das Umsetzen der angestrebten Verhaltensänderung im Alltag erleichtert.

Übersicht über die wichtigsten im Programm enthaltenen Interventionsmethoden

Die wichtigsten Interventionsstrategien, die auf verhaltenstherapeutischer Basis entwickelt bzw. als bewährte Methoden der Verhaltenstherapie für das Behandlungsprogramm adaptiert wurden, sind also folgende:

- Einübung in die Verhaltensanalyse individueller Belastungsreaktionen, -situationen und ihre Auslösebedingungen.
- Aktivierungsdämpfende Entspannungsübungen (Progressive Muskelrelaxation nach *Jacobson*) zur Senkung des generellen autonom-nervösen Erregungsniveaus.
- Anregung zur Entspannung vor bzw. in schwierigen Realsituationen.
- Eigen-Desensibilisierung gegenüber häufig wiederkehrenden Belastungssituationen.
- Einübung von beruhigenden und entlastenden Selbstgesprächen zur Anwendung in Situationen, in denen etwas „schiefgegangen" ist.
- Erarbeitung und Anwendung von Problemlösestrategien zum Abbau individueller Streßbedingungen.

Durchführungsmodus und Ablauf des Behandlungsprogramms

Die Behandlung wurde in Gruppen von je 6–7 Teilnehmern in 13 Sitzungen von 1½ h Dauer an 2 Abenden pro Woche durchgeführt; sie dauerte somit 6½ Wochen mit einer zusätzlichen Sitzung der Teilnehmer, die nicht an allen 13 Sitzungen hatten anwesend sein können. Für den Ablauf wurde ein Vorgehen gewählt, das sich von den bisher üblichen, stark strukturierten und standardisierten Trainingsprogrammen, die für die verhaltenstherapeutische Gruppenbehandlung

entwickelt wurden, durch Flexibilität und weitgehende Individualisierung unterscheidet. Auf eine minuziöse Festlegung von Behandlungsinhalten und -schritten wurde verzichtet, weil gerade bei essentiellen Hypertonikern, die unter alltäglichen Belastungen gehäuft mit Blutdrucksteigerungen reagieren, die Auslösesituationen so vielgestaltig und die individuellen Bewältigungsversuche so verschieden sind, daß ein standardisiertes Behandlungsprogramm ungenügend wäre. Ein therapeutisches Konzept, das z. B. nur erregungsdämpfende Methoden zur „Streßimmunisierung" vermittelt, würde an den Bedürfnissen derjenigen Patienten vorbeigehen, deren Probleme vor allem im Umgang mit Selbstbehauptungs-, Ärger- und Versagenssituationen oder auch in ganz spezifischen aktuellen Anforderungssituationen auftreten. Ähnlich würde ein Selbstbehauptungstraining nur einem Teil der Hypertoniepatienten gerecht werden und außerdem die Bereitschaft der übrigen Teilnehmer schwächen, gezielt an der Lösung ihrer Schwierigkeiten zu arbeiten. Zum anderen kann die Gruppensituation als therapeutisches Mittel dann am besten ausgeschöpft werden, wenn die Teilnehmer einen möglichst großen Interaktionsspielraum erhalten. Durch Meinungs- und Erfahrungsaustausch, gegenseitige Rückmeldung, Ermutigung und Kontrolle werden die Patienten mit unterschiedlichen Belastungssituationen konfrontiert, erleben wiederholt und modellhaft, wie man belastende Bedingungen aufdeckt und Veränderungen zu ihrer Beseitigung plant, erprobt und bewertet. Das gemeinsame Erarbeiten dieser Schritte unter lediglich stützender Anleitung durch den Gruppenleiter fördert außerdem den Zusammenhalt der Gruppe, eine offene und kooperative Arbeitsatmosphäre und das Vertrauen in den Erfolg der eigenen Bewältigungsbemühungen.

Unter diesen Gesichtspunkten kam der

Auseinandersetzung mit den individuellen Streßproblemen im Gruppengespräch vorrangige Bedeutung zu. Immer wieder regten die Gruppenleiter zum Gespräch über konkrete Belastungssituationen an, griffen Angebote von Teilnehmern, eigene Probleme einzubringen, jederzeit bereitwillig auf und ermutigten reihum jeden, die für ihn nötige Sitzungszeit und die Hilfe der gesamten Gruppe in Anspruch zu nehmen. Dieses patientenzentrierte Vorgehen erfordert vom Gruppenleiter ein hohes Maß an Aufmerksamkeit und Offenheit, um sich in der Gestaltung der Sitzungen von den Bedürfnissen der Teilnehmer und den interaktionellen Gruppenbedingungen leiten zu lassen und je nach den Erfordernissen der aktuellen Gesprächssituation therapeutische Hilfe zur Verfügung stellen zu können, ohne den ‚roten' Faden der Behandlung (vgl. die oben beschriebenen Interventionsziele) aus dem Auge zu verlieren.

Die Strukturierung der Sitzungen war also mit Rücksicht auf das flexible und individuumzentrierte Vorgehen zwangsläufig beschränkt, variierte jedoch im Verlauf der Behandlung. In den ersten Sitzungen, die der Vermittlung von Sachkenntnissen und dem Erlernen der Entspannungstechnik gewidmet waren, war der Ablauf weitgehend vorgegeben und die einzelnen Übungsschritte auch den Teilnehmern als Handlungsgerüst erkennbar. Diese zunächst klare Strukturierung, die den Teilnehmern die anfängliche Erwartungsangst nimmt und ein vorsichtiges, allmähliches Kennenlernen untereinander erlaubt, scheint als „Einstieg" in ein Behandlungsprogramm vor allem bei Patientengruppen günstig, die noch keine Erfahrung mit Psychotherapie haben und deren Abwehr gegenüber einer Behandlung von psychischen Problemen noch groß ist.

Wenn die Teilnehmer mit der Gruppensituation, den Gruppenleitern und ersten Veränderungsmaßnahmen vertrauter sind, kann das Ausmaß der Strukturierung zurückgenommen werden und einer mehr inhaltlichen Akzentuierung des gruppendynamischen Prozesses weichen. In den folgenden Sitzungen bezog sich die Aktivität der Therapeuten weitgehend darauf, das Gruppengeschehen aufmerksam zu beobachten, die Interaktionen zwischen den Teilnehmern durch Ermutigungen, spezielle Hinweise, modellhaftes Befragen planvoll zu fördern und an geeigneter Stelle therapeutisch einzugreifen (z.B. durch einen Hinweis auf Selbstbehauptungsprobleme eines schüchternen Patienten, der sich über mangelnde Rücksichtnahme seiner Arbeitskollegen beklagt).

Leitlinien wurden von den Gruppenleitern weiterhin gegeben, indem sie in Anknüpfung an die Analyse eines konkreten Problems neue Bewältigungstechniken einführten (z.B. die Kurzentspannung zur kurzfristigen Erholung in langwierigen Verhandlungen mit Kunden) oder im Gruppengespräch die Erarbeitung von Problemlösungen erleichterten (z.B. durch Anregung zur gedanklichen Überprüfung möglichst vieler Verhaltensalternativen in scheinbar ausweglosen Situationen).

Den einzelnen Sitzungen lag folgender Aufbau zugrunde: Jede Behandlungsstunde begann mit einer Blutdruckmessung und dem Bericht jedes Teilnehmers über Fortschritte und Schwierigkeiten bei den Entspannungsübungen und bei der Anwendung bereits eingeführter Bewältigungstechniken. Gelegentlich kamen an dieser Stelle auch medizinische Fragen zum Umgang mit der Erkrankung zur Sprache. Anschließend wurden die Teilnehmer angeregt, über belastende Erlebnisse der letzten Tage zu berichten, die anfangs modellhaft von den Gruppenleitern, später von der Gruppe im Hinblick auf Ursachen und Bewältigungsmöglichkeiten analysiert wurden.

Während in den ersten Sitzungen von seiten der Therapeuten vorwiegend generelle Bewältigungsmöglichkeiten (Ruhe bewahren, sich entspannen, sich distanzieren) in den Vordergrund gestellt wurden, erarbeiteten die Gruppenteilnehmer mit zunehmender Erfahrung selbst differenziertere und auf den Einzelfall abgestimmte Bewältigungstechniken, wie z. B. sich nicht bei kleinsten Anlässen zu Ärgerreaktionen provozieren zu lassen oder eigene Bedürfnisse zu überprüfen und durchzusetzen, anstatt vorschnell nachzugeben. Zur Veranschaulichung und zum besseren Verständnis soll ein Gerüst wichtiger Stationen des Programms wiedergegeben werden:

Einführungssitzung: Klärung organisatorischer Fragen, Überblick über den Behandlungsverlauf, Informationen über Zusammenhänge zwischen Streß und Bluthochdruck durch einen Film bzw. Arbeitspapiere.

1.–4. Sitzung: Gruppenübungen zur Tiefenentspannung, Sammeln und Analysieren individueller Streßsituationen und -reaktionen. Sensibilisierung für psychophysische Streßzeichen und Einüben einer funktionalen Betrachtung von Streßreaktionen. Häufige Betonung von Ruhe, Gelassenheit und Entspannung für eine effektive Streßbewältigung bzw. für eine Vermeidung von Blutdruckanstiegen.

5.–7. Sitzung: Verkürzung der Entspannungsübung auf vier Muskelgruppen. Problemlösendes Bearbeiten von individuellen Streßproblemen, z. B. im Zusammenhang mit Konkurrenz und Selbstbehauptung im Arbeitsalltag. Hier tauschten z. B. selbstsichere und selbstunsichere Patienten Erfahrungen über ihr Verhalten gegenüber konkurrierenden Kollegen aus, wobei die selbstsicheren Teilnehmer Empfehlungen gaben, mit welchen gedanklichen und Verhaltensstrategien sie ihre Rechte durchsetzen. Gerade sponta-

ne, ermutigende Meinungsäußerungen der Mitpatienten schienen dabei hilfreiche Anstöße zur Verhaltensänderung zu geben.

8.–10. Sitzung: Einführung einer zusätzlichen Kurz- bzw. Ganzkörperentspannung zur Erholung und Entspannung in schwierigen Realsituationen (z. B. vor überraschender Vorladung beim Chef, vor entscheidenden Gesprächen mit Kunden, im Verlauf eines langen Arbeitstags). Bei der Kurzentspannung werden die Muskelgruppen nicht isoliert, sondern alle Muskeln gleichzeitig angespannt und anschließend entspannt. Das Entspannungsgefühl ist häufig nicht so intensiv wie bei der Tiefenentspannung, da für die Übung meist nur wenige Minuten zur Verfügung stehen; sie erhält aber eine spürbare Beruhigungsfunktion durch die Unterbrechung automatisch ablaufender Erregungs- und Verkrampfungsreaktionen und die damit gegebene Distanzierung von bedrohlichen Anforderungssituationen.
Diskussion eines Modells zur Streßentstehung und -bewältigung anhand konkreter Beispiele (Umgang mit Streßgedanken wie z. B. „Mir bleibt auch nichts erspart!", mit automatischen Angstreaktionen bzw. störenden Arbeitsunterbrechungen).

11.–13. Sitzung: Einführung und Gruppenübung der Systematischen Eigen-Desensibilisierung zum Abbau von häufig wiederkehrenden Angst- und Überforderungsgefühlen. Zusammenfassende Erarbeitung einer Standardstrategie zur Bewältigung von Belastungssituationen und Üben an modellhaften Situationen des täglichen Lebens.

Mit den beiden ersten Gruppen, die ihre Behandlung bereits mehrere Monate abgeschlossen hatten, wurde eine „Auffrischungssitzung" abgehalten, die den Interventionserfolg festigen und weiterführende Bewältigungsbemühungen der Patienten unterstützen sollte. Die Teilnehmer, die von sich aus auch den Wunsch nach gelegentlichen Gruppentreffen geäußert hatten, besuchten diese Sitzung fast vollzählig.

Behandlungsergebnisse

Ergebnisse für die Gesamtstichprobe

Zur Erprobung des Behandlungsprogramms wurden über einen Zeitraum von 2 Jahren 3 Studien mit Individual- und Gruppenbehandlungen durchgeführt. Insgesamt nahmen n = 48 essentielle Hypertoniker teil, bei denen mit Hilfe der diagnostischen Verfahren (s. S.80) therapierelevante blutdrucksteigernde Lebensbedingungen aufgedeckt worden waren. Tabelle 1 informiert über einige wichtige Kennwerte der Gesamtstichprobe:

Die Gesamtstichprobe aller behandelten Patienten war durchschnittlich etwas jünger als 40 Jahre, normalgewichtig und seit etlichen Jahren als hochdruckkrank diagnostiziert. Etwa die Hälfte wurde zum Zeitpunkt der psychologischen Intervention medikamentös behandelt. Ungefähr zwei Drittel der Patienten konnten ein weiteres Familienmitglied mit einer Hochdruckerkrankung nennen.

Zur Beurteilung von Blutdruckveränderungen während der Interventionsphase wurden als Kriteriumsmaße „gelegentliche Blutdruckmessungen" (je 9 Messungen an 3 unterschiedlichen Terminen vorher/nachher) und „Selbstmessungen" (je 1 Woche mit 3 Messungen täglich vorher/nachher) herangezogen.

Bei 2 Teilstichproben (n = 36) wurden zusätzlich die Blutdruck- und Herzfrequenzreaktionen im Belastungstest vor und nach der Behandlung erhoben.

Die Veränderungen im „gelegentlich" gemessenen systolischen und diastolischen Blutdruck, die sich bei der Gesamtstichprobe (n = 48) nach der Therapie zeigten, sowie die Veränderungen in den selbstgemessenen Werten bei den n = 33 auswertbaren Protokollen sind in Tabelle 2 und Abb. 4 dargestellt.

Über den Interventionszeitraum wurden somit bei „gelegentlichen" Messungen durchschnittliche Blutdrucksenkungen von $-17/-10$ mm Hg erzielt. Die Blutdruckveränderungen variierten über einen weiten Bereich von $+4$ bis -47 systolisch und $+8$ bis -23 mm Hg diasto-

Tabelle 1. Hauptmerkmale der Gesamtstichprobe (n = 48)

	[X]	[S]
Alter	38,3	9,1 Jahre
Größe	177,3	7,2 cm
Gewicht	78,1	8,2 kg
Dauer der Hypertonie	9,9	8,1 Jahre
Positive Familienanamnese	n = 33 (69%)	
Unter Antihypertensiva	n = 28 (58%)	

Tabelle 2. Mittelwerte, Standardabweichungen und prä/post-Differenzen in „gelegentlichen" Messungen und Selbstmessungen für die Gesamtstichprobe (n = 48) in mm Hg

		„Gelegentliche" Messungen (n = 48)		Selbstmessungen (n = 33)	
		[sys]	[dia]	[sys]	[dia]
prä	$\bar{x}$	155,5	101,8	140,7	92,8
	s	16,0	9,5	13,7	11,6
post	$\bar{x}$	138,9	92,3	135,9	90,5
	s	14,4	10,3	9,9	10,3
Differenz prä/post		$-16,6$	$-9,5$	$-4,8$	$-2,3$

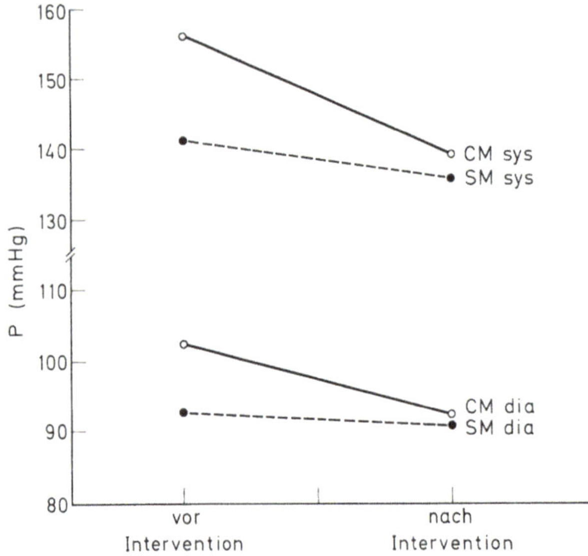

Abb. 4. Blutdruckveränderungen in „gelegentlichen" Messungen (CM⎯⎯) und Selbstmessungen (SM ----) bei der Gesamtstichprobe behandelter essentieller Hypertoniker (n = 48 bzw. n = 33)

lisch. In den Selbstmessungen (n = 33 auswertbare Protokolle) traten durchschnittlich zwar statistisch signifikante (p ≤ 0,01), aber klinisch unerhebliche Meßwertreduktionen auf (−5/−2 mm Hg), wobei auch hier eine große Streubreite der Veränderungen im Blutdruckniveau zu beobachten war (+4 bis −26 mm Hg systolisch und +15 bis −13 mm Hg diastolisch).

Drei der vier prä/post-Differenzwerte lassen eine deutliche Ausgangswertabhängigkeit erkennen. Besonders die Veränderungen in den Selbstmessungen wurden vom Blutdruckniveau vor der Intervention beeinflußt (systolisch r = 0,66, diastolisch r = 0,46). Dieser Befund weist darauf hin, daß das bereits vor der Behandlung durchschnittlich niedrige Blutdruckniveau für die unbefriedigenden Senkungen verantwortlich sein könnte (Bodeneffekt).

Ein Vergleich der Behandlungseffekte bei antihypertensiv behandelten (n = 27) und nicht behandelten (n = 21) Patienten erbrachte keine Überlegenheit einer der beiden Vorbedingungen. Zwar kamen die medikamentös behandelten Patienten bei den arztpraxisähnlichen, „gelegentlichen" Messungen mit deutlich höheren Ausgangswerten zur Voruntersuchung (Behandelte, n = 27, mit durchschnittlich 160/105 mm Hg; Nichtbehandelte, n = 21 mit durchschnittlich 149/98 mm Hg), sie zogen jedoch bezüglich des Blutdrucks nicht signifikant mehr Gewinn aus der Behandlung als die nicht vorbehandelten Probanden (Behandelte: −18/−10 mm Hg; nicht medikamentös Behandelte: −15/−8 mm Hg). Der geringfügige Unterschied im Behandlungsergebnis bedeutet – positiv ausgedrückt – aber auch, daß sogar Patienten, die vom Arzt medikamentös eingestellt waren, noch zusätzlich von der Psychotherapiemaßnahme profitierten.

Ebenfalls keine signifikant unterschiedlichen Blutdrucksenkungen ergaben sich beim Vergleich von Einzel- und Gruppenbehandlung. Zwar sank bei gleichem Ausgangsniveau der durchschnittliche Blutdruckwert bei den individuell behandelten Hypertonikern (n = 26) dem Anschein nach stärker (Einzelbehandlung n = 26: −19/−10 mm Hg, Gruppenbehandlung n = 22 : −14/−10 mm Hg);

statistisch ließ sich ein Vorteil der Individualtherapie jedoch nicht sichern.

Ergebnisse der Einzelfallbehandlungen mit Nachuntersuchung nach 1 Jahr

Bei 26 der 48 Patienten wurde die Intervention in Einzelsitzungen durchgeführt. Das Vorgehen entsprach dem bereits vorgestellten Programm, es konnte jedoch stärker als in der Gruppenbehandlung auf die spezifischen Probleme des jeweiligen Hypertonikers eingegangen werden. Die Stichprobe unterschied sich in wesentlichen Kennwerten wie Alter, Gewicht, Dauer der Hypertonie, Medikation und familiäre Belastung nicht signifikant von der Gesamtgruppe. Die Probanden hatten sich zum überwiegenden Teil (62%) selbst gemeldet und setzten sich zu ca. 80% aus Rehabilitanden der Stiftung Rehabilitation Heidelberg, Studenten und Angestellten zusammen.

Die Erhebung blutdrucksteigernder Belastungssituationen durch die psychophysiologischen Verhaltensanalysen erbrachte folgende Verteilung:

Bei 64% war eine Vielzahl alltäglicher Streßsituationen ohne spezifische Verhaltensproblematik erhebbar, 24% nannten lediglich spezifische, individualtypische Belastungssituationen (z. B. Prüfungen, Streit mit dem Ehepartner bzw. Vorgesetzten) oder gravierende Verhaltensprobleme (z. B. stark generalisierte Selbstbehauptungsprobleme), während bei 14% keine Auslösesituationen für Blutdrucksteigerungen zu erfragen waren. Als blutdrucksteigernde Belastungssituationen wurden von 68% Leistungs- und Arbeitssituationen (z. B. Zeitdruck, häufige Unterbrechungen, wichtige Entscheidungen), von 39% berufliche und von 36% private Sozialsituationen angegeben.

Zur Evaluation der Behandlung wurden außer den „gelegentlichen" Messungen und den Selbstmessungen auch die Blutdruckanstiege unter den standardisierten Streßbedingungen (s. S.80, Abb.3) als Kriterien verwandt.

Die durchschnittlichen Blutdruckwerte vor und nach der Behandlung sowie die in den 3 Maßen erzielten Veränderungen zeigt Tabelle 3.

Die Einzelfallbehandlungen führten bei den üblicherweise als Kriterium verwandten „gelegentlichen" Messungen zu klinisch bedeutsamen Blutdrucksenkungen auf durchschnittlich normotone Werte. Diese augenfälligen Meßwertreduktionen ließen sich jedoch in den beiden übrigen Maßen nicht reproduzieren. Die Blutdrucksenkungen in den Selbstmessungen und im Belastungstest erwiesen

Tabelle 3. Blutdruckveränderungen vor und nach der Einzelfallbehandlung in verschiedenen Evaluationsmaßen bei n = 26 essentiellen Hypertonikern

	„Gelegentliche" Messungen		Selbstmessungen		Belastungstest (Anstiegsdifferenz unter Streß)		
	[sys]	[dia]	[sys]	[dia]	[sys]	[dia]	
prä	154,0	102,0	137,1	91,0	29,4	20,7	mm Hg
post	134,7	91,7	132,8	88,9	21,7	16,1	mm Hg
Differenz Δ prä/post	− 19,3	− 10,3	− 4,3	− 2,1	− 7,7	− 4,6	mm Hg
t-Test p ⩽	0,01	0,01	0,01	ns	0,01	0,01	

sich zwar als signifikant, dürften aber klinisch nur geringe Relevanz besitzen. Meßfehlereinflüsse (z. B. Ausgangswertabhängigkeit, Wiederholungseinflüsse, Unzuverlässigkeit der Selbstmessungen, Komplexität der Items im Belastungstest) trugen sicherlich zu der geringen Aussagekraft dieser Maße bei; große inter- und intraindividuelle Unterschiede in der Veränderung der Meßwerte über den Untersuchungszeitraum lassen jedoch vermuten, daß die Maße für diesen Behandlungsmodus nicht für alle Individuen in gleicher Weise als Erfolgskriterium geeignet sind. Auch die geringen Interkorrelationen zwischen „gelegentlichen" Messungen, Selbstmessungen und Belastungstest (r = 0,00–0,40) sprechen für die Notwendigkeit von stärker individualisierten Therapieerfolgsmaßen.

Ein Jahr nach Abschluß der Einzelbehandlungen wurden n = 13 Patienten mit den gleichen Evaluationsmaßen nachuntersucht. Von den übrigen 13 Probanden hatte 1 Patient in der Zwischenzeit einen tödlichen Unfall erlitten, 9 Rehabilitanden waren nach Ausbildungsende verzogen und 3 kamen ohne Angabe von Gründen nicht zur Untersuchung. Die reduzierte Stichprobe war hinsichtlich der wichtigsten Kennwerte der ursprüngli-

chen Gruppe (n = 26) vergleichbar, auch zeigten sich keine signifikanten Unterschiede im Blutdruckniveau vor Beginn der Behandlung, wenn auch die Ausgangswerte bei gelegentlichen Messungen durchschnittlich etwas niedriger lagen (150/90 mm Hg) als in der ursprünglichen Gruppe.

Bei dieser nachuntersuchten Patientenstichprobe ergaben sich 1 Jahr nach Behandlungsende vergleichbare Blutdruckwerte, wie sie unmittelbar nach Abschluß der Therapie gemessen worden waren. Die Blutdruckwerte in „gelegentlichen" Messungen und Selbstmessungen zeigten sogar eine weiterhin fallende Tendenz, während sich die Reaktionen im Belastungstest wieder leicht, jedoch nicht signifikant verstärkt hatten. Diese Konstanz der während des Interventionszeitraums erzielten Blutdruckveränderungen verdeutlicht Tabelle 4.

Ergebnisse der Gruppenbehandlungen

Zur Erprobung des Gruppenprogramms wurden 2 Interventionsstudien mit insgesamt n = 22 essentiellen Hypertonikern durchgeführt. Bei einer Teilstichprobe von n = 12 wurde der Interventionsphase eine 3–4monatige Wartezeit als Kontroll-

Tabelle 4. Blutdruckveränderungen während des Behandlungs- und Nachuntersuchungszeitraums bei n = 13 essentiellen Hypertonikern in mm Hg

	„Gelegentliche" Messungen (n = 13)		Selbstmessungen (n = 8)		Belastungstest (Anstiegsdifferenzen) (n = 13)	
	[sys]	[dia]	[sys]	[dia]	[sys]	[dia]
1. prä	150,0	100,0	133,4	90,3	26,6	17,2
2. post	132,1	90,9	130,1	88,3	17,6	12,5
3. Nachuntersuchung	131,3	87,5	127,8	87,8	19,6	13,5
Δ1.–2.	−17,9	−9,1	−3,3	−2,0	−9,0	−4,7
Δ2.–3.	− 0,8	−3,4	−2,3	−0,5	+2,0	+1,0

bedingung vorgeschaltet, um Hinweise für die Gültigkeit der Behandlungsergebnisse zu erhalten.

Zur Therapieevaluation dienten verschiedene Fragebögen (ausgewählte Skalen des FPI und des 16 PF, Beschwerdeliste „sozialer Streß", Baer-Fragebogen), „gelegentliche" Messungen und Selbstmessungen. Die Stichprobe (n = 22) war hinsichtlich der wesentlichen anamnestischen Daten der individuell behandelten Gruppe vergleichbar.

Während der Wartekontrollphase ergaben sich in der Teilstichprobe mit n = 12 durchschnittlich keine interpretierbaren Blutdruckveränderungen. Besonders bei „gelegentlichen" Messungen erwiesen sich die durchschnittlichen Werte auffällig konstant (1. Untersuchung: 150,0/100,5 mm Hg, 2. Untersuchung: 149,7/98,6 mm Hg), aber auch die Selbstmessungen zeigten nur geringe Abweichungen (1. Untersuchung: 140,0/90,5 mm Hg, 2. Untersuchung: 139,2/87,3 mm Hg). Während der Interventionsphase jedoch sanken die Blutdruckwerte signifikant bei „gelegentlicher" Messung (−13,6/−9,7 mm Hg), während sich die Selbstmeßwerte nur geringfügig reduzierten (−2,7/−0,6 mm Hg).

In der gesamten Probandengruppe von n = 22 wurden in „gelegentlichen" Messungen vor und nach der Gruppenbehandlung vergleichbare Blutdrucksenkungen erreicht. Veränderungen in den durchschnittlichen selbstgemessenen Werten waren – wahrscheinlich in Abhängigkeit von den erhöhten Ausgangswerten – deutlich erkennbar, wie Tabelle 5 zu entnehmen ist.

In den Selbstbeurteilungsbögen wurden durchschnittlich fast nur unauffällige Ausgangswerte gemessen, die über den Interventionszeitraum relativ konstant blieben. Lediglich die Beschwerden über „sozialen Streß" nahmen deutlich ab. Wahrscheinlich sind Fragebögen, die überdauernde Verhaltensmerkmale und

Tabelle 5. Blutdruckveränderungen vor und nach der Gruppenbehandlung in „gelegentlichen" Messungen und Selbstmessungen bei n = 22 bzw. 14 essentiellen Hypertonikern in mm Hg

	„Gelegentliche" Messungen (n = 22)		Selbstmessungen (n = 14)	
	[sys]	[dia]	[sys]	[dia]
prä	157,2	102,0	145,3	95,3
post	143,5	91,7	140,1	92,1
Δ prä/post	−13,7	−10,2	−5,2	−3,2

-dispositionen erfassen, zur Evaluation kurzzeitiger Maßnahmen wenig brauchbar. Hierzu kommt bei den Patienten eine **nur** mangelhaft entwickelte Sensibilität gegenüber körperlichen Aktivierungszeichen unter psychischer Belastung **und** eine geringe Offenheit, die sicher zusätzlich zur Unergiebigkeit der subjektiven Erfolgsmaße beitrugen.

Als abschließende Bewertung der Behandlungsergebnisse läßt sich trotz der Fehleranfälligkeit der verfügbaren Methodik zur Erfassung situativer Blutdrucksteigerungen eine weitgehende Gültigkeit der erzielten Blutdrucksenkungen annehmen. Auf die „Echtheit" des Behandlungserfolges weisen die in allen 3 Interventionsstudien recht einheitlich erzielten Blutdrucksenkungen, vor allem jedoch die hypothesengerechten Ergebnisse der Wartekontrollgruppe (n = 12) und die Ergebnisse der Nachuntersuchung nach 1 Jahr in der Einzelfallbehandlungsgruppe (n = 13) hin. Die Konstanz der im Durchscnitt hypertonen Werte während der Kontrollphase, die signifikanten Blutdrucksenkungen während der Intervention und die Konstanz der normalisierten Werte über den Nachbehandlungszeitraum von ca. 1 Jahr, wie sie in Abb. 5 für beide Patientengruppen

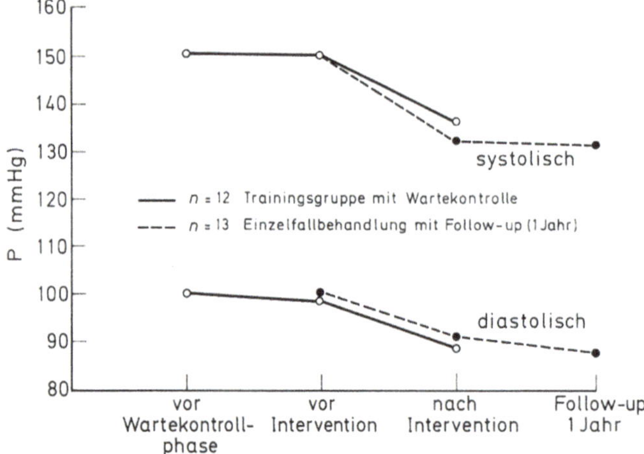

Abb. 5. Blutdruckveränderungen bei Patienten mit 3 Untersuchungsterminen („gelegentliche" Messungen)

verdeutlicht werden, bestätigen den gewählten Ansatz zur ursächlichen Behandlung essentieller Hypertoniker und ermutigen zur Weiterentwicklung von psychotherapeutischen Interventionsformen für essentielle Hypertoniker. Für eine weitere Steigerung der Behandlungserfolge wäre eine Verbesserung der Meßmethodik (z. B. tragbare Blutdruckgeräte für eine zuverlässige Erfassung von Alltagswerten) und vor allem eine stärkere Berücksichtigung der Individualität essentieller Hypertoniker bei der Intervention und Erfolgsmessung zu wünschen. Dieser Weg würde von eindimensionalen Behandlungsansätzen und fragwürdigen Erfolgskriterien wegführen und einen Weg zu vielfältigen Interventionsformen (neben Medikotherapie und Psychotherapie z. B. auch Kombinationen beider) und individualisierten Behandlungszielen und -kriterien eröffnen.

Manual zur Durchführung des Gruppenprogramms

In der Literatur fehlt es nicht an Berichten über psychologische Behandlungsansätze bei essentiellen Hypertonikern. Eine weitergehende Erprobung und Anwendung durch Dritte ist jedoch in der Regel schwer, weil Informationen über das konkrete Vorgehen selten publiziert werden. Um die Anwendung und Weiterentwicklung von psychotherapeutischen Behandlungsansätzen bei Hypertonikern anzuregen, haben die Autoren ihre Erfahrungen in einem Manual zusammengestellt. Die darin enthaltenen Behandlungsvorschläge dürften am ehesten für jene Hypertoniker in Frage kommen, die

- bei mindestens 3 „gelegentlichen" Messungen zu verschiedenen Zeitpunkten Blutdruckwerte von mehr als 160/100 mm Hg aufweisen;
- im Interview eine Vielzahl alltäglicher Anforderungssituationen mit Blutdruckerhöhungen und anderen Streßzeichen (z. B. Herzklopfen, Schwitzen) angeben;
- in den Selbstmessungen eine deutliche Variabilität (Streubreite von mindestens 20 mm Hg systolisch und 10 mm Hg diastolisch) der Blutdruckwerte aufweisen, die auf eine Situationsabhängigkeit schließen lassen;
- beim Kopfrechnen mit übersteigerten Blutdruckerhöhungen reagieren;
- sich überfordert fühlen und die Notwendigkeit einsehen, etwas an ihrem Verhaltens- und Lebensstil zu verändern.

Das Manual kann Interessierten zur Verfügung gestellt werden.

Literatur

Abetel G (1980) Intérêt du profil tensionel. Schweiz Med Wochenschr 110: 1935–1938

Blanchard EB, Miller ST (1977) Psychological treatment of cardiovascular disease. Arch Gen Psychiatry 34: 1402–1413

Bräutigam W, Christian P (1973) Psychosomatische Medizin. Ein kurzgefaßtes Lehrbuch für Studenten und Ärzte. Thieme Stuttgart, S 124 ff

Brod J (1973) Disease states with primary involvement of glomerular function: essential hypertension, renovascular hypertension. In: Brod J (ed) The Kidney. Butterworths, London, pp 338–351

Freyberger H (Hrsg) (1977) Psychosomatik des Kindesalters und des erwachsenen Patienten. Essentielle Hypertonie. In: Klinik der Gegenwart, Bd 11, Urban & Schwarzenberg, München Wien Baltimore, S 689 ff

Frumkin K, Nathan RJ, Prout MF, Cohen MC (1978) Non-pharmacologic control of essential hypertension in man: a critial review of the experimental literature. Psychosomatic Med 40: 294–319

Herrmann JM, Rassek M, Schäfer N, Schmidt Th, Uexküll Th von (1979) Essentielle Hypertonie. In: *Uexküll Th* (Hrsg) Lehrbuch der Psychosomatischen Medizin. Urban & Schwarzenberg, München Wien Baltimore, S 595–615

Julius St (1976) Abnormatities of autonomic nervous control in borderline hypertension. Schweiz Med Wochenschr 106: 1698–1705

Kallinke D (1979) Psychologische Methoden zur Hochdrucktherapie. In: *Bock KD, Haehn KD, Vaitl D* (Hrsg) Arzt und Hypertoniker. Allgemeinärztliche Aspekte der Zusammenarbeit. Essener Hypertonie-Kolloquium, 17./18.11. 1978. Vieweg, Braunschweig, Wiesbaden, S. 157–164

Kallinke D, Heim P, Kulick B (1980) Psychologische Behandlungsansätze bei essentiellen Hypertonikern. Verh Dtsch Ges Inn Med 86: 1512–1516

Kallinke D, Kulick D, Heim P (1982) Behaviour analysis and treatment of essential hypertensives. J Psychosom Med (im Druck)

Krönig B (1976) Blutdruckvariabilität bei Hochdruckkranken. Hüthig Heidelberg

Patel Ch (1977) Biofeedback – aided relaxation and meditation in the management of hypertension. Biofeedback and Self-Regulation 2: 1–41

Petzold E, Reindell A (1980) Klinische Psychosomatik, Quelle & Meyer, Heidelberg, S 76

Pickering G (1968) High blood pressure. Churchill, London

Sarre HJ (1971) Arterielle Hypertonie, Kurzmonographien Sandoz 1, Sandoz A.G., Nürnberg

Shapiro AP, Schwartz GE, Ferguson DCE, Redmond DP, Weiss SM (1977) Behavioral methods in the treatment of hypertension. A review of their clinical status. Annals Intern Med 86: 626–636

Sokolow M (1979 a) Data obtained with the ambulatory blood pressure recorder. In: Clement CL (ed) Blood pressure variability. MTP Press, Lancaster pp 19–23

Sokolow M (1979 b) Clinical applications of ambulatory blood pressures. In: *Clement CL* (ed) Blood pressure variability. MTP Press, Lancaster, pp 25–29

Steptoe A (1977) Psychological methods in treatment of hypertension: a review. Br Heart J 39: 587–593

Uexküll Th v, Wick E (1962) Die Situationshypertonie. Arch Kreislaufforsch 39: 236–271

Weiner H (1977) Psychobiology and human disease. Chapter 2: Essential Hypertension. Elsevier, New York, Oxford, Amsterdam

Wittkower ED, Warnes H (1977) Psychosomatic medicine. Its clinical applications. Harper & Row Maryland; New York, San Francisco, London

Integrierte psychosomatische Behandlung von Hypertoniepatienten – Erfahrungen mit einem Ambulanzkonzept

Von E. Gaus, Dr. M. Klingenburg und K. Köhle

Probleme der Hypertoniebehandlung in Klinik und Praxis

Großangelegte kontrollierte Therapiestudien – insbesondere in den USA – haben zwar eine zunehmende Wirksamkeit blutdrucksenkender Maßnahmen nachgewiesen (Hypertension Detection und Follow-up Program Cooperative Group 1979), in der alltäglichen medizinischen Praxis bleiben jedoch immer noch häufig alle Bemühungen vergeblich, Hochdruckpatienten zur Teilnahme an einer Langzeitbehandlung zu motivieren (*Kimball* 1980; *Podell* et al. 1976). Dies bedeutet: Obwohl heute für Hypertoniekranke außerordentlich wirksame Behandlungsmöglichkeiten zur Verfügung stehen, die das Auftreten von Folgeerkrankungen z.T. erheblich einschränken können, kommen diese Ansätze einem großen Teil der Hochdruckkranken nicht zugute. Die Ursachen für dieses Scheitern sind im Rahmen eines rein naturwissenschaftlichen Ansatzes in der Medizin offensichtlich nicht ausreichend zu klären. Die Motivation der Patienten zur Mitarbeit an einer langfristigen Behandlung wird zwar z.T. auch durch ihre subjektive Beschwerdefreiheit und die – vor allem anfangs – auftretenden Nebenwirkungen der medikamentösen Therapie negativ beeinflußt, daneben spielen jedoch mangelhafte Information, Phantasien über Wirkungen, Nebenwirkungen und Verarbeitung der Medikamente im Körper sowie emotionale Probleme und Schwierigkeiten in der Arzt-Patient-Beziehung eine wesentliche Rolle. Deshalb stellt sich die Frage, ob und inwieweit psychosomatische Behandlungsansätze zu einer Verminderung dieser enttäuschenden Diskrepanz zwischen dem therapeutisch Möglichen und der therapeutischen Realität im medizinischen Alltag beitragen könnten.

Ziele unseres Ambulanzkonzepts

Wir haben uns während der letzten 3 Jahre (1979–1981) darum bemüht, die psychosomatische Betrachtungsweise verstärkt in das Gesamtkonzept dieser Ambulanz zu integrieren.
Es ist davon auszugehen, daß es sich bei Patienten, die wegen eines Hochdruckleidens in die Ambulanz einer Universitätsklinik überwiesen werden, überwiegend um Problempatienten handelt. Die Probleme können dabei diagnostischer oder therapeutischer Art sein, sich aber auch auf Schwierigkeiten im Umgang mit diesen Kranken beziehen, wie wir dies besonders häufig bei den uns überwiesenen Kranken fanden.
Wir betreuten pro Quartal ca. 80 Patienten, bei denen in der Regel eine vollständige internistische Diagnostik – u.a. zum Ausschluß sekundärer Hypertonieformen – durchgeführt wurde. Bei über 80% der von uns behandelten Kranken lag

eine essentielle Hypertonie vor. Parallel zur somatischen Diagnostik versuchten wir ebenso systematisch die psychosozialen Probleme der Patienten zu erfassen.

Aufgrund unserer Erfahrungen mit der Integration des psychosomatischen Arbeitsansatzes in die stationäre internistische Versorgung (*Köhle* et al. 1980) achteten wir darauf, daß der Erweiterung des theoretischen Ansatzes entsprechende organisatorische Veränderungen entsprachen. Das Setting der Ambulanz sollte den Patienten größere Freiheit zur Darstellung ihrer individuellen Problematik geben und so die diagnostischen und therapeutischen Möglichkeiten erweitern. Wir gingen bei dieser Erweiterung vom psychoanalytischen Verständnisansatz aus. In ihm kommt der Reflexion der Beziehung zwischen Arzt und Patient zentrale Bedeutung zu: Häufig bilden sich Elemente spezifischer Konflikte und Beziehungsformen zu Schlüsselpersonen der Patienten auch in der therapeutischen Beziehung ab. Dies gelingt jedoch nur dann, wenn diese Beziehung und das gesamte Setting der Ambulanz so beschaffen sind, daß sie der Patient aufgrund *seiner* psychischen Bedürfnisse mitstrukturieren kann.

Wir möchten dieses grundlegende Problem am Beispiel der Verordnung von Medikamenten erläutern. Eine notwendige Voraussetzung für die Kooperation des Patienten ist selbstverständlich die Vermittlung ausreichender Information. Dieser Vorgang ist jedoch eingebettet in das emotionale Klima der Beziehung zwischen Arzt und Patient. Verordnung eines Medikaments bedeutet immer – auch wenn der Arzt sich um Partnerschaft mit dem Kranken bemüht – daß er aufgrund seiner Fachkompetenz den Patienten auffordert, einer Anweisung Folge zu leisten. Erlebt der Patient den Arzt aufgrund früherer Erfahrungen in seiner Biographie überstark als Autoritätsperson, so kann er

oft aufgrund emotionaler Reaktionen Information und Verordnung nicht akzeptieren. Ziel psychosomatischer Behandlung ist es, diese Konfliktkonstellation – z. B. den aus dem Autoritätskonflikt resultierenden Machtkampf – für den Patienten erlebbar werden zu lassen und sie im Rahmen der Arzt-Patient-Beziehung zu bearbeiten. Dies ist jedoch nur dann möglich, wenn der Patient diesen Konflikt als durch ihn mithervorgerufen erfahren kann; hierfür ist Voraussetzung, daß die Beziehung nicht durch eine vorgegebene Organisationsstruktur zu weitgehend vorstrukturiert wird; z. B. können die Art der Einbestellung, der zeitliche Ablauf, vor allem das Wartenmüssen, früheres Macht- bzw. Ohnmachterleben und Reaktionen hierauf ebenso neu aktivieren wie entsprechende Einstellungen und Verhaltensweisen von Ärzten und ihren Mitarbeitern.

Gestaltung unseres Ambulanzkonzepts (Abb. 1)

Welche Folgerungen ergaben sich daraus für die Gestaltung des Ambulanzkonzepts?

1. Durch eine *Verbesserung der Rahmenbedingungen* (z. B. feste Bestelltermine, vorgegebene Zeit, gleicher Arzt, Kontrolle des Blutdrucks durch Selbstmessung) erhofften wir uns nach den in der Literatur angegebenen Kriterien (*Baile* u. *Engel* 1978; *Carnahan* u. *Nugent* 1975; *Drews* 1977; *Ezedum* u. *Kerr* 1976; *Giglio* et al. 1978; *Haynes* et al. 1979; *Inui* et al. 1976; *Ley* 1980; *Naumann* 1977; *Sackett* u. *Haynes* 1976; *Weber* et al. 1977; *Wilkinson* u. *Raftery* 1978) eine Stärkung des Behandlungsbündnisses.

Neben der körperlichen Diagnostik zum Ausschluß sekundärer Hyperto-

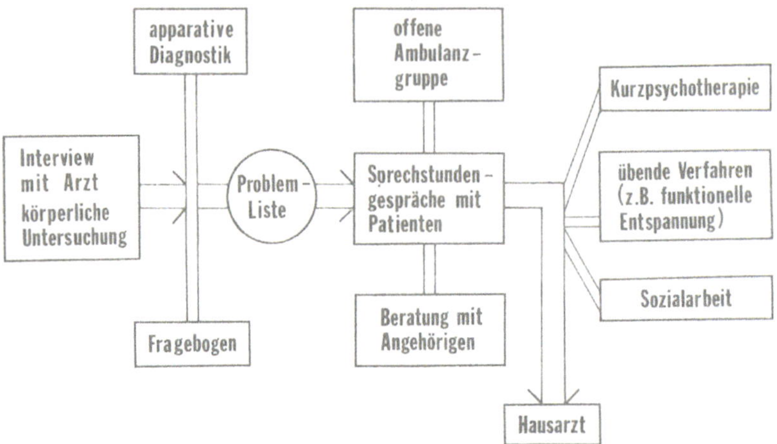

Abb. 1. Arbeitsablauf in der internistisch-psychosomatischen Hochdruckambulanz

nieformen und anderer Erkrankungen schien uns ein ausführliches *biographisches Anamnesegespräch* besonders wichtig, z. T. ergänzt durch ein zusätzliches *Interview* mit dem Schwerpunkt der Beziehungsklärung, oder ein Interview in der Gruppe. Ein solches Vorgehen sollte es erleichtern, den Stellenwert psychosozialer Faktoren hinsichtlich Pathogenese, Krankheitsverarbeitung und Krankheitsverhalten einschätzen zu können. Während des Erstgesprächs und der folgenden Sprechstundengespräche wurden in der Regel *Blutdruckwerte* und Puls automatisch *registriert,* was Hinweise für themen- und interaktionsspezifische Kreislaufveränderungen liefern konnte und eine Beobachtung des Blutdruckverhaltens über einen längeren Zeitraum erlaubte, ebenso wie die den Patienten verordnete *Selbstmessung* ihres Blutdrucks mit der Empfehlung, auf situative Zusammenhänge zu achten. Wir Ärzte erhofften dadurch Hinweise auf Beziehungen zwischen Blutdruckverhalten und Lebenssituation (*von Uexküll* u. *Wick* 1962), den Patienten konnte dies dazu verhelfen, etwas von den Zusammenhängen ihres

Fühlens mit körperlichen Reaktionen zu begreifen.

Auch die „szenische Information" des Interviews bzw. der Sprechstundensituation erschien uns von besonderer Wichtigkeit, da sie Aufschluß über Konfliktmuster und Verhaltenseigentümlichkeiten der Patienten zu liefern vermag.

Beachtung verdienen auch, in einem erweiterten Sprachgebrauch, Übertragungs- und Gegenübertragungsreaktionen, beispielsweise, wenn ein Patient seine mütterlich-versorgenden Bedürfnisse am Arzt abhandelt und damit – wie sich am lebensgeschichtlichen Zusammenhang zeigen läßt – seine eigenen unerfüllten Bedürfnisse nach Verwöhntwerden signalisiert.

2. Unser wichtigstes diagnostisches Ziel bestand in der Formulierung einer „Problemliste", die, als Teil des problemorientierten Dokumentationssystems nach (*Weed* 1969), eine gleichrangige Auflistung der somatischen wie der psychosozialen Probleme im Sinne einer Gesamtdiagnose ermöglicht und die Erstellung und Dokumentation eines umfassenden Behand-

Tabelle 1. Problemliste

Erkrankungen
Hypertonie (Genese, weiter familiäre Belastung, Schweregrad, Komplikationen, kardiovaskuläre Risikofaktoren, bisherige Behandlung)
Sonstige körperliche Erkrankungen
aktuell
früher

Psychische Beschwerden oder Erkrankungen
Psychodiagnostische Tests
Selbsteinschätzung der Beschwerden nach GBL
Überweisungsgrund
Ausschluß sekundärer Hypertonieformen
„Somatischer" Problempatient
„Psychischer" Problempatient

Einschätzung der psychosozialen Situation des Patienten
(Familie, Beruf, einschneidende lebensgeschichtliche Ereignisse)

Einschätzung psychodynamischer Faktoren
Aktuelle Konfliktsituationen
Chronische Konfliktkonstellation
Störungen des Selbstwerterlebens
Objektbeziehungen (Objektverluste, pathologische Beziehungsmuster)
Besondere Anpassungs- und Abwehrformen

Besonderheiten der Krankheitsreaktion und des Krankheitsverhaltens
Krankheitsreaktive psychische Veränderungen
Compliance
Besondere Interaktionsprobleme (mit Hausarzt, sonstigen Ärzten,
Ambulanz, Klinik)
Spezielle Übertragungs- und Gegenübertragungsreaktionen

Einzelne Hypothesen für den Umgang mit dem Patienten

Interventionen
Medikamente
Diät
Psychotherapie
Gruppe
Sozialarbeit

---

lungsplans erleichtert. Wir verwandten eine von uns auf die spezifischen Bedürfnisse in der Ambulanz zugeschnittene Problemliste für Hypertoniepatienten. Darin erscheinen beispielsweise Art des Hochdrucks, Schweregrad, Komplikationen und Besonderheiten der Behandlung ebenso wie andere körperliche und psychische Erkrankungen, die Selbsteinschätzung der Beschwerden nach der Gießener Beschwerdeliste und der vermutete oder geäußerte Überweisungsgrund (Tabelle 1).

Ebenso wird die Einschätzung der *psychosozialen Situation* des Patienten, insbesondere Bereiche besonderer Belastungen und Konflikte, beispielsweise in Familie und Beruf, dokumentiert sowie Überlegungen zu psychodynamischen Zusammenhängen, aktuellen und chronischen Konfliktsituationen und gravierenden Störungen des Selbstwerterlebens. Die Beziehung zu bedeutsamen Bezugspersonen werden ebenso eingeschätzt wie auffallende Beziehungsstörungen und eingreifende Verluste von Objekten. Schließlich werden auffällige Formen von Abwehr- und Bewältigungsstrategien, z. B. grobe Vermeidungs- und Verleugnungshaltungen, die sich ungünstig auf die Mitarbeit der Patienten auswirken können, berücksichtigt.

Weiterhin gehören hierzu Besonderheiten der Krankheitsreaktion, die Einschätzung des Krankheitsverhaltens und Auffälligkeiten im Umgang mit medizinischen Institutionen, außerdem eine Bewertung der kognitiven und emotionalen Aspekte der Interaktion im Sprechstundengespräch. Vordringliches Ziel ist es, einen die somatische und psychosoziale Dimension berücksichtigenden *Behandlungsplan* für den Patienten entwerfen zu können und Hypothesen für den Umgang mit ihm zu gewinnen.

3. Wir versuchten, aus Erfahrungen in der Sprechstunde, in sehr vorläufiger Weise auch aus Erfahrungen mit einer *themenzentrierten Hypertonikergruppe* und aus Interviews im Rahmen von Seminaren, Krankheitserleben und Krankheitsverhalten von Hypertonikern besser verstehen zu lernen und daraus Modifikationen unseres Ambulanzkonzepts abzuleiten. Wir orientierten uns in der Gruppenarbeit mit Hypertonikern an den in der Literatur berichteten Ansätzen mit Diabetiker-, Koronar- und Patientengruppen mit Multipler Sklerose, bei denen krankheitsbezogene Themen im Vordergrund standen (*Pavlou* et al. 1978; *Pelser* et al. 1978; *Rahe* et al. 1975). Die Gruppensitzungen fanden über einen Zeitraum von ca. 2½ Monaten mit einer Doppelstunde pro Woche statt.

Die Gruppensituation vermochte ganz wesentlich dazu beizutragen, kritische Punkte, insbesondere auch der Arzt-Patient-Beziehung, zu verbalisieren. Obwohl die Patienten mit zunehmendem Vertrauen auch ihre spezifischen Probleme einzubringen bereit waren und sich interessante gruppendynamische Vorgänge zu entwickeln begannen, blieben unsere Interventionen als Gruppenleiter überwiegend auf eine Strukturierung der themenzentrierten Interaktion gerichtet. Dabei hatten in der Diskussion folgende Themenkomplexe eine zentrale Bedeutung:

a) *Informationsmangel*

Viele Patienten beklagten einen Mangel an Information, insbesondere über den Hochdruck und die Arten von Medikamentenwirkungen und -nebenwirkungen. Vor allem mangelte es ihnen an Wissen darüber, wie und in welchem Maße Medikamente wieder ausgeschieden werden. Besonders beeindruckt waren wir von nicht seltenen Vergiftungsvorstellungen der Patienten;

z. B. wurde geäußert, die Medikamente könnten sich, wie Schwermetalle in der Umwelt im Körper anreichern und ihn dauerhaft verseuchen. Hier wird besonders deutlich, wie mangelnde Information und emotionale Probleme – etwa projektive, abgewehrte, aus Enttäuschungen stammende Aggressionen – zu einer Gefährdung der Arzt-Patient-Beziehung führen können: die Kranken können dann beim Arzt nicht mehr sein Hilfsangebot wahrnehmen, sondern schreiben ihm eine sie gefährdende Funktion zu.

b) *Mangelnde Sicherheit im Umgang mit der Krankheit und der Medizin*

Viele Patienten fühlten sich durch die Diagnose einer Hypertonieerkrankung und dem für sie hiermit verbundenen neuen Patientenstatus verunsichert. Sie klagten nicht selten über mangelndes Interesse, zu geringes Einfühlungsvermögen anderer Ärzte und teilten uns so oft indirekt ihr manchmal übergroßes Hilfsbedürfnis mit.

c) *Verarbeitung von Verlusterleben und Kränkung als Folge der Diagnosestellung*

Durch die Erkrankung fühlen sich die Patienten häufig erheblich in ihrem Selbstwertgefühl gemindert und zwar um so mehr, je labiler die Regulation ihres narzißtischen Systems bereits vor der Erkrankung war. Die neue Abhängigkeit von Arzt und Medikamenten trägt hierzu erheblich bei. Die Patienten äußerten oft, wie sehr sie Angebote zur Hilfe bei der Bewältigung ihrer Erkrankung vermißten.

4. Der überwiegende Teil der Patienten ging nach durchgeführter Diagnostik durchschnittlich nach 3–4 Vorstellungen zum *Hausarzt* zurück, häufig mit der Empfehlung einer gelegentlichen

Wiedervorstellung. Im Mittelpunkt der Sprechstundengespräche stand das Bemühen, das Informationsverhalten und das therapeutische Milieu in einer Form zu strukturieren, die es dem Patienten erleichtern sollte, Behandlungsratschläge anzunehmen. Für unser Informationsverhalten bedeutete dies u.a.: nicht zu viele Informationen, möglichst präzise Information, die Rangfolge wichtiger und unwichtiger Information zu beachten, die Patienten zur Nachfrage zu ermuntern (*Ley* 1980). Bei Bedarf boten wir den Patienten längere Sprechstundengespräche mit ca. ½ h Dauer an. Mit einer Reihe von Kranken führten wir bei entsprechender Indikation intensivere konfliktbearbeitende psychotherapeutische Gespräche im Sinne einer Fokaltherapie mit einer Gesamtfrequenz zwischen 10 und 30 h. Den zusätzlichen Einsatz übender Verfahren, vor allem der „Funktionellen Entspannung" nach M. *Fuchs* konnten wir bisher nur bei einigen Patienten parallel zu den psychotherapeutischen Gesprächen erproben. Die Erfahrungen mit diesem Versuch, auch vom Körpererleben Zugang zu den Problemen der Patienten zu finden, waren für uns jedoch außerordentlich ermutigend und anregend. Zur Klärung sozialer Probleme u.a. von Konflikten am Arbeitsplatz bewährte sich die Zusammenarbeit mit einem Sozialarbeiter.

Einzelne Ergebnisse und Erfahrungen

Bei nahezu allen Patienten, die als „nicht einstellbar" überwiesen wurden, zeichnete sich bei genauer Klärung der Umstände ab, daß nicht eine mangelhafte Wirk-

Tabelle 2. Belastungen und Konflikte (66 Hypertoniepatienten mit besonders labiler Verlaufsform)

	n	%
Ausgeprägte familiäre Belastungssituation	26	40
Ausgeprägte berufliche Belastungssituation	33	50
Aktueller Objektverlust / Trauerreaktion	16	24
Chronische Konfliktkonstellation	30	45
Störungen der Arzt-Patient-Beziehung	32	48

samkeit der Medikamente zum Scheitern der Behandlung geführt hatte, sondern die Ursachen in der Nicht-Berücksichtigung psychosozialer Faktoren zu suchen waren.

Besonders intensiv befaßten wir uns mit den psychosozialen Bedingungen einer Gruppe von Patienten, die uns durch eine besondere Labilität ihrer Blutdruckregulation auffiel (Tabelle 2). Diese äußerte sich häufig in krisenhaften Blutdruckanstiegen. Es handelte sich um 66 von insgesamt 223 zwischen 1979 und 1981 untersuchten Patienten (*Gaus* et al. 1981). Rund ein Drittel dieser Patienten wies bei näherer Untersuchung eine gravierende familiäre Konfliktsituation auf, die Hälfte eine Überforderungs- oder erhebliche Konfliktsituation am Arbeitsplatz. Bei einem Viertel der Patienten war in engem zeitlichem Zusammenhang ein Objektverlust aufgetreten, dessen Bewältigung noch unzureichend wirkte. Fast die Hälfte der Patienten wies eine erhebliche Störung im Arzt-Patient-Verhältnis auf.

In der Folge seien einige typische und häufig wiederkehrende Situationen anhand von Fallbeispielen skizziert:
1. Ausbruch oder Verschlimmerung einer Hochdruckerkrankung ereignen sich

in engem zeitlichem Zusammenhang mit einer *akuten Krisen- oder Konfliktsituation.*

Herr S., ein 50jähriger Arbeiter mit einer seit vielen Jahren bekannten essentiellen Hypertonie, der einige Jahre zuvor einen Herzinfarkt erlitten hatte, wurde wegen zunehmender Angina-pectoris-Beschwerden und einer dekompensierten Hypertonie mit stark schwankenden Werten in unserer Ambulanz vorgestellt, nachdem er für einen längeren Zeitraum hatte krankgeschrieben werden müssen. Zuletzt hatte der Vertrauensarzt die Berentung des Patienten empfohlen, wogegen er sich heftig sträubte. Im Gespräch zeigte sich, daß sich die um 5 Jahre jüngere Ehefrau des Patienten ca. ein halbes Jahr zuvor von dem Patienten getrennt hatte und bei einem anderen Mann lebte. Das Scheidungsverfahren war im Gang und belastete den Patienten erheblich. Unter den 6 Kindern des Patienten traten nach dem Auszug der Mutter und der Erkrankung des Vaters erhebliche Erziehungsprobleme auf. Mit allen Kräften wehrte sich der Patient gegen eine Berentung, die er als eine schwere Bedrohung seines Selbstwertgefühls erlebte. Mehrfach unterzog er sich massiven körperlichen Belastungen, die ihn stark gefährdeten. Im Gespräch konnte der Patient seine verzweifelte Situation deutlich machen und verglich sich mit einem Piloten eines trudelnden Flugzeugs, der verzweifelt den Steuerknüppel betätigt. Es stellte sich heraus, daß der Patient um den Rest seiner Vitalität fürchtete und die Nebenwirkungen der medikamentösen antihypertensiven Behandlung als zusätzliche schwere Bedrohung erlebte, was über lange Zeit zu einer völlig unregelmäßigen Medikamenteneinnahme geführt hatte. Im zeitlichen Zusammenhang mit einem sich zuspitzenden Konflikt mit einer seiner Töchter erlitt der Patient, nachdem er wegen der Herzbeschwerden hatte hospitalisiert werden müssen, einen Reinfarkt.

2. Es besteht eine *chronische Konfliktkonstellation,* vorwiegend in Familie oder Beruf.

Zuspitzungen oder Aktualisierungen der konflikthaften Bezüge resultieren häufig in rapiden Blutdruckschwankungen, die eine gelungene Blutdruckeinstellung erheblich erschweren.

Ein 50jähriger selbständiger Handwerksmeister mit einer massiven essentiellen Hypertonie und vorangegangenem Schlaganfall erlitt im Umgang mit kritisierenden und fordernden Kunden immer wieder Hochdruckkrisen, die den Verdacht eines Phäochromozytoms nahelegten. Dies war der Grund der Überweisung des Patienten. Beim Patienten ließ sich weit in seine Kindheit ein Muster aggressiver Gehemmtheit, insbesondere seinem jähzornigen und dominierenden Vater gegenüber, zurückverfolgen. Ansprüche anderer, insbesondere von Kunden, konnte er nicht zurückweisen und geriet dadurch immer wieder in Situationen von Überforderung und hilfloser Wut. Resignierend bemerkte er im Gespräch, der „Kunde sei halt König". Dem Patienten wurden psychotherapeutische Gespräche und die Anwendung eines übenden Verfahrens („Funktionelle Entspannung") durch eine Krankenschwester vorgeschlagen. Zunächst verschanzte sich der Patient hinter dem hektischen Tagesablauf eines selbständigen Handwerkers; und es erschien fast unmöglich, mit ihm gemeinsame Termine zu finden. Geschmeicheltüberrascht reagierte er auf die Versicherung, er sei hier „Kunde", was er mit „dann wär ich ja der König" ergänzte. Zunächst kam es vor, daß der Patient plötzlich anrief und bemerkte, er habe jetzt Zeit für eine Stunde. Indem die Krankenschwester zunächst mit außergewöhnlichem Verständnis und Flexibilität auf die abrupten Wünsche des Patienten einging, aber auch in der Therapie thematisierte, gelang es sehr rasch, mit dem Patienten ein funktionierendes Arbeitsbündnis zu schließen. Die Behandlung erstreckte sich über 8 Monate. Während des Beobachtungszeitraums gelang bei wesentlich geringer Medikation eine befriedigende Blutdruckeinstellung, ohne die zuvor aufgetretenen krisenhaften Blutdruckanstiege, obwohl in dieser Zeit erhebliche psychische Belastungen aufgetreten waren.

Tabelle 3. Problemliste Patient 2

Erkrankungen
1. Schwere essentielle Hypertonie bei ausgeprägter familiärer Belastung
   Apoplektischer Insult mit Hemiparese 1976
   Adipositas, Hyperlipidämie
   Krisenhafte Blutdruckanstiege bei insgesamt mangelhafter Blutdruckeinstellung
2. Leichte chronische pyelonephritische Veränderungen ohne Nierenfunktionsstörung
   Depressive Verstimmung reaktiver Genese
   Verdacht auf chronisches organisches Psy-
   chosyndrom nach zerebralem Insult
3. Überweisungsgrund:
   Phäochromozytom-Verdacht des Hausarztes bei labilem Blutdruckverhalten

Psychosoziale Situation
1. Veränderung der familiären Rollenfunkti-
   on nach·körperlicher Behinderung
   Rückzugstendenz des Patienten
   Autoritätsprobleme gegenüber den Kindern
2. Schwierigkeiten im Umgang mit fordernden und kritisierenden Kunden als Auslösesituation von Hochdruckkrisen
   (KUNDE = KÖNIG)

Psychodynamische Faktoren
1. Abwehr von aggressiven und fordernden
   Regungen
   Störung der männlichen Identifikation bei·
   übermächtigem Vaterbild
2. Chronische Selbstwertproblematik, akzen-
   tuiert durch körperliche

Behinderung im Sinne eines Verlusts der
körperlichen Integrität

Krankheitsreaktion und Krankheitsverhalten
1. Reaktive Depression (somatogene Komponente?)
2. Schlechte Compliance (bis zum Schlaganfall keine regelmäßige Medikamenteneinnahme)
3. Irritation des Hausarztes durch Blutdruckschwankungen, Verdacht auf Phäochro-
   mozytom
4. Ausgeprägte Bedürfnisse des Patienten einerseits nach Passivität, Verwöhnung und
   Versorgung, andererseits nach Macht
   (Möglichkeit zu bestimmen) und Geltung
   (KUNDE = KÖNIG,
   PATIENT = KÖNIG)

Hypothesen
Steigerung der Autonomie über Gewährung
von Bedürfnisbefriedigung
Hilfe bei der Verarbeitung der körperlichen
Behinderung (Trauerarbeit)
Förderung der Kreativität (z. B. Hobbies)
Bearbeitung der Macht-Ohnmacht-Proble-
matik des Patienten in therapeutischen Bezie-
hungen zu Arzt und Schwester

Interventionen
Diät, Medikamente (niedrige Dosis β-Blok-
ker, Diuretikum, Vasodilatator)
Konfliktorientierte Sprechstundengespräche
Interviews Ambulanzgruppe
Funktionelle Entspannung

In unserer Problemliste stellte sich dies
folgendermaßen dar (Tabelle 3):
3. Nicht selten tritt eine Exazerbation
einer Hochdruckerkrankung während
einer schweren depressiven Verstimmung auf, beispielsweise im Verlauf einer *pathologischen Trauerreaktion.* Dabei trägt die pathologische Form der
Trauerarbeit zum Scheitern der Behandlung bei. Häufig ist es schon mit
relativ geringem psychotherapeuti-

schem Aufwand möglich, den Trauer-
prozeß der Patienten zu fördern und
eine adäquate Bearbeitung des Ver-
lusterlebens zu erleichtern.

Die essentielle Hypertonie einer 56jährigen
Patientin verschlimmerte sich bedrohlich
nach dem Tod ihres Ehemanns. In der
Sprechstunde fielen die depressive Starre
der stark übergewichtigen, etwas vernachlässigt wirkenden Patientin und die demon-
strativ zur Schau getragene Trauerkleidung

ein Jahr nach dem Tod des Gatten auf. Unser Eindruck war, daß mit der „blockierten" Trauerarbeit, die sich szenisch in der Sprechstunde abbildete, auch die vom Hausarzt beklagte Nichteinstellbarkeit des Blutdrucks und die vermutete schlechte Kooperation der Patientin zusammenhingen. In regelmäßigen psychotherapeutischen Sprechstundengesprächen wurden die selbstzerstörerischen Aspekte der Einstellung der Patientin und etwas von ihren zwiespältigen Gefühlen gegenüber ihrem zunächst idealisierten Ehemann verbalisiert. Sie warf ihm seinen leichtsinnigen Lebensstil und seine unzureichende materielle Vorsorge vor und litt darüber an heftigen Schuldgefühlen, ebenso, weil sie ihm bis zuletzt seine bösartige Erkrankung verheimlicht hatte.

4. Oft zeigt die Überweisung in eine Universitäts-Ambulanz eine *Krise der Arzt-Patient-Beziehung*, z. B. als Folge eines *Autoritätskonflikts*, an. Indem wir den lebensgeschichtlichen Hintergrund der Krise, beispielsweise frustrierte Autonomiebedürfnisse eines Patienten oder sein auffälliges Verhalten gegenüber wichtigen Bezugspersonen in Betracht ziehen, lassen sich ihre Ursachen besser verstehen und Folgerungen für den therapeutischen Umgang ableiten.

So geriet ein 36jähriger Patient immer wieder in heftige Konflikte mit den behandelnden Ärzten, indem er nach kurzer Zeit der Einnahme ihm verschriebener Medikamente diese unter rüdem Protest ablehnte. Dieses Muster wütenden Protests gegen männliche Autoritätsfiguren ließ sich weit in die Kindheit des Patienten zurückverfolgen zu dem Punkt, als der Vater, aus der Kriegsgefangenschaft verspätet zurückgekehrt, den Jungen als „Augapfel" der Mutter entwertet hatte. Mit dem Patienten wurde eine psychotherapeutische Behandlung begonnen.

5. Besonders häufig überwiesen werden Patienten mit einer *ungenügenden Compliance* als Folge einer *mangelhaften Bindungs- und Beziehungsfähigkeit*.

Diese Kranken setzen sich in der Regel über ärztliche Ratschläge hinsichtlich Diät und Medikamenten hinweg.

Ein 33jähriger Patient mit einer labilen Verlaufsform einer essentiellen Hypertonie gab die Einnahme ihm verordneter Medikamente jeweils nach kurzer Zeit auf, trotz ausgiebiger Information und zahlreichen Überredungsversuchen der ihn behandelnden Ärzte, die er im übrigen immer wieder rasch wechselte. Mehrere Gespräche ließen die enorme Schwierigkeit des Patienten deutlich werden, vertrauensvolle Bindungen eingehen zu können; gleichzeitig wurde ein immer wiederkehrendes argwöhnisch-ambivalentes Verhaltensmuster in allen Lebensbereichen deutlich. Ausufernde Schädigungs- und Vergiftungsphantasien bezogen sich auf die Situation des Arbeitsplatzes ebenso wie auf die verabreichte Medikation. Seine Ambivalenz machte es aber dem Patienten wiederum unmöglich, seinen derzeitigen, von ihm als unzuträglich erachteten Arbeitsplatz zu wechseln, wie es ihm vom Betriebsarzt geraten worden war. Dementsprechend konnte er auch unser psychotherapeutisches Hilfsangebot nicht annehmen. Die mangelnde Compliance des Patienten erwies sich als Ausdruck einer generellen, tiefgehenden Störung seiner Beziehungs- und Bindungsfähigkeit und der dazugehörenden paranoiden Verarbeitungsmechanismen.

Das vorgestellte integrierte internistisch-psychosomatische Ambulanzkonzept hat unseres Erachtens vor allem für die Versorgung von Problempatienten erhebliche Vorteile. Es bietet die Möglichkeit, in der Diagnostik und Therapie von Hypertonikern gleichzeitig und miteinander verbunden körperliche, psychische und soziale Gesichtspunkte systematisch aufgrund wissenschaftlicher Verständnisansätze zu berücksichtigen. Der mit diesem Konzept der Durchführung verbundene Aufwand erscheint uns im Verhältnis zur Verbesserung der diagnostischen und therapeutischen Möglichkeiten nicht unangemessen.

Vor allem für die erstmalige Einleitung einer Hypertoniebehandlung und für die Neueinstellung von Hypertonikern erscheint es uns günstig, den medikamentösen Behandlungsansatz mit Einzel- und Gruppengesprächen und dem Erlernen eines übenden Verfahrens, wie der „Funktionellen Entspannung" zu verbinden. Nach bisher nur unsystematischen einzelnen Erfahrungen erscheint uns eine weitere Ergänzung dieses Ansatzes durch eine gezielte Einbeziehung von Familienmitgliedern von Hypertonikern in therapeutische Gespräche als zusätzlich erfolgversprechend.

Literatur

Baile WF, Engel B (1978) A behavioral strategy for promoting treatment compliance. Psychosom Med 40: 413–419

Carnahan JE, Nugent CA (1975) The effects of self-monitoring by patients on the control of hypertension. Am J Med Sci 269: 69–73

Drews M (1977) Compliance – Non Compliance II. Einflüsse auf die Nichteinhaltung der vom Arzt verordneten Medikamententherapie. In: Werkstattschriften zur Sozialpsychiatrie, Heft 18. Sozialpsychiatrischer Freundeskreis Wunstorf e. V. (Hrsg)

Enzedum S, Kerr D (1976) Collaborative care of hypertensives, using a ahared record. Br Med J II: 1402–1403

Gaus E, Klingenburg M, Köhle K (1981) Psychosoziale Probleme bei Hypertoniepatienten. Verh Dtsch Ges Inn Med 87: 1262–1265

Giglio R, Spears B, Rumpf D, Eddy N (1978) Encouraging behavior changes by use of client-held health records. Med Care 16: 757–764

Haynes RB, Taylor DW, Sackett DL (1979) Compliance in health care. Johns Hopkins Univ Press, Baltimore

Herrmann JM, Rassek M, Schäfer N, Schmidt TH, v. Uexküll Th (1979) Essentielle Hypertonie. In: *Uexküll T von* (Hrsg) Lehrbuch der Psychosomatischen Medizin. Urban & Schwarzenberg, München, S 595–615

Hypertension, Detection and Follow-up Program Cooperative Group (1979) Five-year findings of the hypertension detection and follow-up programm. *Jama* 242: 2562–2571

Inui TS, Yourtee EL, Williamson JW (1976) Improved outcomes in hypertension after physician tutorials. Ann Int Med 84: 646–651

Kimball CP (1980) Non-Cooperation: An examination of factors leading to non-compliance in a hypertension clinic. Psychiatr J Univ Ottawa 6: 243–249

Köhle K, Simons C, Böck D, Grauhan A (1980) Angewandte Psychosomatik. Rocom, Basel

Ley P (1980) Verstehen und Behalten von Anweisungen – Kommunikationsfehler in Klinik und Praxis. Arzt und Patient 2: 71–79

Naumann D (1977) Compliance – Non Compliance I. Die Nichteinnahme vom Arzt verordneter Medikamente. In: Werkstattschriften zur Sozialpsychiatrie, Heft 17. Sozialpsychiatrischer Freundeskreis Wunstorf e. V. (Hrsg)

Pavlou M, Hartings M, Davis FA (1978) Discussion groups for medical patients. A vehicle for improved coping. Psychother Psychosom 30: 105–115

Pelser HE, Groen JJ et al. (1978) Experiences in group discussions with diabetic patients. Psychother Psychosom 32: 257–269

Podell RN, Kent D, Keller K (1976) Patient psychological defenses and physician response in the long-term treatment of hypertension. J Fam Pract 3: 145–149

Rahe RH, O'Neill TO, Hagan A, Arthur R (1975) Brief group therapy following myocardial infarction. Psychiatr Med 6: 349–358

Sackett DL, Haynes RB (1976) Compliance with therapeutic regimens. Johns Hopkins Univ Press, Baltimore London

Uexküll von Th, Wick E (1962) Die Situationshypertonie. Arch Kreislaufforschung 39: 236–271

Weed LL (1969) Medical records, medical education and patient care. The Press of Case Western Reserve University Cleveland

Weber E, Gundert-Remy U, Schrey A (1977) Patienten-Compliance. Witzstrock, Baden-Baden

Wilkinson PR, Raftery EB (1978) Patients' attitudes of measuring their own blood pressure. Br Med J I: 824

Beeinflussung des Risikofaktors Übergewicht durch verhaltensorientierte Gruppentherapie*

Von U. Koch, B. Gromus und W. Kahlke

Übergewicht als Risikofaktor

Die Untersuchungen zum Zusammenhang zwischen Ernährung, Übergewicht und koronarer Herzerkrankung lassen keine eindeutigen Schlußfolgerungen zu, so zeigt sich in einigen Interventionsstudien ein von weiteren Risikofaktoren unabhängiger Effekt des Übergewichts, in anderen nicht (*Galyean* 1978). Die meisten bisher durchgeführten Studien sind in ihrer Methodik zu kritisieren und damit letztlich unvergleichbar (vgl. *Bengel* 1982). Zum gegenwärtigen Zeitpunkt wird Übergewicht eher als sekundärer Risikofaktor oder als Risikoindikator eingestuft. Die Frage nach der Eigenständigkeit der Adipositas als Risikofaktor kann also z. Z. nicht beantwortet werden, da nur ca. 12% Übergewichtige ohne weiteren Risikofaktor sind (*Berchtold* et al. 1978).

Übergewicht wurde seit 1959 aufgrund der „Build and blood pressure study" als ein die Lebenserwartung einschränkender Faktor betrachtet. Dabei wurde bisher angenommen, daß mit dem Übergewicht auch das Mortalitätsrisiko kontinuierlich ansteigt. Inzwischen muß dieser Zusammenhang zumindest für leichtes Übergewicht bis 20% (nach *Broca*) bezweifelt werden. Der Vergleich von Daten der Framingham-Studie und der „Build and blood pressure study" sowie die Analyse von 16 verschiedenen epidemiologischen Studien zeigen, daß Übergewicht allein nicht zu einer erhöhten Mortalität führen muß (*Sorlie* et al. 1980; *Andres* 1980).

Bei allem Dissens kann allerdings nach dem gegenwärtigen epidemiologischen Wissensstand festgestellt werden, daß eine Gewichtsreduktion bei erheblichem Übergewicht (20% über dem Normalgewicht nach *Broca*) in jedem Fall anzustreben ist, ebenso bei leichterem Übergewicht, wenn gleichzeitig weitere Risikofaktoren vorliegen.

Behandlungsformen des Übergewichts unter besonderer Berücksichtigung verhaltenstherapeutischer Techniken

In der Therapie der Adipositas lassen sich chirurgische, medikamentöse, physiotherapeutische, diätetische, psychotherapeutische und auf Selbsthilfe basierende Ansätze unterscheiden (*Gries* et al. 1976; *Bray* 1978; *Husemann* 1978; *Kappus* 1981). *Chirurgische Verfahren*, wie intestinaler Bypass oder Fettschürzenoperation, *medikamentöse Behandlung* mit Appetitzüglern und Diuretika, verkennen die psychosoziale Abhängigkeit des Übergewichts, führen potentiell zu somatischen und psychischen Folgeschäden

* Das Projekt wird seit 1. 4. 1980 vom Bundesminister für Jugend, Familie und Gesundheit gefördert

und weisen keinen gesicherten Langzeiterfolg auf (*Ziegler* 1978; *Husemann* 1978).
Nulldiäten führen häufig nur zu einem initialen Gewichtsverlust. Unabhängig von soziologischen und medizinischen Patienteneingangsbedingungen verhilft die totale Kalorienabstinenz nur selten zu Dauererfolgen (*Berger* et al. 1976; *Gries* et al. 1976). Dies gilt ebenso für stark kalorienreduzierte stationäre Kuren.

Kostenaufwand und tatsächlicher Erfolg stationärer diätetischer Maßnahmen stehen in einem Mißverhältnis zueinander.

Bei den psychotherapeutischen Verfahren sind im Bereich der Adipositastherapie psychoanalytische und verhaltenstherapeutische Vorgehensweisen zu unterscheiden. *Psychoanalytische Behandlungsverfahren* gehen von einem neurotischen Grundkonflikt aus; Übergewicht wird als Symptom dieses Konflikts interpretiert. Entsprechend einem kausalen Behandlungsmodell wurde mit psychoanalytischer Methode lange Zeit versucht, zunächst den Konflikt aufzudecken, in der Erwartung, daß auf dieser Basis eine Symptomreduktion (Gewichtsabnahme) stattfindet. Dieser Weg hat sich in vielen Fällen als nicht erfolgreich in bezug auf das Symptom erwiesen (*Stunkard* 1979). Kontrollierte Langzeitstudien bezüglich des Langzeiterfolgs nach psychoanalytischer Behandlung fehlen. Heute lehnen viele Psychoanalytiker die Behandlung Adipöser ab.
In den letzten 2 Jahrzehnten haben *verhaltenstherapeutische* Techniken in der Behandlung von Übergewicht eine erhebliche Bedeutung erlangt.

Die Verhaltenstherapie führt die Entstehung der Adipositas auf einen Lernprozeß zurück, bei dem das entstandene Übergewicht auf falsch gelernten Eßverhaltensweisen beruht. Dementsprechend zielen die therapeutischen Bemühungen auf eine Veränderung des Eßverhaltens

ab. Die Therapie gründet sich auf beobachtbare Unterscheidungen des Eßverhaltens von Adipösen und Normalgewichtigen (vgl. *Stunkard* u. *Koch* 1964; *Schachter* 1967; *Schachter* et al. 1968; *Pudel* 1978).
Bei den therapeutischen Ansätzen lassen sich Fremd- und Selbstkontrollverfahren unterscheiden. Fremdkontrollverfahren zeichnen sich gegenüber Selbstkontrollverfahren durch erhöhte Aktivität der Therapeuten aus, letztere durch das Bemühen um die Übernahme von mehr Eigenverantwortung durch den Patienten. Bei den Fremdkontrollverfahren sind zu unterscheiden:

- *Aversionstherapien:* Patienten werden bei Annäherung an hochkalorische Speisen unangenehmen Reizen ausgesetzt. Neben einer relativen Erfolglosigkeit dieses Vorgehens bestehen erhebliche ethische Bedenken (vgl. *Foreyt* 1978).
- *Operante Techniken:* In einem Therapiekontrakt legt der Therapeut Ziele und Belohnungen fest; Hauptanwendungsbereich: Psychiatrische Kliniken (*Bernard* 1968).
- *Verdeckte Sensibilisierung* (*Cautela* 1977): Konditionierungen mit aversiven Reizen werden in den Vorstellungsbereich verlagert.
- *Koverantenkontrolle:* Ebenfalls eine kognitive Technik. Sie beruht auf dem Premackprinzip, das besagt, daß ein wahrscheinlicheres Verhalten ein weniger wahrscheinliches verstärkt.

Bisherige Erfahrungen mit beiden genannten kognitiven Verfahren geben nur bedingt Hinweise auf Erfolge; die Methoden bieten sich eher als Ergänzungen zu den nun folgenden Selbstkontrollverfahren an (*Foreyt* 1978).
Selbstkontrollverfahren (*Foreyt* 1978) versuchen, das Problem der Abhängigkeit des Klienten vom Therapeuten zu lösen. Diese Verfahren basieren auf den Prinzipien Selbstbeobachtung, Selbstbewer-

tung und Selbstverstärkung. Der Patient lernt, auf das Essen auslösende Reize zu achten und die Konsequenzen zu kontrollieren (durch Vermeidung der Reize, durch Selbstbelohnung und durch den Aufbau von alternativen Verhaltensweisen) (vgl. *Ferstl* et al. 1978).

Fremd- und Selbstkontrollverfahren lassen sich sowohl in Einzel- wie auch in Gruppensitzungen durchführen. Der augenblickliche Forschungsstand bezüglich verhaltenstherapeutischer Behandlungsansätze der Adipositas favorisiert das Selbstkontrollprinzip (vgl. *Wollersheim* 1970; *Foreyt* 1978). Insgesamt muß aber auch bezüglich verhaltensmodifikatorischer Ansätze festgestellt werden, daß ein Mangel an kontrollierten Langzeitstudien besteht.

In den letzten Jahren ist insbesondere in den USA auch das Übergewicht Gegenstand von *Selbsthilfegruppen* geworden. Sowohl bezüglich der Ziele wie auch der Arbeitsweisen dieser Selbsthilfegruppen gibt es beträchtliche Unterschiede. Viele dieser Gruppen arbeiten mit professionellen Helfern zusammen und benutzen Selbstkontrollprogramme. Der Einfluß von Selbsthilfegruppen auf die Gewichtsreduktion läßt sich derzeit nicht abschätzen, da Beforschung von Selbsthilfegruppen prinzipiell schwierig ist. Es kann allerdings als gesichert gelten, daß bei den Teilnehmern dieser Gruppen eine sehr hohe Motivation vorausgesetzt werden muß.

Betrachtet man die Therapieerfolgsforschung zur Adipositas unabhängig von der angewandten Therapie (von den chirurgischen bis hin zu den Selbsthilfeansätzen), so ist das Bild insgesamt sehr unbefriedigend. Auch wenn ausnahmsweise längerfristige Follow-up-Studien durchgeführt wurden, sind die Ergebnisse verschiedener Studien meist nicht vergleichbar. Unterschiedliche Kriterien des Erfolgs, nicht präzisierte Zeitangaben der Messungen, fehlende Angaben, ob es sich um Selbst- oder Fremdmessungen handelt, mangelnde Beschreibungen der Therapiepopulationen (insbesondere bezüglich der Sozialdaten und der Motivation sowie der Zuweisungsbedingungen zur Therapie) erschweren den Vergleich. Die aus vielen Publikationen herauszulesende Konkurrenz zwischen medizinischen, diätetischen und psychotherapeutischen Vorgehensweisen bei der Behandlung des Übergewichts muß in Anbetracht der Probleme aller Therapieverfahren als überholt angesehen werden. *Eine Verbesserung der Effektivität der Adipositastherapie ist von der Kombination internistischer, diätetischer und verhaltenstherapeutischer Maßnahmen zu erwarten* (*Gromus* et al. 1978; *Kahlke* et al. 1978; *Loro* et al. 1979; *Stunkard* 1979).

Gruppenbehandlung empfiehlt sich gegenüber der Einzelbehandlung nicht nur unter ökonomischen Gesichtspunkten, sondern schafft auch zusätzliches therapeutisches Potential (soziale Unterstützung und Kontrolle durch andere Gruppenmitglieder).

Neuere Erfahrungen mit ambulanten verhaltenstherapeutischen Gruppen sprechen für langfristige therapeutische Nachversorgungskontakte nach einer intensiven Therapiephase (*Hall* et al. 1978).

Projekt „Interdisziplinäre Adipositastherapie"

Das Konzept einer interdisziplinären Adipositastherapie unter Beteiligung von Psychologen, Internisten und Diätassistenten wurde in der Zeit von 1976–1979 im Universitätskrankenhaus Hamburg-Eppendorf entwickelt (vgl. *Kahlke* et al. 1978; *Gromus* et al. 1978). Nach dieser Vorphase wird das Projekt seit 1980 vom Bundesministerium für Jugend, Familie und Gesundheit an 2 Projektorten

(Universität Freiburg, Universitätsklinik Hamburg-Eppendorf) gefördert.

In der Vorphase des Projekts wurden 6 Gruppen mit insgesamt 91 Patienten behandelt. Seit Beginn der Förderung wurden an beiden Projektorten insgesamt 8 Gruppen mit 123 Patienten abgeschlossen, 2 weitere Gruppen mit 23 Patienten befinden sich z. Z. in Behandlung.

Das interdisziplinäre Therapiemodell

Sowohl in Hamburg als auch in Freiburg werden die erheblich übergewichtigen Patienten nach einem ambulanten interdisziplinären Therapiekonzept behandelt.

Die wesentlichsten Elemente des Therapiemodells sind die Zusammenarbeit dreier Berufsgruppen (Psychologen, Ärzte und Diätassistenten), das gruppentherapeutische Vorgehen, die verhaltenstherapeutische Orientierung (Schwerpunkt Selbstmodifikation) und die zumindest ansatzweise vorhandene Einbeziehung des Partners des Patienten in die Therapie.

Der Therapieablauf läßt sich in 4 Phasen unterteilen, an die sich eine Nachversorgung als Phase 5 anschließt (Tabelle 1):

Die *erste* Phase dient dem Aufbau und der Stärkung der Motivation der Patienten und der Gewöhnung an die therapeutische Situation. Dies geschieht u. a. mit der Hilfe von gruppendynamischen Kontaktübungen und Exploration der Motivation.

Darüber hinaus wird mit Hilfe von Informationspapieren mit den Patienten über alternative Therapieansätze im Adipositasbereich und deren Risiken diskutiert. Diese Arbeitspapiere werden dem Patienten auch für den Partner mitgegeben. Solche Papiere mit medizinischer, diätetischer und psychologischer Information werden im Verlauf der Therapie mehrmals ausgegeben.

Die *zweite* Therapiephase dient der Erstellung der sog. „baseline". Dies beinhaltet neben einer exakten Registrierung der täglichen Nahrungszufuhr auf entsprechenden Registrierbogen auch die Erfahrung der Signalreize und Konsequenzen, die zum Essen führen, es begleiten oder dem Essen folgen.

In der *dritten* Therapiephase wird der Therapieplan erstellt und im einzelnen besprochen. In einem Therapievertrag verpflichtet sich der Patient, aufbauend auf den Ergebnissen der Baseline-Erhebung, in seiner Nahrungszufuhr bestimmte Maximalwerte einzuhalten sowie eine Reihe von Verhaltensregeln zu befolgen, die das Eßverhalten betreffen (z. B. Regeln, durch die der Eßvorgang verlangsamt wird und durch die automatisierte Verhaltensabläufe unterbrochen werden, so daß dem Patienten der Beginn der Nahrungsaufnahme deutlicher ins Bewußtsein tritt).

In der *vierten* Phase der Therapie ist es die Hauptaufgabe des therapeutischen Teams, die Motivation der Patienten aufrechtzuerhalten, sie bei der Einhaltung der Therapiepläne zu unterstützen sowie diese Pläne – soweit erforderlich – an neue Situationen anzupassen. In den stattfindenden Gruppendiskussionen werden auch individuelle, über den engen Bereich der Adipositas hinausgehende Probleme und deren Beziehung zum Übergewicht behandelt; daneben finden Kochabende statt, an denen auch die Partner der Patienten teilnehmen.

Im Hinblick auf die Nachversorgung in der *fünften* Phase wurden mehrere Möglichkeiten erprobt: Überführung der Therapiegruppe in eine Selbsthilfegruppe, Nachversorgung durch telefonische oder briefliche Kontakte und zusätzliche therapeutische Sitzungen in größeren Abständen.

Die Therapie erstreckt sich über 20–24 jeweils 2stündige Sitzungen, die in wöchentlichen Abständen stattfinden.

Tabelle 1. Phasen des Therapieablaufs

Phase	Funktion	Therapeutische Maßnahmen	Zahl der Sitzungen
1	• Adaption an die Therapiesituation • Aufbau und Stärkung der Motivation	• Gruppendynamische Kontaktübungen • Exploration der individuellen Motivation • Informationen über verschiedene Therapieansätze und ihre Risiken (paper für Partner)	1–2
2	• Baseline-Erstellung • Vermittlung von Einsicht über die Ursachen des individuellen Übergewichts	• Exakte Registrierung der Umstände der Nahrungsaufnahme • Einführung in die Ernährungslehre (z. B. Berechnung der Nahrungszufuhr bei vorgegebenem/angestrebtem Körpergewicht)	1–2
3	• Therapieplanerstellung	• Therapievertrag	1
4	• Aufrechterhaltung der Motivation • Erkennen der Bedeutung des Übergewichts im Rahmen der psychosozialen Gesamtsituation des Individuums • Erwerben von Fähigkeiten zum aktiven Gestalten der (gemeinsamen) Nachversorgung	• u. a. Graphiken über den Gewichtsverlauf • Diskussion der Schwierigkeiten und der Erfolge bei der Einhaltung der einzelnen Regeln des Therapievertrages • Bearbeitung individueller Probleme • Diätetische Informationen • Internistische Beratung in der Gruppe • Kochabende (mit Partnern) • Planung individueller Bewegungsprogramme	15–20
5	• Nachversorgung zur Stabilisierung des Therapieerfolgs	z. B. durch: • Therapeutische Sitzungen in größeren zeitlichen Abständen • Überführung in Selbsthilfegruppen • Briefkontakte	

Das Therapiemodell wurde in verschiedenen Formen praktiziert:

a) *Standardmodell:* Die Betreuung erfolgte durch ein interdisziplinäres Team, das mindestens aus einem Psychologen, einem Arzt und einem Diätassistenten besteht. Während die Psychologen regelmäßig an den Sitzungen teilnehmen, nehmen die Diätassistenten an ca. ⅔, die Ärzte an ⅓ der Sitzungen teil.

b) *Cotherapeutenmodell:* In mehreren Gruppen wurde die Möglichkeit erprobt, Cotherapeuten nach intensiver Vorbereitung in die Therapie mit einzubeziehen. Als Cotherapeuten kamen sowohl Psychologiestudenten wie Medizinstudenten im höheren Semester zum Einsatz. Diese Modifikation wurde erprobt, um neue Therapeuten für die Durchführung der Behandlung zu gewinnen (und so Erfahrungen bezüglich der Weitergabe des Ansatzes zu sammeln), andererseits um größere Patientengruppen behandeln zu können.

Praktisch sieht das Vorgehen so aus, daß Großgruppen mit 18 (bzw. 24) Patienten in 3 (bzw. 4) Kleingruppen à 6 Patienten unterteilt werden. Die Arbeit in den Großgruppen sowie die Supervision der Cotherapeuten wird vom interdisziplinären Team (Psychologe, Internist, Diätassistent) wahrgenommen. Die zusätzliche Betreuung der Patienten in den Kleingruppen geschieht durch jeweils 2 studentische Cotherapeuten.

c) *Praxisgruppen:* Die Mehrzahl der bisherigen Therapiegruppen fand im universitären Rahmen statt. Langfristig stellt sich allerdings die Frage der Übertragbarkeit des Modells auf andere Versorgungseinrichtungen. Deshalb wurden in Hamburg und in Freiburg je eine sog. Praxisgruppe initiiert. In niedergelassener Praxis (Internist, Allgemeinarzt) wurden unter Beteiligung eines Projektmitglieds und unter Hinzuziehung von Honorarkräften die Gruppen im wesentlichen nach dem Standardmodell durchgeführt.

Forschungsansatz

Interdisziplinarität erstreckt sich in dem Projekt nicht nur auf gemeinsames therapeutisches Handeln verschiedener Berufsgruppen, sie kommt auch im Rahmen des Forschungskonzepts zum Tragen.

Zu definierten Zeitpunkten vor, während und nach der Therapie werden systematisch *medizinische, psychosoziale und diätetische Daten* erhoben, die der Effekt- und Verlaufsforschung dienen.

Bei den *medizinischen* Parametern wurden neben Ergebnissen der körperlichen Untersuchung metabolische und endokrine Parameter und anthropometrische Daten erhoben. Im *psychologischen* Bereich wurden neben allgemeinen bzw. standardisierten psychologischen Verfahren (Persönlichkeitsfragebogen und sozialpsychologische Fragebogen zur Erfassung von Arbeitsbelastung, Partnerzufriedenheit und erlebter Erziehung, sozialer Angst und Selbstwertgefühl) therapiespezifische Verfahren entwickelt, so ein Therapieeingangsfragebogen, ein Fragebogen zur Erfassung der Therapiemotivation, ein Prognosefragebogen, ein Fragebogen zur Erfassung der Partnerbeziehung, ein Fragebogen zur Erfassung des Therapieverlaufs, ein Therapieabbrecherfragebogen. Weiterhin wurden standardisierte Sitzungsprotokolle, Video- und Tonbandaufzeichnungen eingesetzt. Im *diätetischen* Bereich fielen tägliche Essensprotokolle sowie standardisiert erhobene Daten zur Ernährung und zum Ernährungswissen an. Die Vielzahl der Untersuchungsverfahren rechtfertigt sich ausschließlich aus den von den Projektgruppen verfolgten Fragestellungen, sie sind nicht obligatorisch für eine spätere Anwendung des Therapiemodells.

Beschreibung der Patienten

Die Patienten kommen aufgrund *unterschiedlicher Zuweisungsmodalitäten* zu den einzelnen Therapiegruppen:
- Überweisung durch Universitätskliniken und -polikliniken, insbesondere der Inneren Medizin, Gynäkologie und Chirurgie.
- Überweisung durch niedergelassene Ärzte.
- Direktanmeldungen bei den Projektgruppen bzw. in den Ambulanzen der

Diätetischen Abteilungen der beiden Universitätskliniken.
- Ehemalige Gruppenteilnehmer ermutigen Familienangehörige, Freunde, Arbeitskollegen zur Teilnahme an den Gruppen.

Das durchschnittliche Übergewicht der Patienten zu Beginn der Therapie lag 45% über dem Normalgewicht nach *Broca,* es variierte zwischen 20% (Kriteriumsgrenze für die Aufnahme in die Gruppe) und 150% im Maximalfall.

Fast alle Patienten weisen Erfahrungen in der Behandlung ihres Übergewichts auf, im Durchschnitt geben sie 2–3 Behandlungsversuche an. Das Spektrum der Maßnahmen reicht von Eierdiäten über stationär durchgeführte Nulldiäten bis hin zu operativen Techniken. Zieht man eine Bilanz der früheren Therapieversuche und verwendet als grobes Erfolgskriterium eine Gewichtsabnahme von 10 kg, so ergibt sich eine Mißerfolgsquote von 70% am Ende des Therapieversuchs, nur in 10% konnte nach 1 Jahr noch von einem überdauernden Erfolg gesprochen werden.

Es handelt sich bei unseren Patienten um eine Gruppe massiv Adipöser, deren Behandlung sich in der Vergangenheit als besonders schwierig erwiesen hat und die zu einem großen Teil im Überweisungsverfahren zur Projektgruppe kamen. Diese Tatsache ist für die Einschätzung der Effekte der Therapie von erheblicher Bedeutung. Das Ausmaß des Problems, die bisherige Erfolglosigkeit und die in vielen Fällen nur bedingt vorhandene Eigenmotivation erfordern ein intensives therapeutisches Vorgehen, indem z. T. die Motivation erst durch die Maßnahmen geschaffen werden muß und nicht, wie z. B. bei Selbsthilfegruppen, Voraussetzung ist.

Ca. 75% der Patienten sind Frauen, das Alter variiert zwischen 20 und 55 Jahren, der Mittelwert liegt bei ca. 40 Jahren. Aus der unteren Mittelschicht und oberen Unterschicht (vgl. SSE von *Kleining* u. *Moore* 1968) kommen ca. zwei Drittel aller Patienten.

Die Anamnesen zeigen eine *starke familiäre Häufung* des Übergewichts. In ca. 40% bezeichnen die Patienten zumindest ein Elternteil als adipös, in einem Drittel der Fälle wird angegeben, daß der Partner ein erhebliches Übergewicht aufweist, während die Prozentsätze für Geschwister und Kinder relativ niedrig liegen (8% bzw. 12%). 35% der Patienten geben an, daß ihr Übergewicht schon z. Z. der Pubertät bestanden habe, nur ein Viertel hat es in den letzten 10 Jahren erworben.

Untersucht wurde auch die *Motivation zur Therapieteilnahme.* Unzufriedenheit mit dem gegenwärtigen Aussehen und die Hoffnung, nach der Therapie andere Kleider tragen zu können, spielen offensichtlich für viele Patienten als Therapiemotivation eine größere Rolle als die Angst vor der Gefährdung der Gesundheit. Mehr als die Hälfte der Patienten spürt die Erwartung der sozialen Umwelt, abzunehmen. Für einen großen Teil der Patienten ist die Therapie verbunden mit der Hoffnung, einer in verschiedenen Lebensbereichen erlebten Benachteiligung entgegenzuwirken. Eine Bedrohung des Arbeitsplatzes wird nur von einem geringen Teil der Patienten als Grund für die Teilnahme angegeben.

Gewichtsveränderungen

In Tabelle 2 sind die *durchschnittlichen Gewichtsabnahmen* der ersten 12 behandelten Gruppen und, soweit sie bereits vorlagen, die 6- und 12-Monats-Verlaufskontrollen aufgeführt. Im einzelnen zeigt sich:
- Die durchschnittliche Gewichtsabnahme der einzelnen Gruppen weist eine große Variation auf. Sie reicht von 20,5 kg im Höchstfall (entspricht einer

Tabelle 2. Durchschnittliche Gewichtsabnahme am Ende der Therapie und in den Follow-up-Messungen

| | Therapie-ende | | Follow-up[3] | |
| | | | 6 Monate | 12 Monate |
	kg	%ÜG[1]	kg	kg
Vorphase [2]				
HH Gr. 1 ST	15,1	19	13,5	14,2
Gr. 2 ST	20,5	20	18,5	17,5
Gr. 3 ST	16,5	17	15,8	14,2
Gr. 4 CO	17,1	21	17,3	–
Gr. 5 ST	16,0	20	–	–
FR Gr. 1 CO	7,9	12	8,2	6,6
Förderungsphase				
HH Gr. 1 ST	16,7	23	15,6	
Gr. 2 PR	5,7	8		
Gr. 3 CO	9,8	17		
FR Gr. 1 CO	13,5	12	11,8	
Gr. 2 ST	12,3	19		
Gr. 3 PR	8,7	11		

1 Gemeint ist die durchschnittliche prozentuale Gewichtsabnahme in den einzelnen Gruppen bezogen auf das Normalgewicht nach *Broca*. (Beispiel Gruppe 1: ST Förderphase Hamburg, durchschnittliches prozentuales Übergewicht bei Therapiebeginn 42%. Durch die Therapie gelang eine Reduktion um 19%, das durchschnittliche Übergewicht bei Therapieende betrug 23%.)

2 Behandlung nach ST = Standardmodell, CO = Cotherapeutenmodell, PR = Praxisgruppe

3 In die Berechnungen wurden hier die Patienten nicht einbezogen, deren Gewichtsabnahme bei Therapieende weniger als 5 kg betrug (20% aller behandelten Patienten)

Reduktion des relativen Übergewichts um 20%) bis zu 5,7 kg (entspricht 8% Reduktion).

– In der *Follow-up-Phase* (es wurden nur solche Patienten einbezogen, die bis zum Ende der Therapie eine Gewichtsabnahme von mindestens 5 kg erzielt hatten) zeigt sich bisher bei fast allen Gruppen ein begrenzter Anstieg des Gewichts. Explorationen der Patienten zeigen, daß insbesondere die ersten 2 Monate nach Beendigung der Therapie eine kritische Phase für einen Wiederanstieg des Gewichts sind. Weiterhin gibt es eindeutige Hinweise, daß der Verlauf des Gewichts nach Ende der Therapie abhängig ist vom Ausmaß, in dem es gelingt, die Gruppe nach Therapieende zu Eigenaktivitäten im Sinne einer „Selbsthilfegruppe" oder einer anderen Form der kontinuierlichen Nachsorge zu motivieren.

– Die Gruppen in der Vorphase sind denen in der Förderphase leicht überlegen. Dies dürfte darauf zurückzuführen sein, daß in der Förderphase der Anteil der Patienten, die im Überweisungsverfahren zur Projektgruppe kamen (und damit in der Regel eine geringere Eigenmotivation hatten), deutlich höher war als in der Vorphase. Weiterhin wurden die Therapiegruppen in der Förderphase größtenteils von einer neuen Therapeutengeneration betreut, die erst Erfahrungen mit dem Modell sammeln mußte. Darüber hinaus wurden in der Förderungsphase neue Behandlungsformen erprobt. Die durchschnittliche prozentuale Gewichtsabnahme der in dieser Auswertung berücksichtigten Patienten (n = 17) liegt bei 16,5%; dies bedeutet, daß das bestandene Übergewicht um etwa die Hälfte reduziert werden konnte.

– Das Cotherapeutenmodell erlaubt zwar die Behandlung größerer Gruppen, ist aber der Behandlung nach dem Standardmodell leicht unterlegen.

– Das Praxismodell läßt sich erst sehr vorläufig beurteilen, aber auch hier ist deutlich, daß die Adaptation des Modells an dieses Versorgungssetting eine gewisse Einbuße erbringt.

– Praktikabilität und Effektivität des Modells sind nur bedingt abhängig von örtlichen Gegebenheiten. So stimmen die Ergebnisse in der Hamburger und Freiburger Gruppe recht gut überein.

Veränderungen des Eßverhaltens, einzelner Persönlichkeitsvariablen sowie Veränderungen im sozialen und familiären Bereich

Aus psychotherapeutischer Sicht kann die Gewichtsreduktion nicht das alleinige Kriterium des Therapieerfolgs sein. Zum einen besteht unter verhaltenstherapeutischen Gesichtspunkten der Anspruch, das konkrete Eßverhalten durch therapeutische Maßnahmen zu verändern, zum anderen ist massives Übergewicht nicht von der psychosozialen Gesamtsituation des Individuums isoliert zu sehen. So sind soziale Verhaltensweisen, Familien- und Partnerbereich des Individuums mitbetroffen, so daß eine erfolgreiche Behandlung auch Auswirkungen auf diese Dimensionen haben müßte.

Veränderungen des Eßverhaltens

Im Rahmen der sog. Baseline-Erhebung (Therapiephase 2) beobachteten die Patienten mit Hilfe von standardisierten Registrierbögen über einen Zeitraum von 14 Tagen ihr Eßverhalten. Für jede Mahlzeit war eine genaue Beschreibung der Nahrungszufuhr zu geben. Darüber hinaus sollten das Eßverhalten, die Begleitumstände der Mahlzeiten und die auftretenden Gefühle registriert werden, d.h. Erfassung der sog. Signalreize und Konsequenzen, die zum Essen führen, es begleiten oder dem Essen folgen. Auf diese Art lassen sich für jeden Patienten das Eßverhalten und seine notwendigen Änderungen beschreiben. Wir baten am Ende der Therapie einen Teil der Patienten, die erfolgreich das therapeutische Programm absolviert hatten, nochmals für einen Zeitraum von 2 Wochen diese

Tabelle 3. „Falsches" Eßverhalten vor und nach der Therapie

	Beginn der Therapie[1]	Ende der Therapie[1]
Schnell essen / schlingen	240	142
Im Stehen essen	58	41
Essen nach bzw. bei Alkoholgenuß	42	25
Lesen während des Essens	39	36
Essen, nur weil es gut aussieht	34	23
Fernsehen während des Essens	31	17
Essen, nur weil noch etwas übrig ist	19	8
Nicht merken, was man ißt	7	3
Essen, nur weil man aufgefordert wurde	5	5
Anzahl unangemessener Eßverhaltensweisen insgesamt	475	300

1 Jeweils bezogen auf 129 Beobachtungstage bei 9 Patienten

Registrierung vorzunehmen, mit dem Ziel, die auf Selbstbeschreibung beruhenden Veränderungen des Eßverhaltens zu erfassen. In Tabelle 3 sind für die Beobachtungsphase zu Beginn und am Ende der Therapie, jeweils bezogen auf 129 Beobachtungstage, verteilt auf 9 Patienten, die von uns als unangemessen definierten Eßverhaltensweisen zusammengestellt.

Adipöse beobachten an sich selbst, daß sie sehr häufig zu schnell essen, sich gelegentlich nicht einmal Zeit nehmen, sich zum Essen zu setzen, andere wiederum konzentrieren sich nicht auf den Eßvorgang (Nebentätigkeiten wie Lesen und Fernsehen), lassen sich durch Alkoholgenuß zum Essen verleiten oder nehmen nur etwas zu sich, weil das Essen gut aussieht oder noch etwas übrig ist.

Durch ein gezieltes Eingehen auf diese unangemessenen Eßverhaltensweisen – auch durch Festlegung von Verhaltensregeln im Therapievertrag – gelingt es bei diesen gewichtsmäßig erfolgreich behandelten Patienten, einen Teil (s. Tabelle 3) der unangemessenen Eßverhaltensweisen zu verringern (von 475 auf 300). Nach wie vor erweisen sich aber eine Reihe von Verhaltensweisen als resistent gegenüber Beeinflussungsversuchen. Bei der Interpretation der Ergebnisse ist allerdings zu bemerken, daß bei einigen Patienten die Therapie zu einer Sensibilisierung des Beobachtungsvermögens geführt hat, d. h. ein Effekt der Therapie besteht darin, daß der Patient am Ende der Therapie eher als am Beginn in der Lage ist, zu sehen, wann er sich unangemessen verhält.

Veränderungen von Persönlichkeitsvariablen und Veränderungen im sozialen und familiären Bereich

In der psychologischen Adipositasliteratur wird seit Jahren die Streitfrage diskutiert, ob das Übergewicht Symptom einer Persönlichkeitsstörung ist oder Persönlichkeitsstörungen erst als Folge massiver Übergewichtsprobleme auftreten. Letztlich ist diese Frage bisher empirisch nicht geklärt und auch schwierig klärbar. Uns erscheint es auch so, daß unabhängig von den Ursachen, die einmal zum Übergewicht geführt haben, die sekundär auftretenden Beeinträchtigungen der Persönlichkeit sich so stark verselbständigen können, daß eine ausschließliche Beschränkung im therapeutischen Ansatz auf das Symptom Übergewicht kaum vertretbar ist. Einen Beleg dafür stellt z. B.

die Tatsache dar, daß 48% der von uns befragten adipösen Patienten über sexuelle Schwierigkeiten und 42% über Probleme im Familien- oder Partnerbereich berichten. Auch die Analyse der Therapiemotivation belegt, daß viele Patienten Therapieansprüche formulieren, die über eine reine Gewichtsreduktion hinausgehen.

Zur Klärung der Frage, ob sich durch die gruppentherapeutische Behandlung auch Effekte im Persönlichkeitsbereich nachweisen lassen, wurden einige sozialpsychologische Fragebögen, die sich auf die Merkmale „Situation am Arbeitsplatz und in der Familie", „soziale Angst", „Selbstwert" beziehen, weiterhin als Persönlichkeitsfragebogen das Freiburger Persönlichkeitsinventar eingesetzt.

Zusammenfassend lassen sich die während der Therapie erfolgten Veränderungen wie folgt beschreiben:

- Mehr Übernahme von Verantwortung am Arbeitsplatz.
- Steigerung des Selbstwertgefühls.
- Abnahme von Kontaktangst und Ängsten, den Ansprüchen anderer nicht gerecht zu werden.
- Abnahme von Mißerfolgserwartungen.
- Im Freiburger Persönlichkeitsinventar: Abnahme auf der Skala Reizbarkeit und der Skala Gehemmtheit sowie Zunahme in der Skala Gelassenheit.

Betrachtet man diese Veränderungen im Persönlichkeitsbereich insgesamt, so ist festzustellen, daß es eindeutige Hinweise gibt, daß die Therapie nicht nur Gewichtserfolge, sondern auch eine Stärkung des Sozialverhaltens erbracht hat.

Auswirkungen der Therapie auf die Partnerschaft und die Familie stellen einen Auswertungsschwerpunkt des Projekts dar. Hierzu liegen erste Ergebnisse vor.

Das therapeutische Ziel besteht einerseits darin, den Übergewichtigen im Rahmen seiner Gewichtstherapie innerhalb der Familie zu stärken (und ihn damit Verantwortung für sich selbst übernehmen zu lassen), andererseits aber auch darin, den Partner und andere soziale Bezugspersonen für die Unterstützung der therapeutischen Maßnahmen zu gewinnen.

42,1% fühlten sich von *ihrem Partner* bei der Therapie unterstützt, aber auch Freunde, die Therapiegruppenmitglieder sowie Berufskollegen oder die anderen Familienangehörigen werden als hilfreich erlebt. Die Art der Unterstützung besteht in Ansporn, Lob, Anerkennung, in Kontrolle oder Verständnis für die Probleme.

Direkte Effekte der Therapie auf das Beziehungsverhältnis zwischen den Partnern werden von ca. 30% angegeben, wobei die Auswirkungen im einzelnen darin bestehen, daß die Patienten vom Partner wieder attraktiver erlebt werden oder die sexuellen Beziehungen befriedigender beurteilt werden (20%). Für manche schafft die Therapie erst die Voraussetzung, eine neue Partnerbeziehung einzugehen.

Weiterhin soll hier noch ein interessanter Nebeneffekt der Therapie berichtet werden, nämlich *Gewichtsveränderung bei Familienangehörigen*. Wir untersuchten diese Frage bei einer Teilpopulation von 59 Patienten. In der Hälfte der Fälle gaben die Patienten ein anderes Familienmitglied an, das sich in der Therapiephase ebenfalls um eine Gewichtsreduktion bemüht hatte, *die mittlere Gewichtsabnahme bei den Familienangehörigen lag bei 7 kg.*

Veränderungen anderer Risikofaktoren

Ein Forschungsziel der Projektgruppe besteht auch in der Untersuchung der Auswirkung des Therapieansatzes auf andere Risikofaktoren wie *Bluthochdruck,* erhöhte *Blutfettwerte* und erhöhte *Blutzuckerwerte.* Da die differenzierte Auswertung der medizinischen Daten noch nicht abgeschlossen ist, können hier

lediglich einige vorläufige Trends, die aus einer Vorauswertung einer Teilpopulation von 44 Patienten stammen, berücksichtigt werden. Der indirekt gemessene systolische *Blutdruck* (sitzend und liegend in Ruhe, links und rechts, breite und normale Manschette) konnte im Verlauf der Therapie ohne zusätzliche Kochsalzrestriktion im Mittelwert von $RR_s = 137{,}3$ mmHg auf 127,0 mmHg gesenkt werden, der RR_d von 93,5 mmHg auf 84,7 mmHg (n = 44). Bei einer Unterteilung der Stichprobe in Hypertoniker und Patienten mit starken Gewichtsreduktionen werden diese Blutdrucksenkungen noch ausgeprägter. Bei einigen Hypertonikern konnte die antihypertensive Medikation entweder reduziert oder ganz eingestellt werden.

Bei Patienten mit anfangs erhöhten *Cholesterinwerten* (> 230 mg/dl) wurde eine Senkung von durchschnittlich 260,9 mg/dl auf 235,6 mg/dl beobachtet. Ebenso trat bei Patienten mit anfangs erhöhten *Nüchtern-Blutzuckerwerten* (> 110 mg/dl) eine Senkung von durchschnittlich 122,0 mg/dl auf 108 mg/dl auf.

Abbrecher

Zur Bewertung des Therapieansatzes erscheint uns die Untersuchung des Ausmaßes und der Gründe des Therapieabbruchs durch Patienten von besonderer Bedeutung. Die Literaturdurchsicht zeigt allerdings, daß der Begriff Therapieabbrecher uneinheitlich gebraucht wird. Manche Autoren meinen mit Therapieabbruch das vorzeitige Ausscheiden aus der Therapie, andere beziehen sich auf die Regelmäßigkeit der Teilnahme der Patienten an den Therapiesitzungen schlechthin. In unseren Analysen unterschieden wir zwischen Früh- und Spätabbrechern, gemeint ist damit die Teilnahme bis bzw. über die erste Therapiehälfte hinaus. Die vorläufig von uns analysierten neun Gruppen wiesen eine durchschnittliche Abbrecherquote von 19% auf. Dieser Prozentsatz variiert zwischen 7 und 33% bei den einzelnen Gruppen. Bei 17 Personen, die die Therapie abbrachen, war es möglich, ein sog. Abbrecherinterview durchzuführen. In der Hälfte der Fälle waren Faktoren wie Umzug, Krankheit, sprachliche Probleme oder außergewöhnliche familiäre und berufliche Veränderungen die Ursache, bei der anderen Hälfte standen die Gründe im Zusammenhang mit therapeutischen Maßnahmen (z. B. Ablehnung des therapeutischen Konzepts) oder zu geringer Motivation und mangelnder Integration in die Gruppe. Die zuletzt genannte Gruppe gehört in der Regel zu den Frühabbrechern.

Kostenanalysen

Zur Durchsetzbarkeit des Therapiemodells erscheint uns eine angemessene Kostenrelation im Vergleich zu alternativen Therapieansätzen unumgänglich. Deshalb führen wir z. Z. detaillierte Kostenanalysen durch. Aufgrund der Zielgruppe (massiv Übergewichtige mit mehreren Risikofaktoren und erfolgloser Behandlung in der Vergangenheit) empfiehlt sich am ehesten ein Vergleich mit 4–6wöchigen stationären Behandlungsmaßnahmen. Vorläufige Analysen ergeben je nach Organisationsform (Durchführung der Therapie im Rahmen der niedergelassenen Arzt- oder Psychologenpraxis oder im Rahmen einer Beratungsstelle des öffentlichen Gesundheitsdienstes) Kosten von 400–700 DM pro Patient. Die Kosten für stationär durchgeführte 4–6wöchige diätetische und physiotherapeutische Maßnahmen schwanken unter Zugrundelegung der Pflegesätze zwischen DM 2800,– bis 6400,–. Hinzu kommen Kosten durch den Ausfall der Patienten am Arbeitsplatz, so daß nach unseren Schätzungen unabhängig von den im Rahmen unseres Modells besseren Langzeiterfolgen ein durchschnittlicher Kostenvorteil im Verhältnis 1 : 12 entsteht.

Erfahrungen in der interdisziplinären Zusammenarbeit

Das Therapiemodell baut auf den Kompetenzen und der Bereitschaft zur Kooperation von Mitgliedern dreier Berufsgruppen auf. Die Schwierigkeiten auf dem Wege zu einer interdisziplinären Zusammenarbeit liegen hauptsächlich auf zwei Ebenen, nämlich der institutionellen und der persönlichen.

Im Bereich der ambulanten Versorgung existieren Einrichtungen mit eigenen Abteilungen für (medizinische) Psychologie, Diätetik oder Ernährungsberatung nur in den Universitätskrankenhäusern. Andere Krankenhäuser der Regelversorgung verfügen zwar nicht selten über einen Psychologen und eine Diätassistentin, sind aber zu ambulanten Leistungen nicht zugelassen; damit fehlt für den ambulanten Bereich die institutionelle Basis einer interdisziplinären Arbeitsgruppe. Niedergelassene Ärzte und frei praktizierende Diätassistentinnen könnten zwar mit dem Ziel einer Gruppen- oder auch Einzeltherapie von Übergewichtigen zusammenarbeiten, aber für den frei praktizierenden Psychologen stellen sich derzeit immer noch schwierige Fragen der Anerkennung als selbständiger Heilberuf und in der Abrechnung durch die Kassen.

Auf der persönlichen Ebene muß die Bereitschaft aufgebracht werden, ein gemeinsames Behandlungskonzept zu erarbeiten und dessen gegenüber der gewohnten Berufsausübung veränderte Prioritäten zu tolerieren. Dies erfordert eine Umstellung bei den Vertretern aller drei Berufsgruppen. Der *Arzt* ist von Ausbildung und Berufsausübung her gewohnt, Therapie als Konsequenz ärztlicher Entscheidung zu betrachten und entsprechend anzuwenden bzw. zu verordnen. Hohes Sozialprestige und die sehr stark auf ihn gerichteten Erwartungen vieler Patienten lassen den Arzt insbesondere in der Initialphase der Therapie, die besonders auf die Entwicklung und Stärkung der Therapiemotivation gerichtet ist, zu einem wichtigen Faktor werden.

Für einen Erfolg der Gruppentherapie kann es entscheidend werden, wie stark der Arzt bei den Patienten für die Ernährungsberatung, die verhaltenstherapeutischen Ansätze und die ungewohnte Gruppensituation eine Akzeptanz weckt. So wichtig die „ärztliche Autorität" in dieser Phase der Therapie sein mag: wichtig ist es auch für den weiteren Verlauf der Therapie des Verhaltensproblems „Adipositas", daß die Patienten in ihrer Selbstverantwortlichkeit gefördert werden. Dies verlangt vom Arzt eine kontinuierliche Reduktion im Einsatz „ärztlicher Autorität".

Die *Ernährungsberaterin* oder Diätassistentin muß sich auf einen Dialog mit einer Gruppe einstellen, deren Teilnehmer von recht unterschiedlichen Ernährungsgewohnheiten und -fehlern her Aufklärung und Unterstützung annehmen sollen. Während sie häufig als Angehörige eines „Heilhilfsberufs" in der Hierarchie eines therapeutischen Katalogs nur nach Aufforderung in Aktion tritt, wird von ihr im Therapeutenteam und in der Gruppe eine größere Selbständigkeit gefordert.

Für den *Psychologen* ist es gerade in der Anfangsphase wichtig, die differente Haltung manches Patienten gegenüber dem ärztlichen auf der einen und dem Beruf des Psychologen auf der anderen Seite zu berücksichtigen. Obwohl für ihre Behandlung im Rahmen der Therapie nicht unmittelbar zuständig, muß er die häufigsten somatischen Begleitsymptome einer stärkeren Gewichtsreduktion kennen und über die wichtigsten in Verbindung mit der Adipositas auftretenden Krankheiten wie Hypertonie, Diabetes mellitus und andere Bescheid wissen.

Für das Therapeutenteam insgesamt ist über die Erarbeitung des Konzepts hinaus die ständige Auseinandersetzung über den Ablauf der Gruppentherapie wichtig, so daß eingeschlichene Fehler rechtzeitig korrigiert und vor allem die gruppenunerfahrenen Vertreter ihre Rolle besser verstehen und wahrnehmen können und mögliche Konflikte im Team nicht die therapeutische Arbeit erschweren.

Die bisherigen Erfahrungen der Zusammenarbeit in den Behandlungsteams haben gezeigt, daß die neuen Rollen erlernbar sind und daß bei Respektierung der Kompetenzen der jeweils anderen Berufsrolle sehr positive und neue Erfahrungen möglich sind, und dies bei einem Krankheitsbild, dessen Behandlung in der Vergangenheit bei allen beteiligten Berufsgruppen zu vielen Frustrationen geführt hat. Zugleich zeigen diese Erfahrungen, daß interdisziplinäre Behandlungsaufgaben Konsequenzen für die Ausbildung der beteiligten Berufsgruppen erfordern (*Kahlke* 1980).

Ausblick

Die Forschungsgruppe beabsichtigt, die Untersuchungen zum Therapiemodell fortzusetzen. Dabei stehen folgende Fragen im Vordergrund:

- Untersuchung der Stabilität der Gewichtsabnahmen (24-Monate-follow-ups erscheinen uns hier ein wichtiges Kriterium).
- Suche nach sozialen, psychologischen und medizinischen Prädiktoren zur Vorhersage des Behandlungserfolgs und Isolierung von therapiebegünstigenden und -hemmenden therapeutischen Verhaltensweisen.
- Erprobung von geeigneten Nachsorgekonzepten.

- Untersuchung der Übertragbarkeit des interdisziplinären Ansatzes auf die Praxis, d. h. Praktikabilität des Modells in anderen nicht universitären Institutionen und Versorgungsbedingungen (z. B. Durchführung des Therapieansatzes im Rahmen des öffentlichen Gesundheitsdienstes oder in der niedergelassenen Praxis).
- Erarbeitung von Konzepten zur Weitergabe des Therapieansatzes an andere Therapeutenteams (Erarbeitung eines Therapiemanuals sowie Planung von „Teamtrainings").
- Letztlich stellt sich für uns auch die Frage, wieweit das interdisziplinäre Behandlungsmodell auf weitere bzw. zusätzliche verhaltensabhängige Gesundheitsstörungen, z. B. zur Behandlung von Hypertonikern und Diabeteskranken, anwendbar ist.

Literatur

Andres R (1980) Effect of obesity on total mortality. Int J Obesity 4: 381–386

Bengel J (1982) Übergewicht als Risikofaktor – Möglichkeiten der verhaltenstherapeutischen Beeinflussung. In: *Abholz H-H, Borgers D, Karmaus W, Korporal J* (Hrsg) Risikofaktorenmedizin. Konzept und Kontroverse. De Gruyter, Berlin, S 219–228

Berchtold P, Berger M, Gries FA, Zimmermann H (1978) Adipositas und kardiovaskuläres Risiko. Fortschr Med 96: 1001–1048

Bernard JL (1968) Rapid treatment of gross obesity by operant techniques. Psychol Rep 23: 663–666

Berger M, Granz M, Berchtold P, Krüskemper GM, Zimmermann H (1976) Verlaufsuntersuchungen zum Langzeiteffekt der Nulldiät. Dtsch Med Wochenschr 101: 601–605

Bray GA (1978) To treat or not to treat – that is the question? In: *Bray GA* (ed) Recent advances in obesity research: II. Newman, London pp 248–264

Cautela JR (1977) The treatment of overeating by covert-conditioning. In: *Foreyt JP* (ed) Behavioral treatment of obesity. Pergamon, Oxford

Ferstl R, De Jong R, Brengelmann JC (1978) Verhaltenstherapie des Übergewichts. In: Schriftenreihe des Bundesministers für Familie und Gesundheit. Kohlhammer, Stuttgart

Foreyt JP (ed) Behavioral treatment of obesity. Pergamon, Oxford

Galyean JR (1978) Risk factors for coronary heart disease. South Med J 2: 267–285

Gries FA, Berchtold P, Berger M (1976(Adipositas. Pathophysiologie, Klinik und Therapie. Springer, Berlin Heidelberg New York

Gromus B, Grube G, Heddrich M, Kahlke W, Koch U, Rüther G, Wilke H (1978) Erfahrungen mit einer interdisziplinären Behandlung der Adipositas – Modell einer Gruppentherapie Verh Dtsch Ges Inn Med 84: 1567–1569

Hall SM, Bass A, Monroe J (1978) Continued contact and monitoring as follow-up strategies: A long term study of obesity treatment. Addict Beh 3: 139–147

Husemann B (1978) Die chirurgische Therapie der Adipositas. In: *Kahlke W, Regler B, Wilke H* (Hrsg) Aktuelle Fragen der Adipositas. Thieme, Stuttgart S 41–59

Kahlke W, Gromus B, Koch U, Wilke H (1978) Kooperation von Internisten, Psychologen und Ernährungsberatern bei der Adipositasbehandlung. Therapiewoche 28: 8144–8162

Kahlke W (1980) Berufsbezogene Ausbildung und patientennahe Versorgung. In: *Kahlke W, Sturm E, Schütze H-G* (Hrsg) Neue Wege der Ausbildung für ein Gesundheitswesen im Wandel. Urban u. Schwarzenberg, München, S 101–111

Kappus W (1981) Zur Durchführung und Effektivität von Selbsthilfegruppen zur Veränderung des Ernährungsverhaltens. In: *Kappus W, Pudel V, Richter M, Siegel J, Weddige A* (Hrsg) Möglichkeiten und Grenzen der Veränderung des Ernährungsverhaltens. Göttingen, Schriftenreihe der AGEV, Bd 1, S 201–205

Kleining G, Moore H (1968) Soziale Selbsteinschätzung (SSE), ein Instrument zur Messung sozialer Schichten. Kölner Z Sozialpsychologie 3: 502–552

Loro AD Jr, Levenkron JC, Fisher EB, Jr (1979)

Critical clinical issues in the behavioral treatment of obesity. Addict Beh 4: 383–391

Pudel V (1978) Zur Psychogenese und Therapie der Adipositas. Springer, Berlin Heidelberg New York

Schachter S (1967) Cognitive effects on bodily functioning: Studies of obesity and eating. In: *Glass D* (ed) Neurophysiology and emotion. Rockefeller University and the Russel Sage Foundation, New York

Schachter S, Gross L (1968) Manipulated time and eating behavior. J Pers Soc Psychol 10: 98–106

Sorlie P, Gordon T, Kannel WB (1980) Body build and mortality. JAMA 243: 1828–1831

Stunkard AJ (1979) Störungen des Eßverhaltens. In: *Uexküll T v* (Hrsg) Lehrbuch der Psychosomatischen Medizin. Urban u. Schwarzenberg, München, S 511–528

Stunkard AJ, Koch C (1964) The interpretation of gastric motility. I. Apparent bias in the reports of hunger by obese persons. Arch Gen Psychiatry 11: 74–82

Wollersheim JP (1970) Effectiveness of group therapy based upon learning principles in the treatment of overweight women. Abnorm Psychol 76: 462–474

Ziegler H (1978) Kritische Anmerkungen zur Bypass-Operation und ihre Praktikabilität im klinischen Alltag. In: *Kahlke W, Regler B, Wilke H* (Hrsg) Aktuelle Fragen der Adipositas. Thieme, Stuttgart, S 60–64

Verhaltensanalyse und Verhaltenstherapie bei Patienten mit funktionellen Herzbeschwerden

Von D. Schwarz

Zusammenfassung

Patienten mit funktionellen Herzbeschwerden leiden unter Beeinträchtigungen, die zwar keine unmittelbare Lebensbedrohung beinhalten, aber Arbeits- und Genußfähigkeit wesentlich beeinträchtigen und häufig zu sekundären Störungen führen. Die Prognose derartiger Störungen bezüglich der Arbeitsfähigkeit und körperlicher Beeinträchtigung ist dementsprechend eher ungünstig. Die Bedingungsanalyse dieser Störungen berücksichtigt die Interaktion unterschiedlicher Bedingungsfaktoren, z. B. organischer Bedingungen (Mitralklappenprolaps, Wirbelsäulenveränderungen), Umweltbedingungen (Wohn- und Arbeitssituation, familiäre Situation), Verhaltens- und Lernbedingungen (auslösende Situationen wie Autounfall oder Tod naher Angehöriger, aufrechterhaltende Bedingungen wie Zuwendung und Unterstützung durch Ehepartner oder therapeutische Institutionen), übergeordnete Verhaltensprogramme (z. B. chronisches Krankheitsverhalten, Schonverhalten, Leistungsorientierung).

Die Verhaltenstherapie leitet sich unmittelbar aus der Bedingungsanalyse ab und schließt somatische Maßnahmen (z. B. β-Rezeptorenblocker, krankengymnastische Aktivierung), angstreduzierende Therapiemethoden (z. B. systematische Desensibilisierung), kognitive Interventionsmethoden, Biofeedback-Behandlung und Partnertherapie ein.

Die Analyse auslösender und aufrechterhaltender Bedingungen führt zu einer Reihe von Empfehlungen, die für die therapeutische Praxis, auch des niedergelassenen Arztes, von hoher Relevanz sind.

Zum Begriff „funktionelle Herzbeschwerden"

Die Wahl des Begriffs „funktionelle Herzbeschwerden" entbehrt nicht einer gewissen Willkür. In der Literatur zeigt sich die Hilflosigkeit gegenüber den mit diesem Namen beschriebenen Beschwerden und ihren Begleiterscheinungen in einer Vielzahl von Termini. Schon die psychiatrische Diagnosenklassifikation erlaubt eine Einordnung unter 3 verschiedenen Diagnosen, nämlich der Angstneurose (ICD-Nr. 300.3), der Phobie (ICD-Nr. 300.2) und der Herzphobie (ICD-Nr. 305.5). *Bräutigam* u. *Christian* (1975) gebrauchen den Begriff *Herzphobie*, *Michaelis* (1967) spricht von *Herzangstsyndrom*, *Bräutigam* (1956) von *Herzhypochondrie*, *Richter* u. *Beckmann* (1973) von *Herzneurose*. Hinzu kommen eine Vielzahl von Bezeichnungen aus der internistischen Literatur, wie z. B. Effort-Syndrom, Irritable heart, DaCosta-Syndrom u. a. (*Hegglin* 1963). Eine sehr differenzierte Aufteilung der in Frage kommenden funktionellen kardiovaskulären Syndrome findet sich bei *Delius* (1966). Er unterscheidet zwischen dysrhythmischen, dysdynamischen und dysästhetischen Syndromen. Die Vielzahl der Bezeichnungen trägt nicht unwesentlich zur Verunsicherung der von den genannten Beschwerden betroffenen Patienten bei. Relativ willkürlich erfahren sie bei den typischerweise häufigen Konsultationen unterschiedliche Benennungen und gewinnen den Eindruck, daß nicht nur sie selbst, sondern auch die behandelnden Ärzte ratlos seien.

Die meisten der zitierten Diagnosen beinhalten bereits eine z. T. auf die therapeutischen Schulrichtungen bezogene kausale Festlegung. Der von uns gewählte Begriff „funktionelle Herzbeschwerden" soll demgegenüber lediglich deskriptiven Charakter tragen, d. h. daß die den Patienten zur Behandlung führenden Ängste und Mißempfindungen entweder einer organischen Ursache ermangeln oder in ihrem Ausmaß aus dem Organbefund allein nicht abzuleiten sind. Eine solche mehr deskriptive Definition umfaßt dann vorwiegend die folgenden Störungen:

1. Herzneurotische Störungen, die sich fast ausschließlich als subjektive Beschwerden und nur in geringem Umfang durch physiologische Veränderungen charakterisieren lassen.
2. Störungen mit anfallartigen oder dauernden Tachykardien.
3. Arrhythmien ohne sonst nachweisbaren Organbefund.
4. Passagere hypertone Funktionsstörungen.
5. Reaktionen auf organische Herzerkrankungen, die in ihrem Ausmaß die aus dem Organbefund abzuleitenden Beschwerden übersteigen.
6. Sympathiko-vasale Anfälle ohne Nachweis organischer Ursachen.

Folgen funktioneller Herzbeschwerden

Was veranlaßt uns überhaupt, diesen Störungen größere Aufmerksamkeit zu widmen? Einer der Gründe liegt in der Häufigkeit derartiger Störungen. *Richter* (1973) gibt für die Verbreitung von Herzneurosen einen mittleren Wert von 30–40% aller Patienten mit Herzbeschwerden an. An-

hand einer größeren Stichprobe der Gießener Medizinischen Poliklinik fanden Pflanz u. Drechsel (nach *Richter* u. *Beckmann* 1973) unter Patienten mit funktionellen Beschwerden 18%, die unter Herzschmerzen und Herzklopfen litten. Denselben Prozentsatz referiert Cremerius aus der Medizinischen Poliklinik München (nach *Richter* 1973). *Delius* (1966) gibt für die Gesamtbevölkerung einen Prozentsatz von 2–5%, für die in der Allgemeinpraxis auftretenden Patienten einen Prozentsatz von 10–15% an. Zu diesen Häufigkeitsangaben tritt die Beobachtung verschiedener Autoren, daß nach dem Krieg sowohl eine relative als auch eine absolute Häufigkeitszunahme dieser Störungen zu verzeichnen ist, Christian (nach *Richter* u. *Beckmann* 1973) gibt sogar eine Verdoppelung funktioneller Herz-Kreislauf-Störungen in den Jahren zwischen 1946 und 1951 an. In unserer eigenen Klinik schließlich macht der Anteil von Patienten mit kardiovaskulären Funktionsstörungen etwa 10% aller Fälle aus, obwohl die Klinik keine spezifisch kardiologische Ausrichtung hat. Alle diese Zahlen belegen – scheint mir – eindeutig die Bedeutung, die heute funktionellen Herzbeschwerden sowohl in der Praxis als auch in der Klinik zukommt. Ein weiterer Grund, sich über Diagnostik und Therapie dieser Störungen Gedanken zu machen, liegt in der erheblichen Beeinträchtigung der betroffenen Patienten, den z. T. unbefriedigenden Therapieergebnissen und den vielfältigen Folgeerscheinungen der Erkrankung, nämlich:

1. Beeinträchtigung der allgemeinen Genußfähigkeit mit häufigem Übergang in depressive Zustände oder diffuse phobische Störungen.
2. Beeinträchtigung der Arbeitsfähigkeit, z. T. mit jahrelanger Erwerbsunfähigkeit.
3. Häufige ambulante und stationäre Untersuchungen und Behandlungen mit hohem Kostenaufwand.

4. Langjähriger Mißbrauch von Alkohol und Psychopharmaka mit deren sekundären Folgeerscheinungen.
5. Folgen in der sozialen Interaktion, vor allem in Partnerschaft und Familie, und daraus resultierend Prägung der Kinder in solchen Familien zu zukünftigen Patienten mit ähnlichen Beschwerden,
6. möglicherweise bei einem Teil der Patienten organische Folgeerkrankungen, obwohl dieser Aspekt kritisch bewertet werden muß.

Als letzten, aber nicht unbedeutenden Grund für die besondere Diskussion dieser Beschwerden möchte ich erwähnen, daß wohl kaum eine andere Gruppe von Störungen so sehr durch ärztliches Fehlverhalten ausgelöst und aufrechterhalten wird wie funktionelle Herzbeschwerden. *Richter* u. *Beckmann* (1973) führen 3 iatrogene Effekte auf:

1. Mitteilung eines Herzbefunds und warnende Ratschläge, die zur Auslösung herzneurotischer Anfälle führen.
2. Verstärkung der durch bestehende Symptome schon vorhandenen Besorgnis durch Erörterung überbewerteter Auskultations- und EKG-Befunde und Verschreibung von Herzmitteln.
3. Förderung der schon bestehenden herzneurotischen Symptomatik durch Aufrechterhalten der organischen Attribution.

In unserem Klientel war die Störung bei ca. 40% aller Fälle durch ärztliche Interventionen aufrechterhalten worden.

Zur Prognose funktioneller Herzbeschwerden

Essentielle Hypertonien oder koronare Herzerkrankungen konnten bisher nicht als Folgen funktioneller Herzstörungen nachgewiesen werden (*Wheeler* et al. 1950). *Hahn* (1972) meint sogar, daß die Wahrscheinlichkeit, an einer somatisch begründbaren Erkrankung zu leiden, um so geringer sei, je besorgter sich der Patient bei der Darstellung und Beschreibung einmal aufgetretener Herzbeschwerden zeige. Möglicherweise werden diese vereinfachenden Schlußfolgerungen bei einer genaueren Betrachtung unter Aufgliederung der Patienten mit funktionellen Herzbeschwerden in Untergruppen noch differenziert werden müssen. Aber auch ohne Bezug auf essentielle Hypertonie und koronare Herzerkrankung erscheint die Prognose dieser Störungen bisher eher beunruhigend: *Wheeler* et al. (1950) geben bei Männern 20 Jahre nach Auftreten der Störung in 40,9%, bei Frauen in 60,5% anhaltende Beeinträchtigungen der Leistungsfähigkeit an. 88,3% aller Patienten zeigten noch nach 20 Jahren relevante Krankheitssymptome. Auch in einer Untersuchung von *Christian* et al. (1957) mit einer 10jährigen Katamnesedauer fanden sich in 37% aller Fälle anhaltende Einschränkungen der Leistungsfähigkeit, in 68% mäßige bis starke Beschwerden. Die Ergebnisse der Gießener Psychosomatischen Klinik erscheinen zwar günstiger, aber bei einem Prozentsatz von 34% unveränderter bzw. sogar verschlechterter Symptomatik stimmen auch sie nicht gerade optimistisch. Die zitierten katamnestischen Untersuchungen beziehen sich auf Patienten, die im wesentlichen einer psychoanalytisch orientierten Behandlung zugeführt wurden. Leider sind katamnestische Untersuchungen über das Ergebnis verhaltenstherapeutischer Interventionen bei funktionellen Herzbeschwerden bisher nicht veröffentlicht. Die unmittelbaren Therapieergebnisse – in unserem Klientel eine Behebung der herzbezogenen Symptomatik in ca. 95% aller Fälle – bedürfen weiterer katamnestischer Überprüfung.

Zur Bedingungsanalyse funktioneller Herzbeschwerden

Im Gegensatz zu den vereinfachenden früheren Ansätzen der Verhaltenstherapie, die diese Therapieform in ihrer Einseitigkeit kaum von anderen Therapieschulen abhob, werden in den neueren multimodalen Ansätzen sowohl somatische als auch kognitive Aspekte mit berücksichtigt und damit dem komplexen Bedingungsgefüge funktioneller Störungen ein besser angemessener Zugangsweg eröffnet (*Schwarz* 1980, 1981). Während die frühe Verhaltenstherapie sich fast ausschließlich auf die Beschreibung des beobachtbaren Verhaltens bezog, wird in der multimodalen Betrachtungsweise eine Störung nicht auf *eine* Ursache im Sinne eines monokausalen Modells zurückgeführt, sondern ergibt sich aus dem Zusammentreffen und der Interaktion unterschiedlicher Bedingungen. Insofern kann hier auch nicht über *die* Verhaltenstherapie *der* funktionellen Herzstörungen gesprochen werden, es kann lediglich aufgezeigt werden, welche Bedingungen sich der Analyse erschließen und im Einzelfall von Bedeutung werden können.

Die Bedingungsanalyse bei Patienten mit funktionellen Herzbeschwerden muß sich, wie die Analyse auch anderer neurotischer und psychosomatischer Störungen, auf 4 Bereiche beziehen:
- die organischen Bedingungen,
- die Umweltbedingungen,
- Verhaltens- und Lernaspekte und
- Programmbedingungen im Sinne von übergeordneten Verhaltens- und Einstellungsmustern.

Organische Bedingungen

Die Aufspaltung der psychosomatischen Forschung in einen psychiatrisch-psychotherapeutischen Zweig und einen medizinisch-physiologischen Zweig hat dazu geführt, daß in der therapeutischen Praxis die organischen Bedingungen psychosomatischer Störungen häufig vernachlässigt wurden. Was die nachgewiesene familiäre Häufigkeit funktioneller Herzsyndrome betrifft, so wurde lediglich auf frühkindliche Prägungen oder Lernprozesse Bezug genommen; organische Dispositionen zu solchen Störungen wurden aber bisher wenig untersucht. Dabei scheint es durchaus denkbar, daß durch verstärkte Reagibilität von β-Rezeptoren bei manchen Personen überschießende kardiovaskuläre Reaktionen leichter auftreten und damit auch einfacher konditioniert werden können (*Ploog* 1979). Leider fehlen hier noch überzeugende experimentelle Ergebnisse. Für die Therapie könnten solche Daten erhebliche Bedeutung gewinnen, da sie eine klarere Entscheidung für den Einsatz von β-Rezeptorenblockern als Ergänzung psychotherapeutischer Maßnahmen ermöglichten. *Reich* et al. (1979) untersuchten 117 Patienten mit ventrikulären Arrhythmien. Sie fanden bei 25 dieser Patienten unmittelbar vorausgehende psychische Belastungen. Bei der Mehrzahl dieser Patienten lag diese Belastung innerhalb eines Zeitraums von 1 h vor Beginn der Arrhythmie. In 68% aller Fälle bestand die psychische Belastung in einer Ärgerreaktion.

Verrier u. *Lown* (1978) konnten in differenzierten Tierversuchen an Hunden zeigen, daß die Reizschwelle für experimentell erzeugte Arrhythmien, z. B. nach Koronarverschluß oder adrenerger Stimulation, durch psychobiologische Reize gesenkt wurde, d. h. daß organische Vorschädigungen eine Vorbedingung für das Ausklinken der Störung durch psychische Reize darstellen können.

Der Einfluß des körperlichen Trainingszustands auf die Bereitstellungsreaktion gegenüber anstehender körperlicher Belastung und bei körperlicher Anstrengung ist vielfach belegt. Auch für kognitive Prozesse wie Erwartungshaltungen und die Verarbeitung von Ereigniswahrscheinlichkeiten konnten individuelle Differenzen aufgewiesen werden. So zeigten *Gaines* et al. (1977), daß die Herzreaktion auf ein unangenehmes Geräusch bei umgebungsunabhängigen Probanden von der Auftretenswahrscheinlichkeit abhängig war, während bei umgebungsabhängigen Probanden schon bei geringer Wahrscheinlichkeit ausgeprägte Herzreaktionen erfolgten. Obwohl Umgebungsabhängigkeit und -unabhängigkeit nicht als rein organischer Bedingungsfaktor betrachtet werden können, zeigt diese Untersuchung doch, daß physiologische Reaktionsdispositionen zu einer höheren oder geringeren Ansprechbarkeit auf Umgebungsbedingungen führen können. Solche Dispositionen stellen damit eine mögliche Erklärung dafür dar, daß auf gleichartige Belastungen einige Personen mit Beschwerden reagieren und konditionierbarer sind, während andere gleichartige Bedingungen unbeschadet überstehen.

Weitere Organstörungen, die zum Bedingungsgefüge funktioneller Herzstörungen beitragen, sind in Veränderungen der Halswirbelsäule (*Oberhummer* et al. 1979), dem Syndrom des Mitralklappenprolapses (*Szmuilowicz* u. *Flannery* 1980), wahrscheinlich auch in endokrinologischen Störungen, z. B. hyperthyreotischen Störungen, zu sehen.

Während die bisher erwähnten Beispiele sich vor allem auf genetische oder früherworbene organische Bedingungen beziehen und eher etwas über die Prädisposition zur Entstehung funktioneller Herzbeschwerden aussagen, dürften akute Einflüsse eher als Erklärung für Auslösung und Aufrechterhaltung funktioneller Herzbeschwerden eine Rolle spielen. Hier sind einerseits chemisch-pharmakologische Einflüsse zu nennen, wie die Auswirkung von Stimulanzien oder Koffein auf eine Beschleunigung der Herzfrequenz, von Alkohol, Nikotin und anderen Agenzien auf die Entstehung hypotoner Reaktionen und die Senkung der Reizschwelle für Arrhythmien, sowie Auswirkungen akuter Infektionen auf das Kreislaufsystem. Bei den von uns untersuchten Fällen spielten solche aktuellen Bedingungen in ca. 40% eine auslösende Rolle.

Schließlich kann die Reaktion auf tatsächliche organische Erkrankungen (z. B. auf einen Herzinfarkt, eine festgestellte Hypertonie oder auf eine Schrittmacherimplantation) durch spezifische Körperwahrnehmungen oder Sensibilisierung für solche Wahrnehmungen über Erwartungsängste einen über den organischen Anlaß hinausgehenden Beschwerdekomplex induzieren und aufrechterhalten.

Umweltbedingungen

Umweltbedingungen, die Einfluß auf die funktionelle Herzsymptomatik gewinnen, können sich sowohl auf soziale Gegebenheiten, wie Wohn- und Arbeitssituation, als auch auf Aspekte der sozialen Interaktion oder auf aktuelle Lebensereignisse beziehen. Der Einfluß von Arbeitsbelastungen wurde besonders bei Patienten mit Herzinfarkt untersucht, spielt aber sicher auch bei anderen psychosomatischen Störungen eine nicht unerhebliche Rolle. Als Belastungsfaktoren bei Herzinfarktpatienten wurden u. a. erwähnt: Arbeitsdruck, Lärm, Hitze, Arbeitsunzufriedenheit, Entscheidungsdruck usw.

Bei unseren Patienten mit funktionellen Herzbeschwerden konnten bei 30% aller Fälle belastende Arbeitsplatzbedingungen festgestellt werden.

Wesentlicher erscheinen soziale Interaktionsstörungen sowohl am Arbeitsplatz als auch in der Familie für die Auslösung und Aufrechterhaltung funktioneller

Herzbeschwerden. Leistungserwartungen von seiten des Arbeitgebers, des Partners oder der Familie spielten in 60% unserer Fälle eine wesentliche Rolle, Partnerschaftsprobleme, vor allem sexueller Natur, in 65% aller Fälle.

Eine wesentliche Funktion bei der Entstehung funktioneller Herzbeschwerden kommt sog. Lebensereignissen (life events) zu. Solche Ereignisse waren bei 50% unserer Patienten innerhalb eines halben Jahres vor Auftreten der Symptomatik festzustellen. Im einzelnen handelte es sich um Arbeitsplatzverluste (10%), Partnerverlust (11%), Todesfälle in der Familie (19%), Unfälle (21%). Bemerkenswert scheint, daß die Störungen in der Regel nicht unmittelbar nach dem Ereignis auftraten, sondern erst im Zusammenwirken mit einer anderen Belastung und der Wahrnehmung früher unbemerkter Körperreaktionen, wie z.B. Herzklopfen nach körperlicher Belastung oder Aufregung.

Ähnlich wie *Richter* u. *Beckmann* (1973) kam auch bei unseren Patienten der iatrogenen Auslösung und Aufrechterhaltung der Störungen eine wesentliche Rolle zu (ca. 40% aller Fälle).

Verhaltens- und Lernbedingungen

Lernbedingungen, die für die Entstehung und Aufrechterhaltung funktioneller Störungen verantwortlich gemacht werden können, beziehen sich einerseits auf frühe Lernprozesse, andererseits auf an die Entstehung der Störung geknüpfte aktuelle Auslöser.

In der frühen Lernphase scheinen *Modellernprozesse* eine besonders bedeutsame Rolle zu spielen. Herzsymptome oder Fälle von Herzerkrankungen und Herztod, die in der früheren Kindheit erlebt wurden, finden sich in unserem Klientel in ca. 45% aller Fälle. Nach *Richter* u. *Beckmann* (1973) konnte bei 34% aller

Herzneurotiker eine familiäre Belastung nachgewiesen werden. Nach Angaben dieser Autoren sind die Mütter dieser Patienten 8,5mal so häufig an derselben Störung erkrankt als die Väter. Bei unserem Klientel waren demgegenüber Väter und Mütter gleich häufig von Herzstörungen betroffen.

Interessant erscheint in diesem Zusammenhang auch die Beobachtung von *Wheeler* et al. (1950), wonach 20 Jahre nach der diagnostizierten Herzneurose 49% der Kinder dieser Patienten selbst an einer Herzneurose erkrankt waren, während in der Kontrollgruppe nur 6% an dieser Störung litten. In unserem Klientel wurden in insgesamt 50% aller Fälle familiäre Belastungen mit Herz-Kreislauf-Störungen, in 20% eine Belastung mit anderen psychosomatischen Erkrankungen beobachtet. Bemerkenswert erscheint, daß im Gegensatz zu einer Reihe anderer psychosomatischer Störungen der frühe Verlust von Elternteilen oder Entzug der elterlichen Zuwendung mit 10% eine relativ geringe Rolle spielt.

Besonders bedeutsam für die Analyse auslösender und aufrechterhaltender Bedingungen der aktuellen Erkrankung ist die Untersuchung respondenter und operanter Lernprozesse.

Unter *respondentem Lernen* ist die Koppelung bestimmter Reaktionen im physiologischen, motorischen und verbal-kognitiven Bereich an bestimmte Reize zu verstehen. Solche Reize können in der Umwelt liegen, wie z.B. im Anblick oder in der Benutzung von Autos (z.B. nach einem auslösenden Autounfall), in bestimmten Körperwahrnehmungen, wie Extrasystolen, beschleunigter Herzfrequenz usw. oder in bestimmten gedanklichen Bezügen – z.B. Erinnerung an verstorbene Angehörige, berufliche oder private Belastungssituationen usw. Respondente Reize sind dadurch gekennzeichnet, daß sie in einem relativ kurzen Zeitintervall zum Auftreten der Symptomatik –

Herzklopfen, Blutdruckanstieg, Arrhythmien, Angst usw. – führen. Sie sind häufig durch die Exploration des den ersten Anfall auslösenden Ereignisses eruierbar. *Operante Lernbedingungen* spielen demgegenüber eher in der Aufrechterhaltung der einmal entstandenen Störung eine Rolle. Sie beziehen sich einerseits auf die Verstärkung der Symptomatik durch soziale Zuwendung von seiten des Ehepartners, vor allem, wenn vor dem Beginn der Störung die Beziehung erkaltet war oder gar Ablösungstendenzen erkennbar wurden, durch Zuwendung anderer Angehöriger oder auch therapeutischer Institutionen. Vermeidung körperlicher Belastungen kann zur Reduktion von Mißempfindungen und damit Aufrechterhaltung der Störung führen. Schließlich können durch die Störung kognitive Dissonanzen behoben werden, z. B. wenn der Patient beruflich seinem Leistungsanspruch nicht mehr gerecht wurde und er die Gründe für den mangelnden Erfolg mit der Krankheit nach außen verlagern kann.

Programmbedingungen

Während die Lern- und Verhaltensbedingungen sich auf Reaktionen in definierten Situationen bezogen, finden wir in der Regel bei Patienten mit neurotischen und funktionellen Störungen übergeordnete Verhaltensmuster und -stereotype, die ganze Klassen von Verhaltensweisen steuern. Meist handelt es sich um Grundeinstellungen und Bewältigungsstrategien, die schon in der frühen Kindheit erworben wurden. *Richter* hat unter dem Oberbegriff Krankheitsverhalten 4 Verhaltensmuster von Patienten mit funktionellen Herzbeschwerden beschrieben: Anklammerung, Schonverhalten, Herzkontrolle (heart consciousness) und den Versuch, Partnerfiguren zu induzieren (1973). Diese Beschreibungen decken

sich z. T. mit den auch in der verhaltenstherapeutischen Literatur beschriebenen Verhaltensmustern bei psychosomatischen Störungen, wie dem Muster der *erlernten Hilflosigkeit* (*Seligmann* 1978) und des *chronischen Krankheitsverhaltens* (*Wooley* et al. 1978). Erlernte Hilflosigkeit resultiert nach *Seligmann* aus der Unkontrollierbarkeit von Ereignissen, z. B. aus der Unmöglichkeit, die Folgen des eigenen Verhaltens einzuschätzen. Patienten, bei denen dieses Syndrom festzustellen ist, haben häufig die Erfahrung gemacht, daß entweder schon in der frühen Kindheit oder später ihr Verhalten in seinen Konsequenzen nicht abschätzbar war und gleiches Verhalten einmal zur Bestrafung, einmal zur Belohnung führte. Die Folgen dieser Erfahrung zeigen sich in depressiven Reaktionen, Abhängigkeit von externen Instanzen und Mangel an Bewältigungsstrategien.
Chronisches Krankheitsverhalten kann als eine mögliche Folge erlernter Hilflosigkeit betrachtet werden. Es äußert sich in Außenattribution der bestehenden Störungen, meist organischer Zuordnung, Erwartung passiver Hilfeleistung, Unfähigkeit, eigenen Resourcen zur Behebung bestehender Beeinträchtigungen einzusetzen, Auslösung durch typische Reizkonstellationen wie Krankenhausatmosphäre, medizinische Apparate, Medikamente usw.
Bei unseren Patienten mit funktionellen Herzbeschwerden beobachteten wir in 70% aller Fälle eine eindeutig organische Attribution. Die Patienten waren davon überzeugt, daß ihre Störungen ausschließlich auf eine organische Herzerkrankung zu beziehen seien. Von den restlichen 30% gaben zwar 20% an, daß sie ihre Störung als psychogen betrachteten, wiesen aber dennoch eine im wesentlichen passive, die Störung auf äußere Ursachen beziehende Einstellung auf. In Übereinstimmung mit *Richter* fanden wir bei der Mehrzahl unserer Patienten (80%)

ein ausgeprägtes Schonverhalten, das sich bei 45% aller Patienten auch in entsprechenden EKG-Befunden nachweisen ließ.

Anklammerungstendenzen an den Partner oder Übertragen auf den Therapeuten konnten in ca. 60% unserer Fälle nachgewiesen werden.

In Übereinstimmung mit *Richter* u. *Beckmann* fanden auch wir bei fast allen Patienten eine Überbetonung der Herzbeobachtung im Sinne von „heart consciousness". Nur Patienten, die wegen hypertoner Reaktionen oder Arrhythmien behandelt wurden, wiesen diese Grundhaltung nicht auf (*Hahn* 1972).

In Ergänzung zu den Beobachtungen von *Richter* u. *Beckmann* fiel bei unseren Patienten ein die Störung besonders häufig aufrechterhaltendes Grundmuster auf: nämlich die ausgeprägte Leistungsorientierung unserer Patienten, auch wenn sie letzten Endes in eine Schonhaltung verfallen waren. Insgesamt ließen sich leistungsorientierte Grundeinstellungen bei etwa 70% aller untersuchten Patienten nachweisen.

Ebenfalls relativ häufig (30%) fanden wir eine Tendenz zur Konfliktvermeidung in sozialen Interaktionen.

Zur Verhaltenstherapie funktioneller Herzbeschwerden

Verhaltenstherapie kann als ein Therapieverfahren angesehen werden, das sich darauf richtet, die Bedingungen zu verändern, die eine Störung aufrechterhalten. Sie bezieht sich damit auf eine Analyse der vorausgehenden Bedingungen ebenso wie auf die Analyse der diese Bedingungen verändernden therapeutischen Interventionen.

Ohne Anspruch auf Vollständigkeit sollen in diesem Zusammenhang 5 Interventionsmethoden herausgehoben werden, die sich bei der Behandlung funktioneller Herzstörungen besonders bewährt haben:

1. Systematische Desensibilisierung und Angstbewältigungstraining.
2. Kognitive Interventionsmethoden.
3. Biofeedback-Methoden.
4. Einflußnahme auf die die Störung mitbedingenden sozialen Interaktionsstörungen.
5. Somatische Ergänzungstherapien.

In diesem Zusammenhang scheint es wichtig, darauf hinzuweisen, daß natürlich diagnostischer und therapeutischer Prozeß in der Praxis nicht voneinander zu trennen sind. Der alte Lehrsatz „Vor die Therapie haben die Götter die Diagnose gestellt", kann für die Psychotherapie funktioneller Herzbeschwerden wie auch anderer neurotischer funktioneller und psychosomatischer Störungen nicht aufrechterhalten werden. Einerseits sind die für die Bedingungsanalyse relevanten Informationen nicht beliebig vom Patienten abrufbar, sondern setzen bereits voraus, daß durch die Therapie Ängste abgebaut worden sind, die entweder einer offenen Mitteilung der eigenen Beobachtungen oder der Selbstbeobachtung von Zusammenhängen entgegenstehen. Andererseits erfährt der Patient schon durch die Methode, die ihn in den Prozeß der Informationserhebung einbezieht, eine Umstrukturierung vom passiven und auf ausschließlich externe Hilfeleistung bezogenen Opfer zu einem auch an der Therapie selbstverantwortlich teilnehmenden Partner.

Nachdem eine multimodale Verhaltenstherapie nicht so sehr diagnosebezogen, als auf die der Individualität des Patienten entsprechenden Bedingungen aufgebaut ist, kann die Verhaltenstherapie funktioneller Herzbeschwerden nicht allgemein, sondern lediglich paradigmatisch dargestellt werden. Um den Therapieprozeß zu verdeutlichen, müssen wir deshalb auf einen konkreten Fall zurückgreifen:

Eine 42jährige Patientin, verheiratet, Mutter von 2 Kindern, leidet seit 3 Jahren unter zunehmenden akuten Anfällen von Herzklopfen und Angstzuständen und einer auch im Intervall zwischen den Anfällen bestehenden ängstlichen Grundeinstellung und depressiven Verstimmung. Die Störungen sind 10 Tage nach dem plötzlichen, medizinisch nicht ausreichend geklärten Tod ihres geliebten jüngeren Bruders aufgetreten, als die Patientin beim Treppensteigen eine Beschleunigung ihrer Pulsfrequenz bemerkte. Damals geriet sie in einen Angstzustand mit verstärkter Kreislaufreaktion; der hinzugezogene Notarzt injizierte nach Ableitung eines EKG einen Tranquilizer und empfahl weitere diagnostische Maßnahmen. In der Folgezeit wurde eine intensive Diagnostik betrieben, die durch Grenzwerte in einigen Parametern weitere diagnostische Maßnahmen provozierte, letzten Endes aber keinen relevanten Organbefund ergab.

Die Symptome der Patientin nahmen zu, es traten gehäuft Angstanfälle mit starkem Herzklopfen, Schlafstörungen und reaktiver Verstimmung auf. Behandlungsversuche mit β-Rezeptorenblockern, Tranquilizern, Neuroleptika und Antidepressiva erbrachten keinen anhaltenden Erfolg.

Bei der Aufnahme berichtete die Patientin, daß sie häufig frühmorgens mit starkem Herzklopfen und Angstzuständen erwache und daß ihre Ängste und herzbezogenen Mißempfindungen auch während des Tages häufig aufträten und ihr das Leben vergällten. Sie litt unter der Vorstellung, ihr Herz könne sich aus der Verankerung im Brustkorb reißen und einen schnellen Tod herbeiführen. Um diesem Risiko entgegenzuwirken, vermied sie körperliche Belastungen und alle Informationen, die sich auf Tod oder Herzerkrankungen bezogen. Sie war in ständiger Sorge vor Aufregungen, die ihr Herz zu intensiverer Aktivität veranlassen könnten. Aus demselben Grund fühlte sie sich auch in ihrer sexuellen Hingabefähigkeit beeinträchtigt. Ihre Angehörigen nahmen auf die Störung durch betonte Zurückhaltung und Konfliktvermeidung Rücksicht.

Bereits aus diesen im Erstgespräch gewonnenen Informationen läßt sich eine vorläufige Bedingungsanalyse ableiten: Die geschilderte Symptomatik steht unter dem Einfluß einerseits äußerer Reize, wie Todesanzeigen, Krankenwagen, Berichten über Herzerkrankungen, aber auch ärztlich induzierten diagnostischen und therapeutischen Maßnahmen, andererseits unter dem Einfluß von Wahrnehmungen über Körperfunktionen, in diesem Falle im wesentlichen Herzfrequenzbeschleunigung bei körperlicher und psychischer Belastung, wie Treppensteigen, Aufregungen usw. Das Verhalten der Patientin kann zunächst durchaus als ein Bewältigungsversuch gegenüber den auftretenden Ängsten betrachtet werden: Sie vermeidet Situationen, durch die ihre Ängste ausgelöst werden, z. B. überschlägt sie die Seiten der Zeitung, in denen Todesanzeigen veröffentlicht werden. Sie begegnet der angstauslösenden Wirkung einer beschleunigten Herzfrequenz durch Vermeidung körperlicher Belastungen, Anspannung erzeugender sozialer Situationen und Gedanken, wobei sie z. T. von ihren Angehörigen unterstützt wird. Zwar sind diese Maßnahmen wirkungsvoll, aber insuffizient, da sie den Bewegungsspielraum der Patientin zunehmend einschränken und nie zu einer völligen Ausschaltung angstauslösender Situationen führen. Die Patientin lernt durch ihr Vermeidungsverhalten, daß ihre Angst immer dann geringer wird, wenn sie entsprechenden Situationen aus dem Wege geht, eine wirkliche Bewältigung der Angst wird durch ihr eigenes Verhalten unmöglich gemacht. Durch die Reaktion der Ärzte wird einerseits eine zunehmende Verunsicherung erzeugt, andererseits wird dieser Vermeidungsprozeß gefördert. Durch Injektion von Tranquilizern wird zwar eine vorübergehende Beruhigung erzeugt, aber letzten Endes nur durch passive Angstreduktion.

Verhaltenstherapeutische Bemühungen, die sich auf die Bewältigung derartiger Ängste richten, müssen sich von vorneherein darauf beziehen, daß der Patient in die Lage versetzt wird, angstauslösenden Situationen gegenüberzutreten, ohne daß die befürchteten Reaktionen auftreten. Bis vor wenigen Jahren galt als Methode der Wahl die *systematische Desensibilisierung* (*Wolpe* 1958). Bei diesem Verfahren wurde in Zusammenarbeit mit dem Patienten eine Hierarchie der angstauslösenden Situationen aufgestellt und, ausgehend von den am wenigsten angstauslösenden Items, unter Entspannungsbedingungen eine angstfreie Bewältigung in der Vorstellung angestrebt. Diese sog. systematische Desensibilisierung in sensu wurde häufig mit nachfolgenden derselben Hierarchie folgenden Expositionen in vivo kombiniert.

Dieses Verfahren erwies sich zwar in einer Reihe von Fällen als erfolgreich, hatte aber doch einige Nachteile: Einerseits konnte nur gegen *die* Reize desensibilisiert werden, die dem Patienten selbst bewußt waren und die in die Hierarchie eingingen, andererseits erforderte der Prozeß der systematischen Desensibilisierung eine Vielzahl von Behandlungssitzungen. Zwar gelang es, die Ängste gegenüber den vom Patienten erkannten Situationen zu reduzieren, der Transfer auf nichtbeachtete oder nicht bewußte Situationen war aber eingeschränkt. Es kam deshalb häufig zu Rückfällen.

Heute wird in der Regel ein anderes Vorgehen gewählt, das weniger auf eine Reduktion der Ängste zielt, als vielmehr auf einen besseren Umgang mit den auftretenden Reaktionen. Der Patient wird bei diesem *Expositionstraining* veranlaßt, sich den angstauslösenden Situationen direkt auszusetzen. Nach Instruktion über die Funktion der Herzfrequenzsteigerung auf physische Belastung wird der Patient aufgefordert, die zu erwartenden Wahrnehmungen bei Belastung in der Vorstellung vorwegzunehmen und sich anschließend einem Belastungstest zu unterziehen. Dabei soll er beobachten, wie weit seine Voraussagen eintreffen. Häufig stellen wir bei diesem Vorgehen fest, daß bereits nach der Erstintervention die Angst vor den Folgen körperlicher Belastungen stark reduziert ist. Diese Erfahrung muß allerdings durch eine Reihe nachfolgender Maßnahmen und durch Wiederholungsübungen verfestigt werden.

Das geschilderte Vorgehen ist ohne den gleichzeitigen Einsatz kognitiver Interventionsmethoden nicht ausreichend zu interpretieren. *Kognitive Interventionen* beziehen sich einerseits auf die Bearbeitung der mit der Wahrnehmung von körperlichen Empfindungen verbundenen Gedanken, andererseits auf die Bearbeitung kognitiver Dissonanzen. Bei unserer Patientin wurde z. B. bei der Erstintervention ein physiologisches Modell entwickelt, das ihr die physiologische Notwendigkeit einer erhöhten Herzrate bei körperlicher Belastung verdeutlichte. Sie wurde aufgefordert, eine Reihe von Situationen und Erfahrungen zu schildern, in denen es zu verstärkter Herzfrequenz gekommen war. Durch die kognitive Vorwegnahme der bei Belastung zu erwartenden Reaktionen und die gleichzeitige Distanzierung durch die eingenommene Beobachterposition gelang es der Patientin, dem Auftrag, die 3 Stockwerke der Klinik in raschem Tempo zu ersteigen, ohne größere Schwierigkeiten nachzukommen. In der anschließenden Exploration berichtet sie, daß die erwarteten Körperreaktionen ohne begleitendes Angstgefühl aufgetreten waren.

Unbeeinflußt von dieser Maßnahme blieben zunächst plötzlich auftretende Beschleunigungen der Herzfrequenz mit begleitender Angstsymptomatik ohne körperliche Belastung. Mehr noch als die Reaktion auf äußere Reize und Körperwahrnehmungen führen solche Reaktionen zu einer somatischen Attribution der beobachteten Beschwerden. Der Zugang zu einer veränderten Attribution kann über die Erfassung kognitiver Bedingungen oder die Verdeutlichung des Zusammenhangs zwischen kognitiv-emotionalen Reaktionen und Körperreaktionen erreicht werden. Rein kognitive Interventionsstrategien richten sich darauf, durch Selbstbeobachtung der den Anfällen vorausgehenden Gedanken und Empfindungen die Abhängigkeit der Körperreaktion von psychischen Bedingungen deutlich zu machen.

Im Rahmen dieses Therapiemodells erhalten die Patienten einen Erhebungsbogen, in dem sie die ihren Anfällen vorausgehenden Situationen und Gedanken festhalten. In der Therapiesitzung werden diese Aufzeichnungen mit dem Patienten durchgesprochen und Beziehungen zwischen Gedanken bzw. Emotionen und Körperreaktionen diskutiert. Über ein Modell, das die ethologische Relevanz von Flucht- und Kampfreaktion verdeutlicht, kann auch diese Reaktion als physiologisch sinnvoll interpretiert und damit die Angst vor dem Unbekannten reduziert werden. Es gelingt dem Patienten dadurch, die auftretenden Körperreaktionen als sinnvollen Reflex auf vorausgehende Bedingungen und nicht mehr als Ausdruck einer gestörten Organfunktion zu verstehen. Die vom Partner selbst registrierten Emotionen und Gedanken können darüber hinaus Anlaß geben, bestimmte angstauslösende Grundeinstellungen des Patienten zu bearbeiten.

Kognitive Interventionen können sich aber nicht nur auf die Bearbeitung der auslösenden Reizbedingungen, sondern auch auf die Bewältigung von Einstellungen beziehen, die über die Reduktion kognitiver Dissonanzen zu einer operanten Verstärkung des Symptoms führen. Bestimmte Vorstellungen des Patienten, wie z. B. die, daß er nur dann von seiner Umwelt geschätzt werde, wenn er besondere Leistungen erbringe, werden z. B. im Sinne einer rationalemotiven Therapie nach *Ellis* (1977) bearbeitet. Die entschei-

dende Differenz verhaltenstherapeutischer Methodik zum Vorgehen nach *Ellis* besteht darin, daß diese Bearbeitung unangemessener Einstellungen nicht nur einsichtsbezogen ist, sondern durch entsprechende Übungen in die Realität umgesetzt wird.

Z. B. wird eine Patientin, die befürchtet, die Erwartungen ihrer Mutter zu enttäuschen, veranlaßt, zunächst einen fiktiven Brief an ihre Mutter zu formulieren. Die dabei auftretenden Ängste werden durch therapeutische Unterstützung reduziert, so daß die Patientin schließlich imstande ist, nicht nur in einem fiktiven Brief ihre Ängste zum Ausdruck zu bringen, sondern schließlich auch, diesen Brief an ihre Mutter abzusenden. Dadurch wird es möglich, die Mutter als störungsbedingenden Faktor in die Therapie einzubeziehen.

Ich habe bereits darauf hingewiesen, daß Patienten mit funktionellen Beschwerden häufig eine somatische Attribution aufweisen und den Zusammenhang zwischen ihren Kognitionen und ihren Körperreaktionen als Organschädigung interpretieren. Solche Patienten sind oft nicht imstande, die Beziehung zwischen Gedanken bzw. Vorstellungen und Körperreaktionen wahrzunehmen. Hinweise auf solche Zusammenhänge werden von ihnen oft mit starker emotionaler Beteiligung abgelehnt. Eine Möglichkeit, dem Patienten Zusammenhänge deutlich zu machen, liegt in der bereits beschriebenen Registrierung von Kognitionen, die der Körperreaktion vorausgehen. Häufig beobachten wir aber auch, daß dieser Zusammenhang vom Patienten nicht realisiert werden kann. Er ist unfähig, seine eigenen Gefühle wahrzunehmen und zum Ausdruck zu bringen – ein bei Patienten mit psychosomatischen Störungen unter dem Begriff Alexithymie häufig beschriebenes Verhaltensmuster (*Stephanos* 1979). Die Auflösung dieses die weitere Therapie entscheidend behindernden Verhaltensmusters kann auf verschiedene Weise erfolgen. Eine Möglichkeit besteht in der Anwendung physiologischer Rückmeldung über *Biofeedback-Geräte*. Dabei erhält der Patient über akustische oder visuelle Signale eine Rückmeldung über seine Körperreaktionen auf emotional-kognitive Reize. Die Wahrnehmung, daß seine Herzfrequenz oder sein Blutdruck ansteigen, sobald bestimmte, ihn belastende Themen angesprochen werden oder von ihm in der Vorstellung aktiviert werden, führt in den meisten Fällen zu einer Annahme des Bedingungsmodells und der Bereitschaft, an der Bearbeitung der daraus abzuleitenden Probleme teilzunehmen. In dieser Anwendungsform dient Biofeedback also lediglich der Unterstützung kognitiver Methoden und trägt zur Veränderung der ursprünglich rein somatischen Attribution bei. Deutlich zu unterscheiden von dieser Anwendung sind Biofeedback-Methoden, die auf eine direkte Beeinflussung physiologischer Reaktionen durch kontinuierliche Rückmeldung abzielen. In einer Vielzahl von Arbeiten konnte gezeigt werden, daß die Rückmeldung der physiologischen Reaktion nicht nur zu einer vom Patienten beeinflußbaren Veränderung der Herzfrequenz, sondern auch zur Reduktion arrhythmischer Störungen führen kann.

Bereits in den sechziger Jahren konnten verschiedene Autoren (z. B. *Hnatiow* u. *Lang* 1965, *Engel* u. *Hansen* 1966) zeigen, daß durch ein Herzraten-Feedback sowohl eine Erhöhung oder Senkung der Herzfrequenz als auch eine Abnahme der Herzfrequenzvariabilität bei gesunden Versuchspersonen erzielt werden konnte. In den frühen siebziger Jahren gelang eine Umsetzung dieser Beobachtungen auch auf klinische Fälle. *Scott* et al. (1973) konnten an 2 Patienten mit Sinustachykardie eine Normalisierung der Herzfrequenz erreichen und aufzeigen, daß die erzielte Normalisierung auch nach 18 Monaten anhielt. *Engel* u. *Bleecker* (1974) erreichten in einer Einzelfallstudie innerhalb von 21 Sitzungen eine Reduktion der Herzfrequenz von 106/min auf 68/min. *Vaitl* (1975) beschreibt die Behandlung einer Patientin mit tachykarden Anfällen von bis zu 160/min in insgesamt 19 Sitzungen. Von der 12. Sitzung an traten keine tachykarden Anfälle mehr auf. Während in der Zeit vor der Behandlung etwa 5 Anfälle pro Woche aufgetreten waren, wurden bei einem Follow-up in der 4.–19. Woche und 1½ Jahre nach der Behandlung jeweils nur ein Anfall beobachtet. *Weiß* u. *Engel* (1971) haben 8 Patienten mit ventrikulären Extrasystolen mit Herzraten-Biofeedback behandelt. Bei 5 Patienten konnte eine Reduktion der Extrasystolen von 10–20/min auf 1/min erreicht werden, ein Ergebnis, das auch während eines Follow-up zwischen 3 und 21 Monaten aufrechterhalten blieb. Ähnliche Ergebnisse werden in Einzelfallstudien anderer Autoren berichtet.

Diese Ergebnisse sind zwar von hohem Interesse für die weitere Forschung, können aber gegenwärtig noch nicht als sehr befriedigend für die klinische Praxis betrachtet werden. Einerseits sind die Fallzahlen zu gering, es fehlt an entsprechenden Kontrollgruppen, und der Zeitaufwand ist bei einer Sitzungszahl zwischen 4 und 53 Sitzungen relativ groß. Auch scheint der Wirkungsmechanismus noch ungenügend geklärt. *Vaitl* diskutiert in seiner Arbeit die Möglichkeit, daß die Erfolge z. T. auf einer Umattribuierung beruhen, durch die der Patient das Gefühl erwirbt, seinen körperlichen Reaktionen nicht mehr hilflos ausgeliefert zu sein.

Wir selbst haben diesem Aspekt der physiologischen Rückmeldung deshalb weniger Beachtung geschenkt. Der Einsatz physiologischer Rückmeldung erwies sich aber dennoch unter 2 Aspekten als erfolgversprechend: Einerseits konnte durch diese Rückmeldung eine Umattribuierung erzeugt werden, die Patienten, die zuvor jeden Zusammenhang zwischen ihren Beschwerden und kognitiv-emotionalen Auslösern geleugnet hatten, erlebten, daß induzierte Vorstellungen einen deutlichen Einfluß auf ihre Herzfrequenz hatten. Andererseits konnte die Beobachtung kognitiv-emotionaler Auslöser mit Selbstbeobachtungsbögen durch die Hilfe der physiologischen Ableitungen unterstützt werden.

Patienten mit kardiovasculären Reaktionsstörungen und Beschwerden betonen bei der Erstexploration in der Regel, daß soziale Probleme, vor allem Interaktionsstörungen bei ihnen keine Rolle spielten. Nach Auflösung der unmittelbaren Störung zeigt sich demgegenüber häufig eine Vielfalt von sozialen Problemen, die sozusagen unter der Decke der Störung verborgen blieben und auch dem Patienten nur z. T. bewußt waren. Diese aufrechterhaltenden Konsequenzen der Störung liegen im wesentlichen im sozialen Bereich. Sie können sich auf primäre Defizienzen aufbauen, wie z. B. soziale Unsicherheit oder spezifische Kommunikationsstörungen und bedürfen dann einer gezielten Behandlung, am besten im Rahmen von *Selbstsicherheits-* und *Kommunikationstraining* in der Gruppe. Im beruflichen Bereich führen solche Defizienzen häufig zu vermehrter Arbeitsbelastung – etwa, wenn der Patient nicht in der Lage ist, zunehmende Forderungen von seiten des Arbeitgebers oder von Mitarbeitern abzuwehren – oder zu sozialen Konflikten. Auch in der familiären Konstellation sind häufig aufrechterhaltende Konsequenzen der Störung nachweisbar. Bei etwa 65% unserer Patienten waren relevante Partnerschaftsprobleme nachweisbar. Nur bei etwa 10% kam es zu einer spontanen Besserung der Partnerbeziehung durch Reduktion oder Aufhebung der zur Behandlung führenden Symptomatik. In den anderen Fällen akzentuierte sich die Problematik parallel zur Besserung der Herzsymptome. Ablösungsbestrebungen und Verselbständigungstendenzen, die bisher durch die Krankheit verdeckt waren, wurden deutlicher und bedurften einer Aufarbeitung.

Die *Partnertherapie* bei Patienten mit funktionellen Herzbeschwerden sollte schon während der Behandlung der Herzsymptomatik beginnen, um zu verhindern, daß der außerhalb der Therapie stehende Partner seine Verlustängste durch krankheitsfördernde Reaktionen zu bewältigen versucht. Die wesentlichsten Zielsetzungen einer Partnertherapie bei diesen Störungen sind:
1. Sensibilisierung für die Bedürfnisse des anderen.
2. Abbau von Verlustängsten.
3. Neustrukturierung der Beziehung.
4. In etwa 20% aller Fälle Bearbeitung sexueller Ängste und Funktionsstörungen.

Die auf gestörter Selbstbewertung und weniger auf sozialen Defizienzen beruhenden Störungen führen ebenfalls zu Vermeidungsreaktionen und stellen damit eine die Störung aufrechterhaltende Konsequenz dar. Meist handelt es sich um pathologische Leistungseinstellungen, denen der Patient nicht mehr gerecht werden kann. Die Krankheit enthebt ihn der Notwendigkeit, sich seine eigene Begrenzung einzugestehen. Bei Männern haben wir häufig beobachtet, daß die Herzsymptomatik im Zusammenhang mit dem Einsatz eines jüngeren Vorgesetzten auftrat. Therapeutisch bedürfen solche Einstellungsfaktoren einer längeren, kognitiv-emotionalen Therapie, z. T. mit gezieltem Aufbau alternativer Wertsysteme.

Funktionelle Herzbeschwerden in der ärztlichen Praxis

Die Ergebnisse der mehrdimensionalen Bedingungsanalyse und Verhaltenstherapie funktioneller Herzbeschwerden lassen einige Schlußfolgerungen für die ärztliche Praxis zu:

1. Patienten mit funktionellen Beschwerden haben häufig die Erfahrung gemacht, daß Ärzte ihnen abwehrend, ja abwertend gegenübertreten. Die bloße Mitteilung, daß die Untersuchungen keinen organischen Befund erbracht hätten, daß dem Patienten nichts fehle, steht in Kontrast zum unmittelbaren Erleben des Patienten. Sie wird außerdem durch die meist wiederholten, vom Arzt in Gang gesetzten diagnostischen Maßnahmen und durch die Verordnung von Medikamenten in Frage gestellt. So sehr also der Arzt bemüht sein sollte, die Erkrankung des Patienten durch seine Maßnahmen nicht zu verstärken und aufrechtzuerhalten, so sehr sollte er auf der anderen Seite sein Verständnis für das Leiden des Patienten bekunden und versuchen, ihm alternative Erklärungsmodelle zu vermitteln.

2. Solche Modelle erst ermöglichen es dem Patienten, eine andere Einstellung zu seiner Erkrankung zu gewinnen. Sie sollten einen hohen Grad an Plausibilität haben und sich nach Möglichkeit der Vorstellungswelt des Patienten anpassen. Vor allem sollten sie so gewählt sein, daß sie dem Patienten die Möglichkeit zur Selbstkontrolle seiner Störungen aufweisen. Bei solchen Modellen geht es weniger um korrekte, kausale Erklärungen als um die Veränderung der Kontrollattribution.

3. Im Verlaufe der Therapie scheint es wichtig, den Patienten in die Bedingungsanalyse seiner Störungen einzubeziehen und ihm nicht einfach Maßnahmen zu verschreiben, sondern aktivierende Instruktionen aus der Bedingungsanalyse mit ihm zusammen abzuleiten.

4. Die Unsicherheit des Patienten gegenüber Teilinformationen, die aufgrund früherer Untersuchungen gegeben wurden, sollte durch eindeutige Informationen behoben werden. Statt Worte wie Extrasystolen, Rhythmusstörungen usw. zu gebrauchen oder die Existenz derartiger, früher einmal geäußerter Befunde zu leugnen, scheint es sinnvoller, die Bedeutung dieser Befunde im Rahmen des bedingungsanalytischen Modells mit dem Patienten zu diskutieren. Nach unserer Erfahrung wirkt ein solches Vorgehen eher angstlösend als -erzeugend.

5. Medikamente sollten nicht unspezifisch eingesetzt werden. Die Erfahrung des Patienten, daß ein Angstanfall nach Injektion eines Tranquilizers abklingt, stellt gewissermaßen eine medikamentöse Vermeidungsstrategie dar, und bestärkt den Patienten häufig in der Annahme einer organischen Beeinträchtigung. Soweit Medikamente erforderlich sind, sollte der Patient über die Indikation genau informiert werden, da er in seiner erhöhten Angstbereitschaft aus den Beipackzetteln oft zusätzliche Ängste ableitet. Vor allem sollte auch deutlich gemacht werden, daß die Medikamente nur auf einen Teil der Störbedingungen gerichtet sind und nicht der Notwendigkeit entheben, eigene Bewältigungsstrategien einzusetzen.

Literatur

Bräutigam W (1956) Analyse der hypochondrischen Selbstbeobachtung. Beitrag zur Psychopathologie und zur Pathogenese mit Beschreibung einer Gruppe von jugendlichen Herzhypochondern. Nervenarzt 27: 409–418

Bräutigam W, Christian P (1975) Psychosomatische Medizin. Thieme, Stuttgart

Christian P Fink-Eitel K (1957) Zur Pathogenese funktioneller Herz- und Kreislaufstörungen. Dtsche Med Wochenschr 82: 17

Delius L (1966) Psycho-vegetative Syndrome. Thieme, Stuttgart

Ellis A (1977) Die rational-emotive Therapie. Pfeiffer, München

Engel BT, Hansen SB (1966) Operant conditioning of heart rate slowing. Psychophysiology 3: 176–187

Engel BT, Bleecker ER (1974) Application of operant conditioning techniques to the control of cardiac arrhythmias. In: *Obrist PA* et al. (eds) Cardio-vascular psychophysiology. Aldine Publishing, Chicago

Gaines LS, Smith BD, Skolnick BE (1977) Psychological differentiation, event uncertainty and heart rate. J Human Stress 3

Hahn P (1972) Herzinfarkt und Herzneurose. Nervenarzt 43: 239–247

Hegglin R (1963) Differentialdiagnose innerer Erkrankungen. Thieme, Stuttgart

Hnatiow M, Lang PJ (1965) Learned stabilisation of cardiac rate. Psychophysiology 1: 330–336

Michaelis R (1967) Psychiatrische Aspekte der „Kreislaufstörungen". Verh Dtsch Ges Inn Med 73: 172

Oberhummer J, Grünberger J, Tilscher H, Zapotoczky HG (1979) Somatisch bedingte Beschwerden beim Herzangstsyndrom. Fortschr Med 97: 709–713

Ploog D (1979) Anlage und Umwelt. Dtsch Ärztebl 11: 725–730

Richter HE, Beckmann D (1973) Herzneurose. Thieme, Stuttgart

Schwarz D (1980) Verhaltenstherapie und Psychosomatik. In: *Brengelmann JC* (Hrsg) Entwicklung der Verhaltenstherapie in der Praxis. Gerhard-Röttger-Verlag, München, S 385–405

Schwarz D (1981) Kognitive Aspekte in der Verhaltenstherapie psychosomatischer Störungen. In: *Brengelmann JC* (Hrsg) Entwicklung der Verhaltenstherapie in der Praxis. Gerhard-Röttger-Verlag, München, S 201–210

Scott RW et al. (1973) A shaping procedure for heart rate control. In: Chronic tachycardia. Perception and the motor skills. 37, 327–338

Seligman MEP (1978) Hilflosigkeit. Urban & Schwarzenberg, München

Szmuilowicz J, Flannery JG (1980) Mitral valve prolaps-syndrome and psychological disturbance. Psychosomatics 21: 419–421

Stephanos S (1979) Das Konzept der „pensée opperatoire" und „das psychosomatische Phänomen". In: *Uexküll Th* (Hrsg) Lehrbuch der Psychosomatischen Medizin. Urban & Schwarzenberg, München

Vaitl D (1979) Biofeedback-Einsatz in der Behandlung einer Patientin mit Sinustachykardie. In: *Legewie H, Nusselt L* (Hrsg) Biofeedbacktherapie. Urban & Schwarzenberg, München, S 205–217

Weiß T, Engel BT (1971) Operant conditioning of heart rate in patients with premature ventricular contractions. Psychosom Med 33: 301–321

Wheeler EO, White PD, Reed EW (1950) Neurocirculatory asthenia. A twenty year follow up study of 173 patients. JAMA 1942

Wolpe J (1958) Psychotherapy by reciprocal inhibition. University Press, Stanford

Wooley SC, Blackwell B, Winget C (1978) A learning theory model of chronic illness behavior: theory treatment and research Psychosom Med 40

Zur psychoanalytischen Behandlungstechnik der Herzneurose

Von H. Kächele und H. Thomä

Der folgende Beitrag soll sichtbar werden lassen, welche technischen Schritte dem Psychoanalytiker zur Verfügung stehen, wenn er sich mit einem Patienten auseinandersetzt, der an einer Herzneurose leidet. Aus diesem Grunde ist dieser Beitrag nicht als Falldarstellung zu lesen, sondern als ein Versuch zu betrachten, mit Hilfe gezielt ausgewählter Verbatim-Ausschnitte aus einer Behandlung einen Gesichtspunkt zu verdeutlichen.

Im Jahre 1895 publizierte Sigmund Freud eine kurze Arbeit, in der er wohl als erster das Krankheitsbild der Herzneurose, damals unter dem Namen Angstneurose, beschrieb. Die Patienten, deren psychoanalytische Behandlungen nachfolgend besprochen werden, erleben anfallsweise schwere Ängste mit Herzklopfen, Stichen in der Brust, Atembeklemmungen, häufig Schwindel und Zittern und klagen mitunter auch über Magen-Darm-Symptome. Sehr verbreitet ist die Überzeugung, bald an einem Herzschlag zu sterben.

Als erstes klinisches Beispiel lasse ich einen Patienten selber den typischen Beginn schildern. Der 37jährige Mann berichtet:

> „Als ich nach einer Vereinssitzung spät nach Hause kam, verspürte ich einen Stich in die linke Seite und ein kurzes Flimmern vor den Augen. Dies nahm ich nicht weiter ernst. Bei dieser Sitzung erfuhr ich, daß ein Bekannter an einem Herzinfarkt verstorben war.
> Am nächsten Tag erwachte ich dann mit heftigen Schmerzen in der rechten Schulter und Halsgegend. Gegen 9 Uhr, dann in der Firma, überkam mich ein Hitzegefühl von der Hüfte bis über die Schultern; es flimmerte, und ich sank in die Knie. Ich dachte sofort an den Vorabend (Herzinfarkt), mein Herz pochte kräftig, mal langsam, dann schnell. Ich war weiß wie Schnee."

Solche Schilderungen sind jedem Arzt vertraut; die eingeleiteten diagnostischen Maßnahmen führen in der Regel zum Ausschluß des befürchteten Infarktgeschehens, und der Patient steht mit einer für ihn schwer verdaulichen Diagnose da, nämlich der, daß ihm nichts fehlt, er absolut gesund ist. Die Versicherungen des Arztes scheinen momentan zu wirken, wobei unklar ist, ob es der Inhalt dieser Mitteilung ist oder ob die Gegenwart des Arztes selbst hier hilfreich wirkt.

Die Beruhigung ist jedoch oft nur von kurzer Dauer; aus dem Krankenhaus entlassen, stellen sich die Beschwerden, mal stärker, mal schwächer, wieder ein. Ich lasse wieder den Patienten sprechen.

In einer ihm wohl eigenen Art hat er die Geschichte seines weiteren Leidens fein säuberlich zusammengestellt (s. S. 135): Im Dezember 1978 wird der Patient von dem ihn mit autogenem Training und Valium behandelnden Psychiater an unsere Ambulanz überwiesen.

Herr X. eröffnet das Interview mit der Feststellung, der Doktor F. habe ihn hergeschickt, dieser habe um Mithilfe gebeten, nicht daß er, der Patient, kein Vertrauen in ihn habe. Das autogene Training helfe manchmal, manchmal auch nicht. Er erwähnt die häufigen Versicherungen des Arztes, daß organisch alles in Ordnung sei: „Bei dieser Angst vergesse ich, daß organisch alles in Ordnung ist." Aufgrund dieses Gesprächs, bei der die

Beschwerden u. Untersuchungen

EKG u. Blut am	8. 7.77	6–8 Aufn. d. Wirbelsäule	K. Neu-Ulm
EKG u. Blut am	15. 7.77		K. Neu-Ulm
EKG u. Blut am	8. 8.77	2 Aufn. d. Wirbelsäule	K. Neu-Ulm
EKG u. Blut am	29. 8.77	2 Aufn. d. Wirbelsäule	Dr. P.
EKG u. Blut am	27.10.77	Uni Ulm	
EKG u. Blut am	25.11.77	K. Neu-Ulm	
EKG u. Blut am	29.11.77	Schilddrüsen-Unt. Dr. W.	
EKG u. Blut am	17. 1.78	Röntg. Magen – Galle K. Neu-Ulm	
EKG u. Blut am	6. 5.78		K. Neu-Ulm
Leistg.-EKG am	6. 5.78	Röntg. Wirbels., Thorax, Speiseröhre	Uni Ulm
EKG u. Blut am	8. 6.78		K. Neu-Ulm
EKG u. Blut am	3.10.78		K. Neu-Ulm
Mikro-Kathed.			
mit Belastg. am	9. 6.78		

Dies alles ohne Befund.

Nicht genug, der Patient läßt sich auch eine Aufstellung seiner Fehlzeiten im Betrieb geben.

Herr .... Fehlzeiten im Betrieb

08.07.77–31.07.77	wegen Herz-Kreislauf-Beschwerden
08.08.77–14.08.77	HWS-LWS-Syndrom
29.08.77–04.09.77	Periph. Durchblutungsstörung
05.09.77–24.09.77	Periph. Durchblutungsstörung
28.11.77–30.11.77	Periph. Durchblutungsstörung
21.02.78–27.03.78	Periph. Durchblutungsstörung
19.05.78–28.05.78	Periph. Durchblutungsstörung
08.06.78–25.06.78	Periph. Durchblutungsstörung
23.10.78–12.11.78	Betriebsunfall
27.11.78–03.78	Darmgrippe

Lebensgeschichte des Patienten besprochen wurde, konnte die Diagnose einer Herzneurose gestellt werden. Der Patient begann eine 2stündige analytische Psychotherapie im Sitzen, die nach 46 h, in einem Zeitraum von etwa einem Dreivierteljahr, abgeschlossen wurde. Der Therapeut schreibt in seinem Abschlußbericht: „Die soziale Isolierung als Folge der Erkrankung konnte rückgängig gemacht werden, seine Arztbesuche reduzierten sich, er nahm wieder seine sportlichen Aktivitäten auf und stand in seinem Sportverein auch wieder seinen Mann. Er konnte besser mit offener Aggressivität umgehen, in dem Sinne, daß er selbst aggressiver und durchsetzungsfähiger wurde. Dies zeigt sich besonders an seinem Arbeitsplatz. In der Behandlung war er zunächst sehr brav, kam sehr pünktlich;

später wagte er auch Unregelmäßigkeiten. Dies ist als Verringerung seiner Trennungsängste anzusehen. Die Beziehung zu seiner Ehefrau habe sich in dem Sinne gebessert, daß er mit weniger Schuldgefühlen auch mal abends wegbleiben könne".

Die Kosten für die Behandlung von DM 4000,– wurden von der Krankenkasse übernommen.

Mit einem solchen Bericht wird der Leser wohl nicht zufrieden sein, weil er nichts von dem vermittelt, was sich in einer solchen Behandlung eigentlich tut. Bevor wir Ausschnitte aus einer Behandlung vorlegen werde, muß ich einige Vorbemerkungen zur psychoanalytischen Behandlungstechnik machen.

Die Psychoanalyse ist als eine Theorie seelischer Vorgänge im Behandlungszimmer eines Arztes entstanden. Sigmund Freud entdeckte bei Patienten, die er in Hypnose versetzt hatte, daß die Symptome dann kurzzeitig verschwanden, wenn in der hypnotischen Sitzung wichtige traumatische Erfahrungen zum Vorschein gebracht werden konnten. Aus bestimmten Gründen gab er die Hypnosetechnik auf, bediente sich aber weiterhin der Methode, die Patienten in entspannter Lage auf einer Couch assoziieren zu lassen und schmerzliche, ja oft genug peinliche Erinnerungen, die mit dem situativen Auftreten der Symptome in einem Zusammenhang standen, zu Tage zu fördern. Dabei mußte er feststellen, daß sich die Patienten diesem schmerzlichen Erinnerungsvorgang widersetzten. Was zunächst als Widerstand gegen die Heilung betrachtet wurde, konnte durch die Einführung des Konzepts vom Unbewußten besser verständlich gemacht werden. Der Patient widersetzt sich der Wahrnehmung und Anerkennung von schmerzlichen Erfahrungen, weil er Angst hat, sich mit diesen auseinanderzusetzen. Diese Angst ist jedoch keine realistische Angst, sondern sie stammt regelmäßig aus frühkindlichen Erfahrungen, in denen sie berechtigt war. Der Neurotiker leidet an verjährten Angstbedingungen. Die Bewußtmachung dieser Ängste führt damit auch schrittweise zu dem Verständnis, daß diese nicht mehr realitätsgerecht sind.

Wie kann man sich das nun vorstellen, daß unbewußt gewordene Ängste, die später in bestimmten kritischen Situationen zur Symptombildung führen, wieder bewußt gemacht werden können. Dem Patienten einfach zu sagen, er leide an der oder jener unbewußten Angst, ist ziemlich wirkungslos. Stattdessen gilt es, eine Situation herzustellen, in der der Patient seine innerseelische, ihm selbst unbewußte Wirklichkeit als zwischenmenschliche Wirklichkeit erleben kann. Dieser Vorgang der Verwandlung einer unbewußten seelischen Struktur in eine zwischenmenschliche aktuelle Beziehung wird als Übertragung bezeichnet. Dies ist der zweite Pfeiler, der von Freud beschriebenen Behandlungstheorie und -technik:

„Man darf daher sagen, die psychoanalytische Theorie ist ein Versuch, zwei Erfahrungen verständlich zu machen, die sich in auffälliger und unerwarteter Weise bei dem Versuch ergeben, die Leidenssymptome eines Neurotikers auf ihre Quellen in seiner Lebensgeschichte zurückzuführen: Die Tatsache der Übertragung und die des Widerstands."

Der Vorgang der Übertragung führt dazu, daß sich die neue Beziehung zwischen Patient und dem Therapeuten durch die Übertragungen des Patienten Stück um Stück im Erleben des Patienten zur Neuauflage und damit Wiederholung seiner alten, ihm unbewußten Beziehungen zu wichtigen Personen der Kindheit gestaltet. Jedoch nur tendenziell; würde sie nur diese alte wiederholen, wäre die Chance der Behandlung vertan, und wir müßten von einer Übertragungspsychose sprechen. In der therapeutischen hilfreichen Form ist die Übertragung stets eingebettet in das gemeinsame Wissen von Patient und Therapeut, daß es sich um eine Als-ob-Beziehung handelt. Die reale Beziehung zwischen Patient und Arzt bleibt in den ihr gemäßen Grenzen und Rollen. Diese werden für den Patienten von der Aufforderung und Möglichkeit geprägt, über alles zu sprechen, was ihm einfällt – die Grundregel der freien Assoziation – und für den Therapeuten von der Aufgabe, zuzuhören und zu verstehen. Wenn er dann etwas verstanden hat, versucht der Therapeut, dem Patienten dieses Verstehen zugänglich zu machen und arbeitet es mit ihm in vielfältigen Schritten durch. Mit dieser Skizze sollte der Rahmen für die nun vor uns liegende Aufgabe gegeben werden. Wir haben Ausschnitte aus einer psychoanalytischen Behandlung eines jungen Mannes mit einer Herzneurose vom Tonband transkribiert; sie sind im Text jeweils deutlich herausgehoben, damit die qualitative Verschiedenheit der Sprachhandlungen auch beim Lesen deutlich wird. Es wird nicht notwendig sein, die ganze Geschichte der Behandlung zu erzählen, um den hier im Mittelpunkt stehenden didaktischen Anspruch einzulösen.

Der Patient war zum Behandlungsbeginn 23 Jahre alt und studierte ein geisteswissenschaftliches Fach an einer bayerischen Universität. Weitere Hinweise zur Lebensgeschichte werde ich jeweils einflechten, soweit es sich als notwendig erweist.

Der erste Anfall

Patient: Was mich gerade beschäftigt. Ja, ich hab Ihnen erzählt, daß ich vor etwa zweieinhalb Jahren den Entschluß gefaßt hatte, meine keusche Haltung aufzugeben, und das hat mich aber einen ziemlichen Kampf gekostet, an dem ich fast zerbrochen bin. Ich hatte damals – das ist möglicherweise eine Folge davon – zum ersten Mal diese heftigen Herzrhythmus-

störungen gehabt und solche Extrasystolen, und zwar ziemlich heftige, die ich bis zum Hals herauf spürte oder die sogar mit irgendwelchen Lichterscheinungen in den Augen verbunden waren. Da hab ich natürlich höllische Angst davor.

Analytiker: Ja.

Patient: ... mich da dran gewöhnt hatte. Und diese innere Unruhe und das Aufgewühltsein, das hat sich natürlich noch verstärkt, wie ich das Mädchen, von dem ich Ihnen erzählte, kennengelernt habe, zumal, als ich sah, daß ich mit der Annahme, daß sie bereits Erfahrungen hatte –. Das war für mich damals natürlich immer noch aus der bisherigen Haltung heraus ein Schock, obwohl es mir ja eigentlich gelegen kam, sich genau mit meiner Absicht deckte.

Wir sind am Anfang der Behandlung. Der Patient ist erst noch dabei, sich mit der psychoanalytischen Situation und den sie bestimmenden Regeln zu arrangieren. Nach einer längeren Pause kommt der Bericht von der ersten Situation. Der Patient war als junger Mann in seinem Heimatstädtchen recht beliebt und als Tänzer geschätzt. Seine Angst war mit der Erwartung verbunden, daß das Mädchen bereits Erfahrungen auf sexuellem Gebiet hatte; beim Verkehr selbst gab es keine Schwierigkeiten. Im weiteren Verlauf der Stunde versucht der Analytiker über eine Frage auf mögliche Hintergründe der Angst zu kommen.

Das schwache Herz

Analytiker: Hatten Sie denn schon vorher den Gedanken, daß Sie körperlich schwach seien, so daß Sie meinten, schon deshalb schlecht gerüstet in den sexuellen Verkehr zu gehen?

Patient: Sie meinen, ein ganz allgemeiner –

Analytiker: Ja.

Patient: ... körperliche Schwächlichkeit, die ich mir da einredete. Das kann schon sein. Nicht wahr? Weil ich ja, wie ich Ihnen erzählte, nach diesem Verdacht auf Myokarditis nichts tun durfte. Ich durfte nicht rennen. –

Analytiker: Ja.

Patient: Ich wurde die Treppe raufgetragen. Ich durfte nicht spielen.

Analytiker: Ja.

Patient: Weiß Gott, was alles. Hat sich über Jahre hinweggezogen. Da war ich auch anfangs im Turnen bißchen belastet davon. Da hatte ich sehr häufig hohen Puls bekommen. Aber das hat sich dann im Laufe der Jahre doch ziemlich gebessert. Und ich war eigentlich immer gut in Sport. Ich hatte – das einzige, was mir Schwierigkeiten machte, das war das Schwimmen. Ich bekam, sobald ich im Wasser war, sehr heftig Herzklopfen. – (kurze Pause) – So hab ich ziemlich spät schwimmen gelernt, obwohl ich am See wohne. Ich hab in dem Lehrbuch von Schulz da, – Ihnen erzählt habe – autogenes Training gelesen, daß dieser erhöhte Puls, Blutdruck und so weiter, auch psychisch bedingt sein kann. (kurze Pause) Ich hatte einfach Angst vor dem Wasser. (Pause) Aber das stimmt schon, daß ich mich einfach körperlich für einen Schwächling hielt. Das ist schon wahr. (Pause) Die Leistungen, die ich da vollbracht habe, die zählten für mich einfach nicht. Ich hielt mich trotzdem für einen Schwächling.

Die Frage des Analytikers ist natürlich nicht unbedacht gestellt worden. Sie basiert auf dem klinischen Wissen, das in den nun fast 8 Jahrzehnten psychoanalytischer Forschung zusammengetragen werden konnte. Der Analytiker verbindet mit dieser Frage einen Hinweis; er weist den Patienten auf eine Beziehung zwischen der Herzschwäche, die mit sehr starken motorischen Einschränkungen gekoppelt ist, und der Beunruhigung vor den „Strapazen" des Verkehrs hin.

Ein nächster klärender Schritt des Analytikers betrifft die Furcht, sich selber geschädigt zu haben.

Selbstbefriedigung

Patient: Ich empfand manchmal nach der Selbstbefriedigung heftige Übelkeit, aber das war immer grundsätzlich verbunden mit, wie gesagt, Reue oder Schuldgefühlen. (kurze Pause) Wenn ich einen Zustand heftiger sexueller Erregung bekam und dann die – das als gewisse Not empfand und aus dieser Not heraus die Selbstbefriedigung beging, dann hatte ich regelmäßig diese Schuldgefühle und auch hinterher lange Zeit Übelkeit und heftiges Herzklopfen. (kurze Pause)

An diesem Durcharbeiten läßt sich eine generelle Strategie aufzeigen: Das Herz reagiert auf verschiedene Belastungen – mehr oder weniger spezifischer Art –, und der Analytiker geht davon aus, daß den Patienten auch die Furcht beschäftigt, sich selbst überfordert zu haben. Er äußert im Anschluß an die Passage, daß er aus seiner Unsicherheit heraus am liebsten mit mehreren Mädchen verkehren möchte; was dann wiederum auch heißen kann, nach jedem Verkehr muß er sich schnell bestätigen, daß er doch nicht so schwach ist. Dieses Thema führt im Verlauf der Stunde zu der Deutung des Analytikers, daß in dem Wunsch nach Verkehr nicht nur die sexuelle Erregung steckt, sondern auch der Wunsch nach Bestätigung, der zu Sache auf Leben und Tod wird:

Die Vorstellung des Todes

Patient: Mhm. (Pause)
Dann wär ja, wenn ich meinetwegen, wie auf diesem Ball, mit einem Mädchen zum Tanzen gehe, die Tachykardie meinetwegen so erklärbar, daß ich gewissermaßen unter diesem Mädchen ein sexuelles Abenteuer gewittert habe oder geahnt habe oder gewünscht habe, was auch immer, daß das dann zu dieser starken Erregung führte, die dann diese Tachykardie ausgelöst hat. Ist das etwa in der Weise denkbar?

Analytiker: Es könnte sein. Jedenfalls mit Einschluß auch der Angst, ob es klappen wird oder nicht.

Patient: Mhm, ja.

Analytiker: Die ja da immer jedenfalls sehr stark bei Ihnen mitspielt.

Patient: Mhm. (kurze Pause)

Analytiker: Man könnte fast sagen: Ob Sie es überstehen oder ob Sie daran zugrundegehen.

Patient: Ja, ja. Zugrundegehen sagen Sie. Es ist tatsächlich so, daß mit dem Beischlaf ich immer verbinde so eine leise Vorstellung des Todes.

Patient: Beispielsweise –

Analytiker: Können Sie die Situation beschreiben, wo es dann anfing, etwas mulmig für Sie zu werden?

Patient: Beispielsweise, daß ich zärtlicher war oder daß ich sie stürmischer geküßt habe.

Analytiker: Mhm. Und sie hat mitgemacht.

Patient: Natürlich.

Analytiker: Sie hat temperamentvoll mitgemacht, so daß Sie dadurch beunruhigt waren durch die Frau, oder –

Patient: Auf der einen Seite mag das auch eine Rolle gespielt haben, ja. (Patient räuspert sich – Pause) Ich verfüge ja selbst über ein gewisses Temperament, aber das kann ich oder konnte ich nie ausleben, konnte ich nicht zeigen. Das habe ich auch weggelassen. (Patient räuspert sich – Pause)

Dieses Leitmotiv setzt sich auch im nächsten Textausschnitt weiter, der aus einer späteren Behandlungsphase stammt. Der Patient, der zunächst stationär behandelt werden mußte, hatte in dem Sicherheit gebenden Klima des stationären Settings immer wieder auch Kontaktversuche zu Mitpatienten unternommen, die er sehr zwiespältig erlebte.

Der grüne Junge

Patient: Natürlich habe ich auf der einen Seite Angst, die könnte entdecken, was ich für ein grüner Junge bin, beispielsweise, aber da ist irgend etwas anderes, und da bemühe ich mich, draufzukommen.

Analytiker: Sie haben die Zügel etwas lockerer gelassen. Was heißt das konkret gestern, die Zügel der Frau gegenüber etwas lockerer zu lassen?

Auf der einen Seite ist da die Angst, vor der beschämenden Entdeckung seiner Unerfahrenheit, aber da ist auch etwas anderes, dem der Analytiker einen Namen zu geben versucht, nämlich die Zügel lockerer zu lassen. Dann kommt aber die Komplikation hinzu, daß der Partner mitmacht und sich somit eine möglicherweise nicht mehr kontrollierbare Steigerung des Temperaments ergibt. Dies führt zu der Notwendigkeit des Patienten, etwas wegzulassen, etwas nicht so zu zeigen. Im nächsten Schritt verbindet der Analytiker dieses Zeigen als aktives Tun mit den phantasierten Folgen, die für den Patienten jedoch seelische Realität haben.

Verlustgeschäfte

Analytiker: Ja, es ist ja eine deutliche Angst da, daß Sie zu heftig sind, heftig im Erotischen, aber auch heftig im Aggressiven, daß Sie einfach zu sehr zupacken, aggressiv sind, ja, auch mit den Blicken.

Patient: Mhm.

Analytiker: Wir hatten da einmal –

Patient: Ich erinnere mich, ja.

Analytiker: ... dieses Thema, auf der Straße anzuschauen, sehr verführerisch – aggressiv anzuschauen. (Pause)

Patient: Mir fällt dazu nur noch ein, daß ich da so vor einigen Jahren so eine Art Gentleman-Ideal hatte, das ich inzwischen verloren habe, Gott sei Dank, und zum anderen wieder diese blödsinnige Angst, ich könnte mich verbrauchen, mir schaden oder so. Ich kann ja nicht genau sagen –

Analytiker: Mhm. Wenn Sie zu heftig sind, wenn Sie überhaupt zu viel investieren.

Patient: Mhm, ja.

Analytiker: Verlustgeschäft, Verluste erleiden dabei, körperlich verlieren, Substanz verlieren. Möglichst wenig zu investieren, um dann den Verlust geringer zu halten. Das ist wahrscheinlich wirklich in konkretem Sinne zu verstehen.

Patient: Ja, ja.

Analytiker: Als wäre jeder Samenerguß ein Verlust.

Die Angst wird nun konkreter benannt. Zunächst als Angst vor der Heftigkeit in all ihren verschiedenen Formen und in den verschiedenen Sinnesmodalitäten. Die Erinnerung an das Gentleman-Ideal, dezent zu schauen, wird wieder wach, und dann wird der Weg frei, die Abwehrfunktion dieses Ideals sichtbar werden zu lassen. „Heftig sein" wird als Investition in den Partner interpretiert, und mit diesem Schritt wird dem Erleben eine körpernahe, kindliche Seite hinzugefügt. Der letzte Deutungsschritt benennt Vorstellungen, die in der Pubertät wirksam sind, die von den Eltern in verschlüsselter Form ja auch ausgedrückt werden, wenn sie von den schädlichen Folgen des Onanierens sprechen, wenn von Schwindsucht, Rückenmarkschäden und ähnlichem die Rede ist.

Die vorgestellten Ausschnitte zeigen einen Teil der psychoanalytischen Arbeit auf, bei der der Patient einen Zusammenhang zwischen belastenden Situationen und der Symptombildung wahrnehmen lernt. Der Analytiker hat hierbei eine den Patienten stützende, seine Wahrnehmungsfähigkeit stärkende Funktion. Dies dient nicht zuletzt der Herstellung einer Beziehung, in der ein Patient die Erfahrung machen kann, daß er mit Hilfe des Analytikers vieles, bislang Unverstandenes, verstehen kann. Es ist eine Geduldsarbeit, an immer neuen Beispielen solche Zusammenhänge herzustellen und dem Patienten verfügbar zu machen.

Einer der hierbei in dieser Behandlung angewandten Schritte bestand dann auch darin, den Patienten zu ermutigen, er solle versuchen, auch ohne seine Beruhigungsmittel auszukommen. Die zugrundeliegende Idee ist, mit Hilfe der Rückendeckung durch den Arzt, Angst ertragen zu lernen. Dies führt jedoch zu Belastungen der Beziehung selbst, wie der nächste Ausschnitt zeigt:

Sehnsucht

Patient: Mir ist mulmig wieder. Ich hab wieder so diese – so furchtbare Aufregung, Atemnot – was heißt Atemnot? – Atemnot ist übertrieben, aber so – wenig Luft und Herzbeschwerden. Ich habe jetzt überhaupt kein Medikament genommen, weil Sie das nicht wollen, aber – ich weiß nicht, was es ist, aber – na, – mehrmals – wo gibt's denn so was? während ich diese Übelkeit hatte, ist mehrfach diese Sehnsucht, Sie bei mir zu haben, aufgetaucht, und dann konnte ich auch feststellen, daß ich dann wütend auf Sie war – wenigstens meinte ich, das feststellen zu können –, aber ich konnte nicht die Stärke zugeben. Ich bin ja wohl irgendwie wütend auf Sie. (Pause)

Na komisch, jetzt denke ich plötzlich überhaupt nichts mehr, und die Beschwerden sind auch weg,

und es ist übrig geblieben der Ärger, daß ich so unbeherrscht war
und geklopft habe, und die Ängste, daß ich Sie dadurch irgendwie indigniert habe.
Analytiker Aber das ist eine Angst, die viel
geringer ist offenbar, als das andere. Der Umschlag – die Beschwerden waren wirklich weg im
Augenblick, ja?
Patient: Mhm.
Analytiker: Zeigt ja, daß ein sehr enger Zusammenhang zwischen einer intensiven Wut und den Beschwerden ist.

Dieser Ausschnitt gibt den Beginn einer
Stunde wieder. Der Patient hatte wohl
kurz warten müssen und bekam prompt
einen Angstanfall. Dabei konnte er selbst
nun beobachten, daß er die Sehnsucht
hatte, sich nicht verlassen zu fühlen und
zugleich sich verlassen fühlte – draußen
vor der Tür. Die Äußerung der Wut auf
den ihn im Stich lassenden Analytiker
führt zu einem Verschwinden der Symptome. Der Symptombildung kann so
eine Symptomlösung unmittelbar folgen,
wenn der Zusammenhang zur Sprache
gebracht werden kann. Die Sitzung entwickelt sich nun weiter:

Übertragung
Patient: Ja, und dann, wenn's mir immer
so schlecht ist, wie heute mittag,
da habe ich immer den Wunsch,
nach irgend jemand zu schreien.
Ich muß mich da immer zusammennehmen, daß ich nicht schrei-
e. Irgendwie nicht alleingelassen
werden wollen oder so was, fällt
mir noch dazu ein.
Analytiker: Und das war ja auch gerade: ver-
schlossene Tür: „Bitte nicht eintreten" – läßt er mich da heute wo-
möglich auch wieder eine Viertel-
stunde warten.
Patient: Na ja, das hätte ich diesmal nicht
geschafft. Ich hab vorher den Arzt
kommen lassen und gefragt, es
war mir so mies diesmal. Jetzt

habe ich wieder heftiges Herzklopfen, fest, nicht schnell. Und
diese Stimmungen sind das wohl,
die mich begleiten, wenn ich von
Ihnen weggehe oder von zu Hause weggehe. Allein dieses ganze
Ungehaltensein darüber lasse ich
dann anscheinend an mir aus.
Aber warum lern ich nicht, daß
das Blödsinn ist und zu nichts
führt?
Analytiker: Ja, weil Sie ja in dem Sinn nicht
schreien und toben und brüllen
gegen mich, der Sie sozusagen
verläßt, indem Sie das nicht tun,
sich sicher fühlen, doch irgendwo
noch – weil Sie ja meinen, sonst
würde ich Sie erst recht verlassen.

Die Angst vor dem Alleingelassenwerden
führt zu dem Wunsch zu schreien; der
aber wird zurückgewiesen. Der Analytiker bringt selbst noch den konkreten Bezug ein, das Schild „Bitte nicht stören"
war noch vorgezogen. Der Patient macht
dann einen wichtigen Schritt; er zieht die
Parallele von hier und zu Hause. Hier wie
dort ist es die gleiche Situation, und das
Erleben hat sich als reales Erleben in die
Behandlungssituation übertragen. Der
Analytiker klärt nun im nächsten Schritt,
warum der Patient nicht wirklich seiner
Stimmung freien Lauf läßt: Weil der Patient in Verkennung der realen Beziehung
davon ausgeht, daß der Analytiker ihn
erst recht verläßt, wenn er seinem Ärger
und der Ungehaltenheit, wie auch der
ganzen Stärke seiner Sehnsucht, lautstark
Ausdruck geben würde. Vermutlich hat
der Patient aber gerade dieses erlebt,
nämlich eine Mutter, die sich von ihm zu-
rückgezogen hat, wenn er laut und heftig
wurde. Anders aber in der neuen Situation, hier ist der Ort, wo bestehende Er-
wartungsmuster durch den Analytiker
auch konkret falsifiziert werden.

Korrektur der Erwartung

Patient: Na, das hat auch noch so ein paar komische Begleiterscheinungen: da tun mir die Zähne weh oder ich schluck' Luft, die dann wieder aufstößt, und kann nichts dagegen machen.
Vielleicht bin ich auch beruhigt dadurch oder verblüfft, weil sie kein finsteres Gesicht gezogen haben, ich hatte nicht gedacht, daß Sie jemand im Zimmer hatten, sonst hätte ich nicht geklopft.
Analytiker: Ja, Sie haben dann an dem erlebt, daß ich nicht böse bin, d.h., daß die Wut, die dahintersteckte, die sozusagen vor dem Klopfen war, die Wut nicht eine schlimme Folge hatte. Sie geht dann noch ein bißchen zurück die Angst: Ja, ist er nicht doch indigniert. Aber das ist viel milder gewesen. Die Beschwerden waren weg, die Wut war weg – nichts passiert, nichts wirklich Vitales, nicht?
Patient: Mhm.
Analytiker: Also, sagen wir mal: schlimmstenfalls ist er ein bißchen indigniert, es passiert nichts. Nur die Wut bringt um, nur die Wut macht es kaputt.

Der Patient hat in seiner Angst geklopft – und der Analytiker unterlegt dieser Angst auch eine Wut, z.B. „was läßt der mich wieder warten". Die Korrektur der unbewußten Phantasien erfolgt sowohl durch die reale Erfahrung als auch durch den Hinweis des Analytikers. Er bietet eine realitätsgerechte Sicht der Dinge an, als „schlimmstenfalls ein bißchen indigniert".
Dieser Schritt gelingt nicht beim ersten Mal, das wäre wohl zu einfach. Dieser Schritt muß vielfach wiederholt werden. Der Patient begreift es jedenfalls hier noch nicht; er ist verunsichert und bekommt schon wieder Angst. Der nächste Schritt des Analytikers versucht deshalb, über die Evozierung der Vergangenheit

die Gegenwart der Übertragungsbeziehung dem Patienten noch mehr zu verdeutlichen.

Wirklichkeit und Phantasie

Patient: Na, in der Phantasie geht's natürlich – wenn Sie das meinen. Aber mir geht's ja um die Wirklichkeit.
Analytiker: Und die Phantasie möchte, daß Sie in der Wirklichkeit etwas erreichen und in einem Punkt, wo's Ihnen besonders wichtig ist. Und deshalb glaube ich, daß Sie da Ihre Phantasien blockieren, indem Sie sagen:
Jetzt gehe ich nicht. Sehen Sie, Sie erinnern sicher nicht nur theoretisch, wie erfinderisch man sein kann, wie erfinderisch Sie waren und sind, um das Unmögliche möglich zu machen, um Ihre Mutter doch bei sich zu behalten und das, was nicht geht, – erfindungsreicher wurden Sie wahrscheinlich –
Patient   Also, das hieße dann, auf den konkreten Fall bezogen, ich will von jetzt ab 7 Tage die Woche drankommen und möglichst zweimal oder so.
Analytiker: Ja, oder es gibt die Phantasie, es ist ja auch schrecklich, wenn Sie da drüben sind, da möchten Sie, daß ich und nicht irgendein Arzt kommen soll.

Die Verknüpfung von dem erfinderischen Umgang des kleinen Jungen mit der Mutter und der analytischen Beziehung wird vom Patienten nun besser verstanden; er schlußfolgert selbst, daß die Entsprechung darin bestehen würde, 7 Tage die Woche und möglichst zweimal pro Tag dranzukommen.
Es ist wohl keine Regel aufzustellen, ob immer die Durcharbeitung der Gegenwart zur Vergangenheit führt oder ob zunächst die Lebensgeschichte besprochen werden muß. Es dürfte jedenfalls günstig sein, beide Aspekte aufeinander bezogen

zu halten. Im nächsten Stadium der Behandlung sehen wir jedenfalls eine deutliche Intensivierung der Auseinandersetzung mit den Eltern.

Das Herz der Eltern

Patient: Ja, und das Problem bei mir ist ja, wenn ich mich irgendwie über meine Eltern hinwegsetzen will oder an meinen Eltern etwas auszusetzen habe oder meinen Eltern zeige, daß ich sie da und da nicht brauche, wo sie sich eben tatsächlich in irgend einer Sache aufdrängen, wo sie mir was verbieten und so. – Das ist mein Problem, daß ich mit der Reaktion meiner Eltern nicht fertig werde. Wenn ich mich da nicht so verhalte, wie die wollen, dann ist es ja tatsächlich so, daß die da sich das furchtbar zu Herzen nehmen. Das frißt dann an denen, frißt sie fast auf. Die reagieren dann tatsächlich mit irgendwelchen Herzbeschwerden oder beklagen sich, meinetwegen könnten sie keine ruhige Nacht verbringen usw., usf., es ist dann ja tatsächlich so. Ich werde nicht damit fertig, daß meine Eltern eben – was sie mit mir anfangen und was sie von mir verlangen und so, was ich eben tun muß, daß meine Eltern mit viel gutem Willen fordern, daß die mir da dies oder jenes eben aus Liebe tun und dann umgekehrt, weil sie ja immer von der Richtigkeit dessen, was sie tun, überzeugt sind, mir dann gewaltigen Ungehorsam und gewaltige Undankbarkeit in die Schuhe schieben, worunter ich dann wieder leide, daß da zumindest eine große Unstimmigkeit herrscht. Ich hab auch eine gewisse Dankbarkeit meinen Eltern gegenüber, weil nicht alles, was sie anfangen, mir gegenüber schlecht ist.

Analytiker: Mhm, mhm. – Ja, nicht alles Scheiße – natürlich.

Der Patient steht in einem schwer lösbaren Dilemma. Wir erfahren, daß auch die Eltern mit dem Herzen ihre Spannungen austragen. – Sagt doch das Sprichwort: „Man soll aus seinem Herzen keine Mördergrube machen." Erdrückt von der Liebe und erdrückt von der dem Patienten übermächtig erscheinenden Richtigkeit, mit der die Eltern sich durchsetzen. Und so setzt sich die Klage des Patienten fort, daß er nichts tun könne.

Das Tun des einen ist das Leiden des anderen

Patient: Ja, aber das Schlimme ist, daß ich ja dann jedes Mal, wenn ich mit irgend etwas, was ich tue, die Wut meiner Eltern herausfordern würde oder herausfordere, daß ich dann tatsächlich Angst haben muß, daß meine Eltern krank werden, es kommt ja nie zu einer Klärung der Situation, weil meine Eltern ja durchweg auf ihrer Meinung beharren. Da gibt's nichts zu rütteln und zu deuten, was die meinen, ist richtig, was ich mache, ist falsch. Ich bin nur rechthaberisch und egoistisch, will das letzte Wort haben usw.

Der Analytiker muß nun versuchen, dieser erdrückenden, scheinbar oder auch anscheinend zutreffenden Klage des Patienten einen Sinn abzugewinnen, der Handlungsspielräume eröffnet. Würde er dies nicht tun, dem Patienten recht geben und ihn im stillen bedauern, wäre wenig erreicht. Dieser Schritt, den wir gleich studieren können, läßt sich mit der Überzeugung begründen, daß immer auch unrealistische, aus kindlichen Gefühlen stammende Einstellungen solche Reaktionen kodeterminieren.

Bislang hatte der Patient nur die Seite seiner Eltern beschrieben; Anna Freud hat darauf hingewiesen, daß wir nur jenes Erleben und Verhalten erfolgreich analysieren können, bei dem dem Patienten eine Subjektrolle zugeschrieben werden kann;

d.h. nur dort können wir eingreifen, wo auch eine Beteiligung des Patienten sichtbar gemacht werden kann. Dem dient die folgende Klarifizierung:

Klarstellung

Analytiker: Ja, aber warum meinen Sie – warum erwarten Sie, daß die Eltern in allem oder auch in vielem den Segen, ihren Segen und ihre Zustimmung und ihr Einverständnis geben?

Patient: Das ist wieder ein anderes Problem. Es ist – fast möcht ich sagen, in den meisten Dingen der Fall, daß ich eben anders denke und anders handeln will als meine Eltern und daß ich dann auf seiten meiner Eltern diese beschriebene Reaktion vorfinde und damit nicht fertig werde; ich bin ja von meinen Eltern in Drei-Teufels-Namen tatsächlich sehr abhängig, denn ich beziehe z.B. alles Geld von denen.

Analytiker: Mhm.

(Pause)

Patient: Da ist mal eine tatsächliche Seite. Und ich werd' eben damit nicht fertig, daß das meine Eltern zerstört, die sehen dann dementsprechend aus, das kann ich denen am Gesicht ablesen, das geht dann über Tage weg. Ich weiß das ja von mir selber, wie es so ist. Da krieg ich nicht die entsprechende Rücksichtslosigkeit zustande, das kann ich nur mit äußerst schlechtem Gewissen. Das ist mal das erste Problem.

Der Patient benennt nur seine konkrete Abhängigkeit, nämlich die vom Geld der Eltern. Das ist gewiß kein leichtes Problem, denn hier werden viele Fragen zu stellen sein. Der Patient schweigt sich dann auch mal erst gehörig aus. Wer weiß, wie selbstverständlich er viele Annehmlichkeiten in Anspruch genommen hat; möglicherweise ist ihm nie der Gedanke gekommen, sich auch mal selbst ein Zubrot zum Taschengeld zu verdienen. Die Mutter wird es ihm gerne zugesteckt haben, aber es gehören immer zwei dazu: der eine, der verwöhnt und der andere, der sich verwöhnen läßt. Es ist vielleicht eine ungewöhnliche Blickrichtung, die passive Rolle als eine aktive Leistung zu betrachten, aber sie hat sich als sehr fruchtbar erwiesen. Der Patient ist jedenfalls nicht dabei stehengeblieben, sondern setzt seine Klage fort. Rücksichtslos kann er nicht sein, Geld zu nehmen, ohne mit der Wimper zu zucken – daraus lassen sich auch erste Vorstellungen darüber entwickeln, wie er denn die Welt gerne hätte. So folgt nun ein Beispiel für das, was ihm alles lästig ist:

Die Last der Mutterliebe

(Pause)

Patient: Das ist im Grunde genommen alles furchtbar lächerlich. Neulich mal, wie ich daheim weggefahren bin nach hierher, da – ich muß ja ewig Hände schütteln, mich von weiß Gott von wem alles verabschieden – da hatt' ich in der Eile – mir hat es sehr pressiert – vergessen, meiner Mutter auf Wiedersehen zu sagen oder besonders deutlich auf Wiedersehen zu sagen, das weiß ich nicht, jedenfalls mach' ich die Glastür zu und hör dann hinter mir einen Heidenspektakel. Jetzt hatte ich das offenbar vergessen, mich zu verabschieden, nicht. Und was blieb mir noch anderes übrig, als noch ½ Stunde dazubleiben, bis sich die Wogen geglättet haben, daß mir das nicht mehr nachgetragen wird. So ist das in allen Dingen der Fall. Meine Mutter, mein Vater ja eigentlich, wenn auch nicht so heftig, reagieren auf irgendwelche Dinge da furchtbar hysterisch.

(Pause)

Im Beispiel wird deutlich, daß dem Patienten sicher noch sehr viel mehr lästig ist, als das Händeschütteln zum Abschied; was lästig und unbequem ist, weil es vielleicht die Bedürfnisse der anderen sind, wird dann auch leicht vergessen. Er bagatellisiert den Fauxpas und wundert sich über die Wogen des Heidenspektakels. Wir konzedieren vermutlich, daß in dieser Familie generell eine Angst vor Trennung herrscht; eindrucksvoll bleibt jedoch, daß der jüngste Bruder sich nicht so drum kümmert, während der Patient sich als Auslöser Nummer 1 sieht und erlebt.

Das Enfant terrible der Familie

Patient: Ich bin ja, das ist auch bekannt, tatsächlich in sehr vielen Dingen dann der mögliche Auslöser, nämlich, wenn ich meine Auffassung vertrete, der mögliche Auslöser für solche Zustände und krieg' dann von der ganzen Firma hinterher die Vorwürfe.

(Pause)

Das ist nichts als reine Hysterie. Das weiß ich genau. Ich darf da nicht mal einen Arzt holen, wenn so was vorkommt, weil dann ja rauskommt, daß eigentlich kein Grund vorliegt.

(Pause)

Analytiker: Ja, nicht nur durften Sie keinen Arzt holen, sondern auch dem Arzt, nämlich mir, dies ja auch in dieser Klarheit, wie die Mutter schreit und wie schwer sie es Ihnen macht, wegzugehen, das hab ich in dieser Deutlichkeit auch, glaube ich, noch nicht gehört.

Der Analytiker geht zunächst einmal auf eine unterstützende, den Patienten bestätigende Linie, indem er zugleich die Mitteilung an ihn selbst mit hereinnimmt. Er hebt hervor, daß diese Darstellung auch für ihn, den Arzt, neu ist, und unterstreicht damit implizit die Wichtigkeit, daß der Patient sich offen und rückhaltslos eröffnet. Auch dadurch wird ein Weg

geöffnet, nämlich, die Scham zu überwinden und das ganze Ausmaß der peinlichen Vorfälle sichtbar werden zu lassen. Dies ebnet der ungeheuren Aggressivität des Patienten einen Weg in die therapeutische Beziehung, die sich dann nicht mehr durch Klagen über das Herz äußern muß. In diesem Sinne dient die Verbalisierung auch einer Katharsis:

Dankbarkeit

Patient: Kann mir auch meinetwegen keinen Fetzen Kleidungsstück kaufen, ohne daß mir meine Mutter dreinschwätzt, und von meinen Eltern kommt Geld. Mein Vater hat eh keinen Sinn für Kleider, oder meinetwegen Rasierwasser, was weiß ich was, etwa, also ich habe das zu nehmen, was usf., nicht. So ist das alles restlos zugemauert.

(Pause)

Oder früher, ich durfte ja nicht die Glastür hinter mir zumachen, oder die Wohnungstür, ohne zu sagen, wo ich hingehe.

Analytiker: Mhm, mhm.

Patient: Oder wehe, ich kam 5 Minuten bloß zu spät.

Analytiker: Also, das ist ein schwieriges Problem, was ja offenbar damit zu tun hat, daß Ihnen vermittelt wurde, eine bestimmte Vorstellung von Dankbarkeit, – dankbar ist man nur dann, wenn man das Geld, was man bekommt, ich exemplifiziere das am Geld, –

Patient: Mhm.

Analytiker: ... das Geld, was man bekommt, genau für den Zweck verwendet und genau so verwendet, wie es die Mutter oder der Vater möchte, genau also z. B. das Hemd kauft und kein anderes.

Dieser heftigen Anklage kann der Analytiker nun eine wichtige Seite abgewinnen. Er interpretiert dem Patienten die enge Verbindung von Geld und Dankbarkeit als Ausdruck eines Bedürfnisses der Mutter, den Sohn genau nach ihren Vorstellungen zu bilden und zu kleiden. Als Teil ihrer selbst bleibe er ihr dann erhalten. Geld ist dann nicht ein Mittel, mit dem der Patient sich identifizieren könnte als Ausdruck der Potenz seiner Eltern, die er zum Aufbau einer eigenen Potenz verwenden kann, sondern wird zum Restriktionsmittel par excellence. Die Interpretation dieses Zusammenhangs gibt dem Patienten ein neues Denkschema zur Hand, das er bis dahin nur dumpf gefühlt haben mag. In dieser Funktion erfüllt der Analytiker eine humane Aufgabe, „die nicht auf Vater oder Mutter reduziert werden kann". *Paula Heimann* hat diese Funktion als Ergänzungs-Ich bezeichnet. „Das Ergänzungs-Ich bietet dem Patienten Begriffe an, die er selbst nicht hat ... Es lehrt ihn neues Denken und bringt ihn so auf den Weg des Fortschritts" (*Thomä* 1981, S. 120).

Literatur

Thomä H (1981) Schriften zur Praxis der Psychoanalyse: Vom spiegelnden zum aktiven Psychoanalytiker. Suhrkamp, Frankfurt

„Funktionelle Entspannung" – ein psychosomatisches Therapieverfahren

Von Marianne Fuchs

Eine Methode, die als psychosomatisches Therapieverfahren vorgestellt wird, muß eine Zeit der Bewährung bestanden haben. Eine Methode, die Patienten mit funktionellen oder psychosomatischen Störungen helfen will, sollte tiefenpsychologisch fundiert sein, an den Grundlagen orientiert, die sich aus der psychoanalytischen Theorie entwickelt haben. Die Wege, die dann zu dem „fundierten" Ziel führen, können verschieden sein, wenn sie tief genug „spuren".

Gemeinsame Grundlagen in diesem Sinne sind:

1. Das Anerkennen, daß es Unbewußtes gibt, daß es heilsam und krankmachend sein kann.
2. Die Einsicht, daß das subjektive Empfinden und die sich einprägenden Gefühle entscheidend die Entwicklung des Menschen bestimmen, daß frühe Beziehungserfahrungen für Leib und Seele wesentlich sind.
3. Daraus ergibt sich eine anthropologische Medizin, die den Menschen in seinem Kranksein multifaktoriell bestimmt sieht. Damit kann der Kranke von mehreren Seiten her angefragt werden:

somatisch samt seiner genetisch-konstitutionellen Anlage und seinem Fehlverhalten,

psychodynamisch bestimmt durch seine Lebens- und Familiengeschichte,

soziodynamisch verflochten in eine engere und weitere Umwelt, die *geistig,* wie er selbst, geprägt und bestimmt ist von Hoffnungen und Erwartungen, von Gewinn und Kritik, von Vorteilen und Leiden an einer Gesellschaft und einer Kultur, in der er lebt und die er mitgestaltet.

4. Gemeinsame Therapiewege können sein: tiefer fragen, tiefer suchen, wo „es" nicht stimmt, wo „Grundstörungen" liegen. „Erinnern", „Wiederholen", „Durcharbeiten", um zu verstehen, was beigetragen hat zum Krankwerden oder was beitragen kann zum Gesundwerden.

Wir wollen die uns allen vertrauten Worte leibhaft hören: Beunruhigendes wird verdrängt, Kränkendes wird vergessen. Nun wird es aufgedeckt, tief innen aufgelöst, erinnert, um es loszuwerden oder zu integrieren. Dazu gehört Neugier, unterscheiden von Wahrgenommenem und entscheiden, was angenommen oder abgewehrt werden soll.

Das gilt ebenso für leibliches Fehlverhalten – auch wenn es unsichtbar ist. Hier setzt die „Funktionelle Entspannung" ein. Der Patient lernt bei dieser Methode – wie in einer Psychotherapie – sich selbst besser kennen und übernimmt mehr als bisher für sich Verantwortung.

Nach dem 2. Weltkrieg, nach einer Zeit der Macht und der gefährlichen Vereinfachung aller Probleme, bemühten sich viele, die Fragwürdigkeit falscher Autorität zu durchschauen, Vorurteile abzubauen, Institutionen zu demokratisieren, solidarischer miteinander umzugehen. Im medizinischen Bereich war das und ist das schwierig. Eine patientenorientierte, psychosomatische Medizin kämpft immer noch um ihren Platz. Der Patient als Partner, der nicht verwöhnt und nicht abgefertigt werden soll, sondern als Mitarbeiter für sein Gesundwerden gewonnen werden muß, ist eine neue, auch pädagogische Aufgabe, die Zeit kostet. Solche Therapeuten wollen den krank gewordenen Menschen und nicht nur seine Krankheit behandeln.

Damit beschreibe ich – sehr unvollkommen – was sich damals in Heidelberg entwickelte: die sog. Anthropologische Medizin, ohne die sich die „Funktionelle Entspannung" nicht hätte entfalten können. Auf das, was der Patient – auch über seine Leibsprache – ausdrückt, wird gehört, nach störenden und gesunden Ansätzen gesucht. Eine ärztliche Psychotherapie, die stationär, also in der Klinik beginnt, kann sowieso nicht zeitaufwendig und nur verbal vorgehen. Das autogene Training von *J. H. Schultz* (1951) ergänzt mancherorts diese Lücke. In der Heidelberger Klinik erprobten wir bei ausgewählten Patienten das, was damals „atemrhythmisierende Entspannungstherapie" oder „psychologisch geführte Körperarbeit" hieß. Seit 1959 führte H. Stolze auf den Lindauer Psychotherapiewochen „Übende Verfahren zur Psychotherapie" ein, die sich klinisch bewährt hatten. Die „Funktionelle Entspannung" gehört seither dazu. Um eine notwendige Abgrenzung – vor allem zur üblichen Atemtherapie – zu finden, bemühten wir uns um eine passendere Bezeichnung für diese Methode. Sie ist immer noch ungenügend, wenn sich mit dem Wort Entspannung nicht das funktionell Vitalisierende verbindet, das mit dem *unbewußt* sich an der Basis verändernden Atemrhythmus gelingt. Etwas Vielschichtiges, Tiefenpsychologisches kann nicht mit zwei Wörtern adäquat erklärt werden. Die Methode wurde entwickelt an meinem 1943 einjährigen Kind. Weder Erinnerung noch viel Sprache konnten therapeutisch eingesetzt werden. Der Junge

bekam im Sommer, halbjährig, eine Bronchiopneumonie, die sich im Herbst zweimal wiederholte. Eine therapieresistente spastische Bronchitis blieb zurück. Ich hatte nur die Wahl, mich mit dieser Diagnose und einem beginnenden Asthma abzufinden oder jenen Weg zu suchen, auf dem der gestörte Atemrhythmus dieses Kindes in Ordnung gebracht werden konnte. Wille und Verstand waren bei dem Einjährigen nicht anzusprechen. Eben das wurde die Chance, auf emotionalem, spielerischem Wege etwas zu erreichen. Er nannte es: „Mamma puh machen!", wenn es ihm nicht gut ging. Durch einfühlende – auch taktile – Wahrnehmungen, durch behutsames, nicht bedrängendes Handanlegen und durch Töne, auf die das Kind reagierte, gelang es, die gestörte Ausatemphase zu vertiefen. Abhusten wurde erreicht, Anfälle wurden aufgelöst oder schon vorher abgefangen, oder das Kind wurde zum Einschlafen gebracht. Es gelang, seine Angst vor dem eigenen Inneren abzubauen. Dieses „therapeutische Anfassen in verantworteter Beziehung" ist lehrbar und erstrebt eine Änderung des Beziehungsmodus beim Patienten zu sich selbst. Es ist keine Massage.

Von den Erfahrungen mit meinem Jungen fasziniert, berichtete ich 1945 dem auch psychosomatisch interessierten Internisten Richard Siebeck davon. Ich erinnere meine arglose Formulierung: „Ich glaube, ich habe damit den Einschlupf ins vegetative Unbewußte gefunden!" und seine Antwort: „Wenn Sie über die *unbewußte* Atmung Einfluß auf das Vegetativum nehmen können, wäre das ja ein Weg, unsere funktionell Gestörten ins Gleichgewicht zu bringen. Wir können nur sedieren oder anregen. Das interessiert mich." Damit fing für mich eine intensive Zusammenarbeit mit der Medizinischen Universitätsklinik in Heidelberg an, besonders mit der Abteilung Viktor von Weizsäckers. Eine erste Arbeit über

die Methode erschien 1949 in der „Psyche" und viele Arbeiten, auch von anderen folgten. (In der 2. erweiterten Auflage meines Buches gibt es ein ausführliches Literaturverzeichnis.)
Zunächst wurde die Methode unter „Pragmatische Psychotherapie" (*Biermann* (1969) eingeordnet, weil sie vom Hier und Jetzt ausgeht und sich an der Realität des Leibes orientiert. An ihm wird mit der „Funktionellen Entspannung" eine leibliche Analyse vorgenommen, unsichtbares Fehlverhalten wird aufgesucht und aufgelöst, was gleichzeitig einen vertieften Eigenrhythmus und ein besseres Umgehen mit sich und anderen bringen kann, um so mehr als die Bedeutung von Fehlverhalten erkannt wird.

Wodurch wird „Funktionelle Entspannung" ein psychotherapeutisches Verfahren?

Wenn wir unseren Patienten geduldig zuhören, ihre Befindlichkeit ausführlich beschreiben lassen, bekommen sie Zutrauen und wir ein Bild – gerade über die „Leibsprache". Dort sind sie aus dem Gleichgewicht gekommen. Was sollen wir unter „Gleichgewicht" verstehen? Der Patient soll sich mit sich selbst und mit seiner Umwelt in einer lebendigen Beziehung, im Austausch befinden. Seine Fähigkeiten und Möglichkeiten, seine Bedürfnisse und Hoffnungen sollen eingebracht werden, wenn sie auch nicht immer erfüllbar sind. Enttäuschungen hinnehmen, nach neuen Wegen suchen, veränderungsbereit bleiben – auch das mit sich selbst Alleinsein – gehören dazu.
Für die „Funktionelle Entspannung" öffnet sich hier ein weites Feld, nach Gleichgewicht über den Rhythmus zu suchen. Denn alle unsere Patienten haben verborgene Blockaden, die Atemrhythmusstö-

rungen auslösen. Der FE-Therapeut[1] sucht mit dem Patienten das Gleichgewicht zwischen Entspannen und Angespanntwerden. Verdrängte Innenbereiche können gefunden und eine flexible Haltung kann gewonnen werden. Das geht in der „Funktionellen Entspannung" ohne Fitnesstraining! „Stärke läßt sich durch Gleichgewicht ersetzen!..."
Der Patient erfährt zunächst über das empfindbare, begrenzte Loslassen eine tiefere Beziehung zu sich selbst. Er entdeckt Haltgebendes und Bodenkontakt in sich und gewinnt eine neue Sicherheit durch spürbare, autonome Antriebe. Alle Appelle an den Willen, an das Sichzusammennehmen brachten bei diesen Patienten bisher keinen Erfolg, möglicherweise sogar Verschlechterung ihres Zustands. Nun wird dem Patienten erlaubt, sich gehen zu lassen und sich gleichzeitig zu empfinden. Wo? In welcher Richtung verändert sich etwas in ihm?
Machen Sie hier bitte eine kleine Selbsterfahrung, durch die diese Methode einfühlbarer wird. Geben Sie sich selbst Antwort darauf, was Sie spüren, glauben Sie sich und der wahrnehmbaren Veränderung, die Sie empfinden, wenn das „Angebot" z.B. heißt: Wie und wo verändert sich etwas, wenn Sie sich zusammennehmen? Was und wohin empfinden Sie, wenn Sie sich gehenlassen?
Wiederholen Sie den Versuch. Mit geschlossenen Augen empfinden Sie besser. Empfindungsqualitäten, Richtungen bieten sich an. Als Antwort kann kommen: eng – weit, fest – locker, angespannt – fließend, einwärts – auswärts, aufwärts – abwärts u.a. Entscheidend wird zunächst das „Abwärts", das Fließende, das aufhört, wenn wir uns nicht weitersuggerieren, es möge schwer, warm werden, wie es im autogenen Training erwünscht ist.
Wenn wir uns gehen lassen, wenn wir nichts machen, geschieht mit uns Ver-

---

1 FE = Funktionelle Entspannung

änderung in der funktionellen Entspannung, die entscheidende Umschaltung zum „Aus"(-atmen), die einwärts und abwärts erlebt wird und zur Auflösung von Blockaden ebenso gebraucht wird, wie zum Finden des unbewußten, autonom geschehenden „Ein"(atmens), damit der Eigenrhythmus sich einstellt.

Versuchen Sie am Kopfansatz, wir nennen diese Stelle „das oberste Kreuz", mit kleinen Bewegungsreizen sich zu lösen. Nicht beliebig lang im Sinne einer gymnastischen Übung, sondern auf dreierlei Weise, um Unterschiede zu spüren: Bewegungen unter Luftanhalten, Bewegungen im Ein, Bewegungen im Aus. Was ist dabei jeweils anders? Es kann lang dauern, bis diese Unterschiede gefunden werden und der Patient dafür Sprache findet. Ohne etwas zu suggerieren, entdeckt schließlich jeder, daß im Aus eine tiefere Beteiligung gelingt. Ob sich damit aufzulösender Widerstand, Angst oder Verdrängung verbindet; fehlgeleitete Energie wird befreit.

Oft zeigt sich das an den Nachatem- oder Gähnbedürfnissen. Denn die „Funktionelle Entspannung" strebt eine Vitalisierung des Zwerchfells an. Sie kann damit entscheidend zur Leistungsverbesserung beitragen, nicht durch äußere, sondern durch innere Übung. Es ist erstaunlich, daß bei der üblichen Rehabilitation der Herz- und Kreislaufkranken diese Verhaltensgrundlage, die das Wiederfinden des eigenen Rhythmus bedeutet, gar keine Rolle spielt. Verbale Appelle oder formelhafte Vorsatzbildungen genügen dem nicht, dem unsichtbares Fehlverhalten zur Gewohnheit geworden ist und bei dem auch die Formel aus dem autogenen Training „es atmet mich", die anderen hilfreich ist, die Qualität des Rhythmus nicht trifft. Alles Erleben, Emotionen und Affekte drücken sich in leiblichem Verhalten aus, zutiefst den Atemrhythmus verändernd. Unterdrückte Aggression, Ehrgeiz, Angst, verdrängte Probleme

oder Trauer lassen sich auch über den Körper aufdecken und verarbeiten. Die Einsicht in unökonomisches Verhalten ist dann erfolgreicher, wenn wir anstatt Krafttraining die Dynamik des Ruheverhaltens im Atemrhythmus einfühlbar machen. Er kann dann in jede Leistung eingeblendet werden. Das heißt, wer seinen Eigenrhythmus kennt, wer die Richtung des Sich*gehenlassens,* des Sich*einsetzens,* Sich*durchsetzens* zu finden versteht, *behauptet* sich besser. Wenn eine somatische Hilfe bei Herz- und Kreislaufkranken nicht rhythmuszentriert ist, scheint sie uns ein oberflächliches und möglicherweise sogar gefährliches Leistungstraining werden zu können. Wie finden wir konkret diesen subjektiven Eigenrhythmus? Zurückhaltung, Starre muß an den Gelenken aufgelöst, der Spürsinn für Fehlverhalten differenziert werden.

Machen Sie wieder eine aufwandlose Selbsterfahrung: Wie verändert sich der Brustkorb, wenn Sie im oberen oder im unteren Kreuz[2] oder in der gesamten Wirbelsäule fixieren? Wie wird es, wenn Sie – ohne zu erschlaffen – sich dort wieder lösen? Sie werden wieder erfahren, daß Sie abwärts bewegt werden, ohne Ihr Aufrechtsein zu verlieren. Auch angelehnt läßt sich das empfinden. Läßt sich – auch ohne vorher zu fixieren – Veränderung in diesem Sinne wahrnehmen? Überlassen Sie sich dem „Abwärts". Gibt es noch andere Richtungen, die Sie wahrnehmen? Und verändert sich der Brustkorb in der Ein-Phase, wenn Sie geduldig warten, ohne sich voreilig Luft zu holen? Wo beginnt die Veränderung?

Solche Angebote wecken die Neugier für Spielen mit den Gelenken, für Halt und Raum, für das Körperschema, in dem wir uns aufgehoben, veränderungsbereit erfahren. Nicht die einzieh- und ausstoßba-

---

2 Oberes -Kreuz = Schultergürtel
  unteres Kreuz = Beckengürtel

re Luft ist unser Thema, sondern die wahrnehmbaren *Druckveränderungen,* die wir nachgebend und entfaltend uns erlauben. Biodynamisch wird damit der Innenraum unserer Gestalt unter einen heilsamen Druck gesetzt – der Brustraum in der Aus-Phase um so mehr, als das Zwerchfell im Loslassen mitbeteiligt wird. Gelingt dadurch auch eine vertieft einsetzende Einatmung, so wirkt das auf Herz, Kreislauf und Lunge reizend, belebend, ohne daß der Patient sich anstrengen muß. Freilich bedarf es oft langer Vorbereitung, bis die inwendige Gelenklockerheit der Wirbelsäule oder vorne am Brustbein erreicht wird, bis eingeschliffene Fehlhaltungen abgebaut sind, bis die Elastizität des Brustkorbs rundherum fühlbar wird. So findet der Patient zu seinem mittezentrierten Eigenrhythmus, den er lernt, sich im Alltag zu erhalten. Ob es Bücken oder Autofahren, Rasenrollern oder Schreibtischarbeit ist: immer wieder lohnt es sich zu spüren, ob wir loslassen, damit wir innen beteiligt uns einer Entfaltung stellen, die aus autonomem Antrieb entsteht. Stau-, Preßatem ist nur bei Schwerstarbeit und begrenzt angemessen.

Machen Sie noch einmal einen Selbstversuch:

Wenn ich aufstehe, staue ich den Atem? Stehe ich einatmend oder im Aus auf? Möglich sind alle drei Formen. Was ist der Unterschied? Die Mehrzahl der Versuchspersonen berichtet, daß sie stoppen oder einatmen, weil sich eine Leistungsvorstellung damit verbindet. Verlagern Sie Ihr Gewicht im Aus nach abwärtvorwärts, dann gelingt Ihnen das Aufstehen spielend, und wird zu einer natürlichen Reiztherapie für Herz- und Kreislaufkranke. Auch schwer erkrankten Parkinson-Patienten gelingt damit, über die Gewichtsverlagerung, ein müheloses Aufstehen, weil, wer im Aus(atmen) abwärts erinnert, außerdem unbewußt vom Zwerchfell gestützt wird. Versuchen Sie

auf diese Weise brummend aufzustehen, so haben Sie ein innenorientiertes Loslassen gewonnen, auf das es ankommt. Nachgeben führt zur Sammlung und zum Sichentfalten, zum autonomen Antrieb. In aller Leistung sollte er erhalten bleiben, Grundlage bilden.

Eine Korrektur für das bisher übliche Jogging spricht sich herum. Nur wer sich während des Laufens noch unterhalten kann, über seinen Atemrhythmus noch gelassen verfügt, hat einen positiven Erfolg.

Hier können wir durch die „Funktionelle Entspannung" unauffällig lernen, den eigenen Rhythmus zu finden, Fehlspannungen aufzulösen, Druckveränderungen, Offensein, Innenraum leibhaftig wahrzunehmen. Das rhythmusorientierte Entspannen vitalisiert das Zwerchfell, wodurch das vegetative Nervensystem in ein besseres Gleichgewicht kommt. Früher nannte man es das „autonome" Nervensystem. Obwohl das nicht mehr gebräuchlich ist, weil das Wort autonom eine andere Bedeutung bekommen hat, benütze ich den Ausdruck weiterhin gerne. Er soll verstanden werden im Sinne von selbsttätig, automatisch, meinem direkten Willen entzogen. Weil die „Funktionelle Entspannung" einen indirekten Zugang zu dieser Steuerung des Zwerchfells hat, rhythmuszentrierend wirkt, stärkt sie außerdem autonome Ich-Funktionen, wie Gelassenheit, Ruhe, Sicherheit, Beziehungsfähigkeit, Antrieb. Atemgymnastische Harmonisierung oder äußerliches Fitnesstraining hat, wie ich meine, mit dieser spürbaren, neuen Beziehung zu sich selbst, die autonome Bereiche erreicht, wenig zu tun. Bei der Rehabilitation von Herz- und Kreislaufpatienten hat immer noch der Glaube an die Leistung Vorrang; an die Hierarchie von Wattzahlen, von Messung, von Quantität. Die Qualität des Empfindens und Erlebens – ein leibhaft anderes mit sich Umgehen, das ein tieferes Sichlebenlassen

meint, ist weithin unbekannt. Jeder Reiztherapie kommt es auf eine Beteiligung des Patienten an. Muskeltraining soll Gelenkmobilität erreichen, Herz und Kreislauf anregen. Dieses Angebot bleibt fragwürdig, wenn in gewohnt außengeleiteter Leistungseinstellung trainiert wird, wenn Tiefenschichten nicht mitbeteiligt werden, der abgewehrte Eigenrhythmus vorher nicht gefunden wurde. Ein Patient mit funktionellen Herzstörungen sagte, als er zu dieser anderen innengeleiteten Einstellung einen Zugang hatte: „Was Sie mir beibringen ist, in der Fernsehsprache gesagt, das Nachtrimmen der Automatik. Dazu braucht man auch feine Sinne!"
Kommt zu viel Getriebenheit, zu viel Ich oder Überich in unser Verhalten hinein, entfernen wir uns auch von unserem leiblichen Es, vom autonomen Antrieb, von unserer Mitte. Die „Funktionelle Entspannung" lehrt, mit weniger Anstrengung, aber mit mehr Innenbeteiligung zu leben. Das ist sehr konkret gemeint, weil Loslassen mit dem Wartenkönnen und mit der Selbstentfaltung verbunden bleibt, wenn eine rhythmusbezogene Entspannung gelehrt wird. Die leibsprachlichen Angebote, die der Therapeut gibt oder die der Patient findet, werden doppelsinnig mitgehört. Denken Sie an Loslassen oder Wartenkönnen. Von was? Warum? Es ist nicht schwer von der leiblich erfahrenen Sprache zum Gespräch oder zu bildhaften Vorstellungen, die das Empfinden beschreiben, oder zu Assoziationen zu kommen, die therapeutisch weiterführen. Als Beispiel erinnere ich an das „Zähnezusammenbeißen". Vieles läßt sich daran erfahren und erinnern. Sensibler Mundraum, oraler und ebenso analer und sexueller Bereich können in der „Funktionellen Entspannung" bearbeitet werden um einer glaubhaften Vitalisierung willen, die wir im Ordnungsprinzip Rhythmus erfahren. Der Patient lernt um so deutlicher sich wahrzunehmen, als es ihm gelingt, „fehlgeleitete Energie" auf-

zulösen, die Siebeck zum neurotischen Verhalten rechnete.
Damit sich der Patient nicht in Tiefenschichten verliert, weil er weder ins Hypnoid noch in Entgrenzungszustände kommen soll, sondern wach, wahrnehmungsbereit seine inwendige Lebendigkeit empfinden und beschreiben lernt, bekommt er vom Therapeuten bestimmte Angebote. Eine Funktionslust entsteht bei dem, der sich auf sein Gewicht einläßt und spürfähig für seine Bedürfnisse wird – mittebezogen, statt kopflastig. Durch Spielregeln, die ganz aus der Erfahrung gewonnen wurden, werden Übertreibungen vermieden. Anstöße genügen, wo es um autonome Antriebe geht.
Unsere Patienten, die zur „Funktionellen Entspannung" kommen, leiden an: Asthma oder Erkältungskrankheiten, Gelenk- oder Kopfschmerzen oder anderen Schmerzzuständen, depressiven Verstimmungen, Verdauungs-, Herzoder Kreislaufstörungen, Hyper- oder Hypotonie, Regel- oder Potenzschwierigkeiten, Sprech- und Schlafstörungen. Unter psychoanalytischen Gesichtspunkten vermuten wir, daß der Patient Konflikte, Enttäuschungen, Trauer, Aggressionen nicht verarbeitet, dafür in den Körper verdrängt. Fehlverhalten, Stauung hinterläßt Störung, die somatisch nun Ausdruck seiner Not ist. Ein voreiliges „Zudecken" mit Medikamenten treibt diese Patienten von Arzt zu Arzt oder in die Chronifizierung. Besser ist es, wenn der Patient klagen darf, solange ein anderer zuhört, um zu verstehen, wo „es" fehlt. Solches Loslassen kann beim Patienten schon ein Aufatmen ergeben. Trösten heißt auf hebräisch „einen anderen wieder zum Aufatmen bringen"! Nicht gut ist es, wenn der Therapeut vorschnell psychologisiert. Er trifft damit den Patienten nicht dort, wo er zunächst leidet: an seinem Leib. Der klassische Weg der lösenden, konfliktbearbeitenden Psychotherapie versteht die Kunst, den Patienten bereit zu

machen für den Zusammenhang von seinen Klagen und seinen Beziehungsproblemen.

Wer die „Funktionelle Entspannung" einsetzt, stellt die vermuteten Konflikte zurück, sucht mit dem Patienten nach der gestörten Beziehung zu sich selbst, findet über ein sensibilisiertes Körpergefühl zum sich vertiefenden Atemrhythmus, was mehr Sicherheit, Selbstgefühl hinterläßt. Das rhythmisierende, vitalisierende Prinzip des Entspannens macht den Patienten widerstandsfähiger und bereit, sein eigenes Fehlverhalten und die Konflikte, die dazu geführt haben können, zuzugeben und wo notwendig zu bearbeiten. Das heißt, wer für eigene Empfindungen und Gefühle Sprache findet, lernt sich auch besser kennen und lernt möglicherweise, in kritischen Situationen sich auch besser zu helfen. Ein Patient, der seine Herzbeschwerden beschreibt und dessen Ängstlichkeit spürbar ist, fühlt sich unverstanden und abgeschoben, wenn die Untersuchung ergibt: „Ihr Herz ist gesund. Ihre Beschwerden sind psychisch!" Könnte der Therapeut nicht seine Angst ansprechen und sich genau beschreiben lassen und lokalisieren? Angst ist ein sehr menschliches Verhalten.

Hier sei an unseren Versuch, „Sichzusammenzunehmen" erinnert: Wie und wo empfinde ich was, wenn ich mich auf Angst einstelle? Wenn ich die Vorstellung wieder auflöse, was verändert sich? Wo? Wo noch?

… In solchen Fällen erfahren wir von Enge und Druck und wie wir wieder „in Fluß" kommen oder „frei" werden.

Oder wie bei einer 19jährigen Patientin, die ich nur dreimal sehen konnte, die aber unter erheblichem Druck vor dem Abitur stand. Sie klagte über ab und zu rasendes Herzklopfen und Kopfdruck, der oft auch Gedankenflucht nach sich zog. Mit der Schule habe sie keine Probleme! Da träten die Beschwerden auch nicht auf. Das weitere Gespräch, das mir ein Bild von ihrer Situation machen sollte, ergab,

daß sie sich in einem Internat fest an eine Clique gebunden hatte, die sich nun nach und nach auflöste. Die bevorstehende Freiheit machte mehr Angst als Lust, obwohl sie froh war, die Schule los zu sein. Einem analytisch orientierten Therapeuten fällt dazu ein: Verlustangst, Verlassenheitsangst, Trennungsangst, Triebangst. Wir lassen alle Theorie weg und fühlen uns in das Gehörte ein, z. B. in den engen Zusammenhalt der Clique. „Fühlen Sie sich einmal ein, wie Sie sich verändern, wenn Sie „zurückhaltend – haftend" sind," sagte ich zu ihr. „Und nun lassen Sie sich mal wieder gehen … Wie erleben Sie das?" Die Antwort war bei ihr: „Ich spüre das in den Füßen. Beim Loslassen gehts vorwärts! An den Händen und sonst fühle ich nichts." Das ergibt für den Therapeuten viele Aufschlüsse. Ich schlug nun vor, ihre eigenen Hände auf das Brustbein zu legen, die Augen zu schließen und den selben Versuch noch einmal zu machen. Wieder kam die Antwort: „Auch hier gehts vorwärts!" Wie wirds innen? „Da krieg ich Platz." Und wie ist es hinten …? „Da war's erst rund und dann flach."

An diesem Modell läßt sich ein ganzes Gespräch über eine neue Erfahrung und Haltung entwickeln: über den abgeblockten Eigenrhythmus, über eine „flexible Identität" oder über den Mut zur Veränderung … auch zur eigenen, hier der weiblichen Mitte! Daraus kann man ersehen, wie wir mit dieser Methode im Dialog bleiben mit dem, was wahrgenommen wird und was mit so wenig in Gang gebracht werden kann. Dem Herzrasen kamen wir so auf die Spur. Die leibhafte Erfahrung führte die Patientin zur menschlichen Mitte und ihren Problemen … Das Mädchen lernte auch zu verstehen, daß ein sich so vertiefender Atemrhythmus positiv auf den Herzrhythmus wirkt und nahm eine Hilfe zur Selbsthilfe mit, die neben den Gesprächen entscheidend wurde.

Denn wir erklären, wo es angebracht ist, die erfahrenen Zusammenhänge – ohne viel Fachsprache. Aber nicht das theoretische Verstehen hilft, sondern die neue Erfahrung. „Nicht das Vielwissen sättigt die Seele, sondern das Fühlen und Kosten von innen!" (Ignatius von Loyola; *Görres* (1958). Aber nur, wenn es unsichtbare Tiefenschichten trifft, bleibt es keine äußerliche Verhaltensänderung, „Charakterkosmetik" oder Symptombehandlung.

Was wir in der „Funktionellen Entspannung" erreichen, ist die Vitalisierung des autonom funktionierenden Zwerchfells, der wohl sensibelste Teil der Atemfunktion. Das einfache Volk hat für diese psychosomatischen Zugänge anschauliche Aussagen:

„Mir bleibt die Luft weg!" für Erstaunen „Ich atme auf!", wenn Spannung sich löst.

„Ich kann dich nicht riechen!", als Ablehnung verstanden.

„Hier ist dicke Luft", für schlechte Stimmung.

„Mir bleibt die Spucke weg!" bei Aufregung.

„Mir läuft das Wasser im Mund zusammen!", bei positiver Erwartung.

„Es geht mir ans Herz!", was mich rührt.

„Mir geht das Herz auf!", wenn Freudiges erlebt wird.

Auch wer zu viel „hinunterschluckt" oder in sich „hineinfrißt", stört über den Atemrhythmus andere vegetative Funktionen. Versuchen Sie einmal, oft hintereinander etwas Gedachtes zu schlucken! Immer wieder ... Wir lassen uns dann weder Zeit noch Raum zur notwendigen Selbstentfaltung, die mit dem rechten Einatmen verbunden ist. Umgekehrt ist es bei Patienten, die hyperventilieren. Sie lassen zu wenig los, können nicht hergeben – aus was für Gründen auch immer. Ich denke an Patienten, die Luft schlukken oder an Asthma, Hyperventilationstetanie oder am gastrokardialen Symptomenkomplex leiden. Sorgfältig, mikroanalytisch gilt es, die blockierten Stellen im Körper zu finden, die sich tapfer zusammennehmen, anstatt durchzulassen.

Denken Sie ans Hartnäckigsein oder Zähnezusammenbeißen. Nun lernen Sie das Offensein, das Gehenlassen, um verarbeitungsbereit zu werden. Auch „unten offen"!, wie wir bei solchem Abgeben und Durchlassen beckenwärts empfinden. Der Volksmund sagt es noch massiver: „sch-sch-sch ...", bekannt aus der Fäkalsprache unserer Zeit! Ich beschreibe damit Verhaltenshilfen, die zur Verarbeitung von Seelischem, von Eindrücken, die von außen oder innen kommen, beitragen können.

Einordnung der „Funktionellen Entspannung" in psychosomatische Theorien

Blockaden stören den Rhythmus. Sie können als Signale verstanden werden, die zur Selbstregulation aufrufen, wenn wir bemerken, daß sie unser „Fließgleichgewicht" stören. Ich benütze diesen Begriff gern, den Bertalanffy, ein Biologe und Systemtheoretiker, aus seiner Wissenschaft einführte. Im übertragenen Sinne kann er für unsere „Dynamische Tiefenpsychologie" gebraucht werden. In *K. Menningers* „Leben als Balance" (1974) finde ich dazu die Bemerkung: „Ein System muß jedoch, um zu arbeiten, nicht im Gleichgewicht sein, wohl aber ständig auf dem Wege, es herzustellen." Auch auf das Lehrbuch der Psychosomatischen Medizin möchte ich hinweisen. In der wissenschaftstheoretischen Einleitung von Uexküll und Wesiack wird von dem Menschen als einem offenen geregelten System, einem „Wirkungsgefüge" gesprochen, weil Beziehung zu Handlung führt und umgekehrt Handlung als Beziehung empfunden wird. Sie knüpfen damit an das „offene System" des Gestaltkreises von *Viktor von Weizsäcker* (1951, 1955, 1968) an, der auch eine vielschichtige, balancebereite Tiefenpsychologie vertrat. Ich erinnere mich an eine Fallbesprechung 1950. Damals sagte er zu mir: „Ich glaube, Ihre Erfolge kommen daher, daß Sie Ihre Patienten immer zwei Dinge auf einmal machen lassen: tun und empfinden, Stimme einsetzen und spüren, bewegen und wahrnehmen. Eines oder das andere bleibt dann mehr oder weniger unbewußt. Wir in der Psychoanalyse haben – mit Freud – immer gemeint, aus Es muß Ich werden. Ich glaube, es ist ebenso wichtig, daß aus Ich wieder Es wird." 1951 hat er diesen Satz in „Der kranke Mensch" veröffentlicht. Nicht Stärke, Härte, Festhalten, ob aus Kraft oder Angst, oder im Sinne des „Verweile doch, du bist so schön", sind die erfahrbaren Hilfsangebote der „Funktionellen Entspannung", sondern Loslassen um der Veränderungsbereitschaft, um der Balance willen, einer Balance zwischen oben und unten, außen und innen, bewußt und unbewußt, zwischen aktiv und passiv, Leiblichem und Seelischem. Dann gelingt ein Lebendigsein mit inwendiger Beteiligung, eine Leistung mit ökonomischem Krafteinsatz.

Störungen, die aus der auf uns einwirkenden Umwelt oder aus unseren eigenen Impulsen kommen, können ihre Ursachen möglicherweise auch in der Konstitution des Patienten haben. Lehren wir nun den Menschen anders mit sich umzugehen, dann kann er sich mehr Distanz und mehr Selbstentfaltung, Selbstschutz und Abwehrkräfte erhoffen. Die Erfahrungen mit Heuschnupfen oder Asthma zeigen das. Es gibt viele Erklärungsversuche, um die Häufung von funktionellem und psychosomatischem Kranksein zu verstehen. Immer geht es um Reaktionen auf Einflüsse, die den Patienten aus dem Gleichgewicht bringen.

Ich erinnere nur beispielhaft an einige theoretische Modelle (*Freyberger* 1977):

1. Bestimmte Persönlichkeiten sollen auf Streß oder auf Stoffe abnorm reagieren, wie die Allergiker.

2. Die Konflikte der Ablösungsphasen hinterlassen Ängste. Nach dieser Theorie regredieren die Patienten ins Somatische (*Alexander, Chicago*).

3. Persönlichkeiten mit verarmter Gefühlswelt fehlt der Ausdruck, um Konflikte zu erleben oder sprachlich zu formulieren. Einige amerikanische Autoren sprechen von „Alexitymie", die Pariser Schule von „pensée operatoire".

4. In der Heidelberger Abteilung für Innere Medizin, die sich in der Nachfolge v. Weizsäckers entwickelte, wird von P. Hahn von einer „Simultandiagnostik" gesprochen, weil Konflikte sich gleichzeitig und stellvertretend äußern können, sowohl in leiblicher Not ausdrückend, wie im Erleben durch Gefühle und Erkennen durch Sprache. Psychosomatisch denkende Therapeuten versuchen beim Patienten, die Einsicht zu entwickeln, daß an seinem Kranksein mehrere Faktoren beteiligt sind, vor allem er selbst. *Mitscherlich* (1967) spricht von „psychosomatischem Simultangeschehen" und von einer „Regression auf die biologische Intelligenz".

5. Im Lehrbuch der psychosomatischen Medizin führen *von Uexküll* (1979) und *Wesiack* (1974) eine Theorie der Heilkunde ein, die die Wirkung aus Erlebtem einbezieht, Situation und Funktion ernst nimmt.

6. Mit dem Eßlinger Modell hat *W. Bepperling* (1981), vor allem mit seiner psychosomatischen Initialdiagnostik Erfahrung gesammelt. Auslösende, krankmachende Faktoren lassen sich durch das Zusammenwirken „pathogener Konstellation" und „pathogener Situation" erkennen, die „Person in der Verflechtung mit ihrer inneren und äußeren Welt" erscheinen. Er spricht auch von „pathogenen Körpervorstellungen", die das Körpererleben und das Körperempfinden beeinflussen.

Es sei mir erlaubt, diese gescheiten Theorien etwas zu vereinfachen. Bei allen Patienten, die hier gemeint sind, fällt auf, daß Reiz und Reaktion, die eine funktionelle Einheit bilden, unökonomisch verlaufen. Die elementare, organische Selbstregulation stimmt nicht mehr und ganz sicher ist der persönliche Atemrhythmus dabei betroffen. Der Mensch ist eine körperseelische Einheit. Er kann sich in jeder Ebene ausdrücken, kann aber auch Gefühle und Affekte unterdrücken. Das gibt möglicherweise Störungen. Auf Gefühle und Stimmungen reagiert das Zwerchfell am empfindlichsten. Wenn wir nun in tieferen, leiblichen Bereichen lösend vitalisieren können, dann bedeutet das nicht nur Aufdecken, Abreaktion, sondern positive Verarbeitungshilfe. Der antriebssichere, zur Personmitte bezogene Rhythmus verändert nicht nur den Stoffwechsel, sondern baut falsche Leistungseinstellung und Angst ab. Wir trauen dem Somatischen nicht nur negativ Regressives, sondern auch positive, aufbauende Kräfte im Sinne der „biologischen Intelligenz" zu. Und für die Spracharmut haben wir im emotionalen Lernen einen Weg, leibliches Wahrnehmen, Empfinden beschreiben zu lassen. Das gibt die Grundlage für Gefühle, die durch Sprache bewußt werden.

Einiges zur Didaktik

Die „Funktionelle Entspannung" spricht das Atmen nie direkt an. Das macht die übliche Atemtherapie oder auch Sprecherziehung und Stimmbildung. Weder geführt noch gestaltet wird das Atmen einbezogen. Es läuft halbbewußt, wie absichtslos, kunstlos mit, wenn äußere oder innere Druckveränderungen aufgelöst und wahrgenommen werden. Durch die Ablenkung auf die Gestalt und ihre Veränderungen, z. B. an einem Gelenk, vertieft sich die Ausatemphase unbewußt, wird das autonom funktionierende Zwerchfell vitalisiert. Die „Funktionelle Entspannung" kennt keine festgelegten Übungen, sondern Bereiche am eigenen Leib werden aufgesucht, durch kleine Bewegungsreize verdeutlicht, Empfindungen erinnert, Veränderungen wahrgenommen und in Ruhe gelassen. Es wird erfahren, was es heißt: sich überlassen zu können, nicht dem Wachträumen oder tiefen Absinken, sondern um einer Lust am Bewegtwerden willen – auch in der Ruhe – einer Funktionslust, einer sinnlich animalischen Lebendigkeit, ohne Verdrängung im Bauch-Becken-Bereich. Das ist einfühlbar durch die behagliche Stimmung einer schnurrenden Katze! Lou Andreas-Salomé berichtet von Freud, daß er sie „als Sinnbild aller friedvoll-spielerischen Anmut des wahren Egoismus" ansah. „Einig mit sich selbst", wenigstens immer wieder! Es gehört viel kritische Selbsterfahrung dazu – auch in der „Funktionellen Entspannung".

Das Verfahren ist dialogisch, weil beide, Patient und Therapeut, nach bisher unbewußt gewesenem Fehlverhalten suchen, wobei keine erwarteten Ergebnisse suggeriert werden, aber die Neugier für sich selbst geweckt wird. Was der Patient aus Angeboten macht, was er antwortet, bestimmt den Verlauf der Stunde. Die „Funktionelle Entspannung" ist keine nonverbale Methode. Die stimmenden Worte für das, was getan oder empfunden wird, sowie die Offenheit für die Bedeutung, die dahinter mitzuhören ist, läßt uns mühelos vom Somatischen ins Psychisch-Erlebnishafte überwechseln, ohne etwas hinein zu interpretieren. Wesentlich bleibt das leibhafte Erinnern, Wiederholen, eine erfahrbare Realität, durch die Veränderung gelingt, die mittezentriert ist, autonome Kräfte entbindet, Angst vertreibt. Dafür ein Beispiel, das vor dem Pillenzeitalter liegt:

Eine junge Frau, sie ist verheiratet und hat ein 5jähriges Kind, liegt in der Medizinischen Klinik. Sie hat Herzrhythmusstörungen und schwere Angstzustände, die es ihr unmöglich machen, sich einer dringend nötigen Zahnentfernung zu unterziehen. Weil bei ihr alles „o. B." ist, wird sie zur „Funktionellen Entspannung" überwiesen. Mein therapeutisches Konzept war, das pathogene Körpererleben *(Bepperling)* der Patientin – ihre Angst und ihre Rhythmusstörung auf eine neue Spur zu bringen, ihre Selbstsicherheit über einen natürlichen Spürsinn zu verbessern. In den ersten Stunden lernte die Patientin, ihre Gelenke zu empfinden, Abwehrmechanismen, Widerstand, „fehlgeleitete Energie" abzubauen. Sie fand einen besseren Halt in sich. Außer der Wirbelsäule beschäftigte uns vorwiegend das Becken. Auch dort lernte sie loszulassen, Veränderung wahrzunehmen, Ruhe und Neubeginn des Einatmens als Selbstentfaltung zu empfinden. Dieser auflösende Zugang zu sich selbst, der einen sich vertiefenden Atemrhythmus ermöglichte, wirkte entspannend *und* stabilisierend. Sie brach in Tränen aus. Das tiefere Körperempfinden rührte an unverarbeitete Erlebnisse, die 8 Jahre zurücklagen. Sie erzählte von einer vorehelichen, traumatischen Situation. Ihr Jugendfreund aus dem heimatlichen Dorf schwängerte in einem Monat zwei Mädchen und erreichte bei ihr eine Abtreibung. Geheiratet hat er die andere. Sprachlose Enttäuschung, Kränkung und Schuld begleiteten die junge Frau seither – trotz „glücklicher" Ehe, bis die Herzsensationen und die Angstzustände ihre Not auszudrücken versuchten. Der „schlechte Zahn" stand stellvertretend für das abgetriebene Kind. Noch einmal sollte sie einen Eingriff in ihr Körperinneres zulassen? Angst und Herzklopfen meldeten sich, unverarbeitetes Erleben drückte sich in störendem Empfinden aus, das bisher niemand entschlüsseln konnte. Weil sie nun darüber sprechen konnte, sah sie konflikthafte Zusammenhänge, die wir sowohl im Gespräch bearbeiteten als auch leibhaft nach einer stimmenden Sicherheit suchten. Sie lernte, ihre Ängste als Signal positiv anzunehmen, sich locker abzuleiten, um den Eigenrhythmus zu finden. Entsprach das einer Verarbeitungshilfe dieser schweren Kränkung? Sicher nur, wenn im therapeutischen Gespräch ihre

Trauer, ihre Aggression und ihre Schuld empfunden, ausgedrückt, losgelassen und eingebaut wurde in ihr persönliches Weltbild. Dieses erfährt dadurch Reifung, zu der sie allein nicht gefunden hätte. Sie übernahm für ihren Körper und alles, was mit ihm geschieht und geschehen ist, Selbstverantwortung, die aber auch das Erleiden und das Geschehene mit einbezieht, einzuordnen verstand.

Die Selbsterfahrung, die erlebte Körpersprache verdeutlicht auch für einfache Menschen über den Eigenrhythmus Grundlegendes. Zum Beispiel: „Wo? Wann? Wie lange erlebe ich Loslassen – Hergeben – Nachgeben? Wie gelingt mir Wartenkönnen ohne Ungeduld, im Vertrauen worauf? Wo beginnt mein Gespanntwerden, wo fangen meine innersten Bedürfnisse an, auf die ich zu hören lerne?

Als wir in der Therapie so weit waren, bot ich der Patientin an, mit ihr zum Zahnarzt zu gehen, damit der notwendige Eingriff gemacht werden konnte. Es genügte eine hilfreiche Erinnerung im Bereich der Lendenwirbelsäule, daß sie dorthin – auch in der Erwartungsspannung während der Extraktion – losließ und bei sich blieb. Alles verlief komplikationslos, alle atmeten erleichtert auf. Auch der Ehemann, der zu den letzten therapeutischen Gesprächen abschließend einbezogen wurde.

Bei dieser Patientin löste sich Verhärtetes, Zurückgehaltenes über eine verfeinerte Selbstwahrnehmung auf. Sie bekam leibhaft Zugang zu ihrem tieferen Empfinden und zu unterdrückten Gefühlen. Sie fand dafür eigenen Ausdruck, Worte, Hilfe und Verständnis durch die Therapeutin. Die entscheidende Mitarbeit des Patienten gelingt in dieser Methode in der ersten Stunde, wenn er unter Leidensdruck steht und der Therapeut seine Körpersprache trifft, die hilft, Beziehung zu sich selbst zu bekommen. Das ist konkret gemeint und trifft die sinnlich-animalische Seite des Menschen samt all seinen Widerständen in dieser Hinsicht.

Unsere funktionell gestörten Patienten haben kein gutes Verhältnis zu ihrer animalischen, einfachen Natürlichkeit, die der Mensch durch die Entwicklung sei-

nes Bewußtseins z.T. verliert. Dafür gewinnt er an Lernfähigkeit. Prägbar, eine „physiologische Frühgeburt" (*Portmann* 1956), die das Menschenkind ist, kann es freilich vielen negativen Einflüssen aus seiner Umwelt ausgesetzt sein. Wie entscheidend in der sensiblen Phase des ersten Lebenshalbjahres das Angefaßtwerden als Ausdruck der Zuwendung ist, wissen wir durch die Arbeiten von *Spitz* (1957) und die neuesten psychoanalytischen Forschungen zur Ichpsychologie (*M. Mahler* u. a. 1975). Das Befinden, die Stimmung des Menschen wird entscheidend beeinflußt durch den leicht störbaren Atemrhythmus. Nicht nur die Stimme, auch Hände können reizend oder beruhigend wirken, hinterlassen Beziehungsstörung oder geben Beziehungshilfe, um mit sich selbst – auch funktionell – ins Gleichgewicht zu kommen. In der „Funktionellen Entspannung" lernen die Patienten, wenn sie nicht frühe Grundstörungen haben, über ein differenziertes Körpergefühl sich mehr auf sich und ihren Rhythmus zu verlassen. Sie beteiligen sich an ihrem Gesundwerden, Arzneimittel können abgebaut werden. Weizsäcker schreibt: „Die Gesundheit eines Menschen ist eben nicht ein Kapital, das man aufzehren kann, sondern sie ist nur dort vorhanden, wo sie in jedem Augenblick des Lebens erzeugt wird." Er meint damit die Mühe um das Gleichgewicht beim Menschen, der auch empfinden und reagieren, erleben und verstehen, zweifeln und handeln kann. Krankheit ist nach Weizsäcker kein „Maschinendefekt", und unter Therapie versteht er ein miteinander Suchen nach einer „verlorenen Ordnung". Er sagt aber auch: „Die psychosomatische Medizin muß eine tiefenpsychologische sein, oder sie wird nicht sein." Das soll heißen, daß wir unsichtbare, autonome, unserem Willen nicht zugängliche Bereiche in ihrer Wirkung einkalkulieren sollen.
Die Psychotherapie benützt dazu die Sprache, die Traumarbeit, die freien Einfälle, das Allessagendürfen und Verstandenwerden, damit sich der Patient nach und nach selbst besser verstehen kann.

Die „Funktionelle Entspannung" nützt die Leibsprache und weckt beim Patienten die Neugier für sich selbst und die Einsicht in Zusammenhänge von Erleben und Körpergeschehen. Der zur Mitte orientierte Rhythmus ist eine innere Instanz, auf die wir uns einlassen – verlassen können. Es läßt sich auch auf diesem Wege – in Grenzen – Vertrauen, Frustrationstoleranz nachentwickeln.

Das hört sich anspruchsvoll an und ist doch sehr konkret und einfach. Aber alles Einfache, das verloren ging, kann nur mit Geduld wieder erinnert werden – hier, damit ein besseres Ich-Es-Gleichgewicht entsteht. Es ist bekannt, daß Menschen mit einer ausgereiften Ich-Funktion und gutem Selbstgefühl, die sich in der Kindheit in der Auseinandersetzung mit den Dingen und Mitmenschen erst bilden, mit Krisen und Schwierigkeiten besser fertig werden. Unsere psychosomatisch Kranken brauchen Hilfe zur Nachreifung im Bereich der Ich-Entwicklung und Selbstentfaltung. In der „Funktionellen Entspannung" gelingt es, den Patienten empfindsamer für Störungen zu machen, um innengeleiteter, es-bezogener zu funktionieren.

Im Umgang mit Schwierigkeiten, die niemandem erspart bleiben, lernt er, sich nicht zu vergessen, seinen Bedürfnissen zu trauen, ob eine bestimmte Situation ein Nachgeben oder sich Wehren, ein Verzichten oder sich Durchsetzen fordert. Das alles hat immer mit dem Eigenrhythmus zu tun, der in unser Tun und Lassen einbezogen ist.

Sowohl Antriebsschwäche, Resignation, wie Überansprüche, fehlgeleitete Energie lassen sich konkret bearbeiten. Eine psychosomatische Störung findet eine somatopsychische Hilfe. Wer aber mit Unsichtbarem, Unbewußtem, Autonomem umgeht, muß das gelernt haben, weil viel Unordnung anstatt Ordnung angerichtet und aufgedeckt werden kann. Die Therapie der „Funktionellen Entspannung" hat ihre eigene Didaktik, kennt Spielregeln und gesprächstherapeutische, auch spieltherapeutische und erziehungsberatende Zugänge, die lehrbar sind. Ohne tiefenpsychologische Hintergründe läßt sich die Methode nicht ausschöpfen. Wir haben deshalb anspruchsvolle Weiterbildungsbedingungen. Eine Arbeitsgemeinschaft ist dafür verantwortlich.

Literatur

Bepperling W (1981) Integration psychosomatischer Versorgung in das Allgemeinkrankenhaus. In: *Uexküll von T* (Hrsg) Integrierte psychosomatische Medizin. Stuttgart-New York

Biermann G (1969) Handbuch der Kinderpsychotherapie. Reinhardt München 1969

Freyberger H (1977) Klinik der Gegenwart. In: Handbuch der praktischen Medizin. Urban & Schwarzenberg, München, S 529

Fuchs M (1979) Funktionelle Entspannung (mit ausführlicher Literatur zur Funktionellen Entspannung), 2. Aufl., Hippokrates, Stuttgart

Görres A (1958) Methode und Erfahrungen der Psychoanalyse. Kösel, München

Mahler M (1975) Die psychische Geburt des Menschen. Frankfurt

Menninger K (1974) Das Leben als Balance. Kindler, München

Mitscherlich A (1967) Krankheit als Konflikt. Suhrkamp, Frankfurt

Portmann A (1956) Das neue Bild vom Menschen, Hamburg

Schultz JH (1951) Autogenes Training. Stuttgart

Spitz R (1957) Die Entstehung der ersten Objektbeziehungen. Stuttgart

Uexküll T von (1979) Lehrbuch der psychosomatischen Medizin. Urban & Schwarzenberg, München

Weizsäcker V von (1951) Der kranke Mensch. Koehler, Stuttgart

Weizsäcker V von (1955) Soziale Krankheit und soziale Gesundheit. Vandenhoeck Ruprecht, Göttingen

Weizsäcker V von (1968) Der Gestaltkreis, 4. Aufl., Thieme, Stuttgart

Wesiack W (1974) Grundzüge der psychosomatischen Medizin. Beck, München